Introduction to Cosmetology Education

# 미용
# 교육학
# 개론

KAT

한국서비스산업진흥원 | 한국가발협회
한국두피모발관리사협회 | 국제두피모발협회

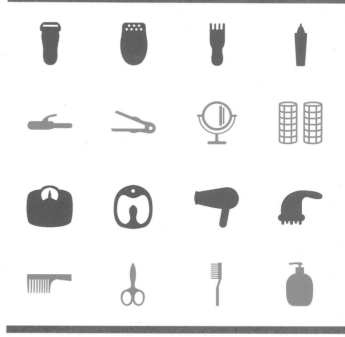

군자출판사

# 미용 교육학 개론

첫째판 1쇄 인쇄 | 2014년 8월 25일
첫째판 1쇄 발행 | 2014년 8월 29일

지 은 이  한국두피모발관리사협회
발 행 인  장주연
출 판 기 획  석태희
편집디자인  한시대
표지디자인  김민경
일 러 스 트  김은진
발 행 처  군자출판사
등록 제 4-139호(1991. 6. 24)
본사 (110-717) 서울특별시 종로구 창경궁로 117(인의동) 동원빌딩 6층
전화 (02) 762-9194/5 팩스 (02) 764-0209
홈페이지 | www.koonja.co.kr

ISBN 978-89-6278-851-8

정가  25,000원

# 미용 교육학 개론

한국두피모발관리사협회

군자출판사

# 머릿말

방과후미용지도교사는 누구나 될 수 있지만 어디서나 양성할 수는 없습니다.

쉴 새 없이 변화되는 문화 속에 다양해지는 인간들의 삶처럼 미를 추구하는 욕망과 외모의 아름다움을 유지하려는 욕구는 방과후 산업을 더욱 부각시켜주고 있습니다. 생활수준의 향상에 따라 방과후교육에 대한 관심이 증대되고, 그 관심을 충족하려는 수요자가 늘어나므로 방과후미용지도에 관한 인식 또한 많이 달라지고 있습니다.

자격증 제도는 방과후 미용지도 산업 발전에 따른 다양한 방과 후 교육을 통일하고 개인의 직무수행 능력을 객관적으로 평가하여 그에 상응한 자격을 부여 인증해주고, 소비자들에게 신뢰성을 줌으로써 기술자격취득자의 권익보호와 우대 등의 관리행사를 할 수 있도록 하는데 있습니다.

본 협회는 방과후미용지도교사 인력을 양성하는 전문기관으로 교육의 질적 발전을 위해 방과후미용에 관한 지식 습득에 도움을 얻기 위한 목적으로 이 책을 완성하게 되었습니다.

방과후미용지도에 관한 전문적인 지식을 갖추어 이에 관한 업무를 전문적으로 분석하여 방과후 교육에 도움이 되고자 합니다.

부족한 내용과 필요한 자료는 계속해서 수정, 보완하여 도움이 될 수 있도록 약속드리며 이 책을 활용하시는 모든 분들의 끊임없는 조언을 부탁드리며, 물심양면으로 많은 도움을 주신 여러분들께 깊이 감사를 드립니다.

www.ksq.or.kr, 02-525-5875

(사)한국서비스산업진흥원

이사장 **김 영 배**

# 집필진

**이재순** ● 경북과학대학교 화장품 뷰티계열 교수

**최성열** ● 경북과학대학교 유아교육과 교수

**김근수** ● BJ힐링센터 대표

**이채만** ● 경북과학대학 겸임교수

**김봉환** ● 경북과학대학교 뷰티과학연구소 관리이사

**김민희** ● 명지전문대학교 뷰티아트과 겸임교수

**최성임** ● 경인여자대학교 피부미용과 교수

**김재오** ● 주식회사 전략인재개발원 대표이사

# 목차

# 미용
# 교육학
# 개론

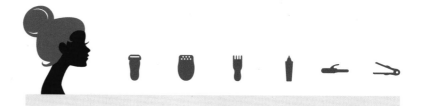

# 1장
# 미용교육학
# 개념

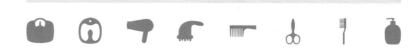

# 1. 교육의 어원

교육이란 무엇인가를 한마디로 설명하기란 쉬운 일이 아니다. 교육이라는 말이 어떤 의미로 쓰이고 있는지를 알아보기 위해서는 우선 교육의 어원에 대하여 살펴보는 것이 교육에 대하여 알 수 있는 쉬운 방법이라고 생각된다. 동양에서 교육(敎育)은 한자어에서 전래된 말이다. 중국의 후한(後漢) 시대의 허신(許愼)의 '설문해자(說文解字)'에 의하면 교(敎)는 "상소시 하소효야(上所施 下所效也)"라고 되어 있고, 본래 이 글자는 효(孝)자와 복(攴)자의 합성어이다. 즉 교(敎)자는 성숙자가 위에서 베풀어 준 바를 아래에서 본받는다는 뜻으로 바람직한 행동을 가르치고, 본받고, 닦고, 깨우쳐 나간다는 뜻이다. 또 복(攴)자는 "소격야(小擊也)"라고 하였으니 회초리로 두드리는 것을 의미한다. 따라서 바람직한 행동을 닦는데 연장자가 옆에서 연소자에게 지도·격려·조장한다는 뜻을 지니고 있다. 육(育)자는 설문에 "양자사작선야(養子使作善也)"라고 하였는데, 육(育)이란 글자는 그릇된 지식을 바르게 기른다는 뜻에서 유래한다. 즉 자녀를 길러서 선을 실천하도록 한다는 뜻이다. 이것은 성숙자가 미성숙자를 성장시켜 선을 실천할 수 있도록 한다는 뜻이다. 동양에서 교육이란 어구(語句)가 처음으로 등장한 것은 「孟子」의 진심편(盡心篇)에 소개된 다음의 문장에서이다.

君子有三樂而王天下不與存焉(군자유삼락이왕천하불여존언)
父母俱存 兄弟無故 一樂也(부모구존 형제무고 일락야)
仰不傀於天 附不炸於人 二樂也(앙불괴어천 부부작어인 이락야)
得天下英材而敎育之 三樂也(득천하영재이교육지 삼락야)
君子有三樂而王天下不與存焉(군자유삼락이왕천하불여존언)

이 문장은 고대 중국의 최고의 인격자인 군자가 희망하는 바를 질문한데 대한 맹자의 대답 중한 구절로서, 군자에게는 세 가지 즐거움이 있는데, 부모님이 모두 살아계시고 형제가 무고한 것이 첫째 즐거움이고, 하늘을 우러러 부끄러움이 없고 아래로는 사람을 대함에 거리낌이 없는 것이 두 번째 즐거움이고, 천하의 영특한 영재들을 모아서 교육하는 것이 군자의 세 가지 즐거움 중에 하나라는 대목에서 교육이라는 말이 처음 나왔다고 한다. 여기에서 말하는 교육의 의미는 먼저 교(敎)는 윗사람, 연장자, 성숙한 사람은 모범을 보이고, 아랫사람 또는 미성숙자는 성숙한 사람의 모범을 따라 모방한다는 의미를 가지고 있으며, 육(育)은 '착하게 기른다', 또는 '자녀들에게 선(善)을 행하도록 기른다'라는 의미를 가지고 있다. 따라서 부모나 교사는 학생과 자녀들에게 어떤 모범을 보일 것인가를 깊이 생각해 보아야 할 것이다. 자녀들이 한 개인으로 또는 하나의 인격체로 성장하기까지는 어릴 때는 부모님의 도움이, 학교에 입학해서는 선생님의 도움이 절실하게 필요하며, 여기에서 부모님이나 선생님들은 자녀들이나 학생들에게 평소에 모범을 보이고 강조해 온 부분이 자라나는 자녀와 학생들의 심리 속에 자리 잡게 될 것이다. 그것이 물질적인 것인지 아니면 정신적인 것이지, 그것도 아니면 신체운동적인 부분인지 말이다.

이러한 의미를 종합해 보면, 동양에서 교육(敎育)은 자녀들에게 '가르친다', '기른다' 또는 '내면의 숨은 가능성을 찾아 개발해 준다'는 의미를 가지고 있다.

한편, 서양에서는 교육을 'Pedagogy'라고 하는데 'Pedagogy'는 다시 'Paidagogos'에서 어원을 찾을 수 있으며, 'Paidagogos'는 'Paidos'와 'agogos'의 합성어로서, 'Paidos'는 '어린이'라는 의미를 가지고 있고, 'agogos'는 '이끌다'는 의미를 가지고 있는데, 이것은 '아동을 이끄는 사람', 또는 '아동을 이끄는 기술'이라고 해서 교육이라는 의미로 사용되고 있는 것이다. 영어로는 교육을 'education'이라고 하며 'education'은 다시 'educare'와 'educere'로 구분을 하며 두 관점은 어린이나 학습자를 보는 시각이 다르다. 즉, 앞의 것은 '집어넣다', '훈련하다'는 'to train'의 의미를 가지고 있는데 이것은 아동을 보는 기준이 어린이는 백지상태로 태어난다고 가정을 하고 지식이나 기술을 강제와 강요에 의해서 집어넣는다는 의미를 가지고 있으며, 뒤의 것은 'to read out' 또는 'bring up'의 의미를 가지고 있는 것으로 앞의 경우와는 인간을 보는 관점이 근본적으로 다르며 인간은 태어날 때 뭔가 눈에 보이지는 않지만 많은 가능성을 가지고 태어난다고 생각하는 것이다. 따라서 그 가능성을 밖으로 끄집어 내 주는 역할을 하는 것이 교육이라고 보는 것이다. 교육을 어느 관점에서 보느냐 하는 것은 인간을 보는 관점과 마찬가지로 중요한 것이라고 할 수 있는데, 어느 관점에서 보느냐 하는 것이 교육에서 강제성과 자발성으로도 구분지어지는 것이다. 지금까지의 교육은 이 두 방법이 역사적으로 공존해 왔던 것이다. 이러한 의미를 종합해 보면, 서양에서의 교육은 교육자가 학습자로 하여금 내면에 지니고 있는 여러 가지의 잠재능력을 계발하여 성장시키고자 하는 의미를 가지고 있다.

지금까지 동양과 서양의 교육 어원을 살펴보았는데 이를 종합해 보면, 교육은 아동의 천부적인 선성, 지니고 있는 잠재적인 발달 가능성을 최대한 발달할 수 있도록 이끌어 주는 동시에 사회와 문화의 양식을 익혀 바람직한 인간으로 형성시켜 줌을 의미하는 것이다.

## 2. 교육의 정의

교육의 정의는 학자들마다 다르며 해석하는 방식도 다르기 때문에 한 마디로 정의를 내리기는 쉬운 일이 아니지만 일반적으로 논의되어 온 정의의 유형에는 크게 기능적 정의, 규범적 정의, 조작적 정의로 나누어 소개하면 다음과 같다.

### 1) 기능적 정의

교육의 기능적 정의(functional definition)는 교육은 무엇을 이루기 위한 수단이나 도구로 규정하는 입장을 취하는 것이다. 기능적 정의는 가치판단을 유보한 채 기능적 관점에서만 교육을 객관적으로 기술하고 서술하는데 관심을 가진다. 이 정의는 교육현장에서 이루어지고 있는 교육활동이나 현상들을 있는 그대로 정확하게 기술하려고 한다는 점에서 기술적 정의(descriptive definition)라고도 부른다. 교육을 내세를 위한 준비로 생각하기도 하고 또 문화를 창조하고 발전시키는 활동으로 보기도 한다. 교육이 있는 곳에 문화가 있고 새로운 문화를 창조하고 발전할 수 있도록 하는 정신작용이 바로 교육이라고 보는 입장이다. 기능적 정의의 입장에서는 교육을 통한 이상적인 인간상이나 이상적인 사회체제를 고정적으로 존재한다고 믿고 있는데서 출발한다고 볼 수 있다.

### 2) 규범적 정의

규범적 정의(normative definition)는 교육을 궁극적 목적이나 가치에 결부시켜 규정하려고 한다. 규범적 정의를 목적론적 정의라고도 하는데, 교육자체의 궁극적인 목적과 내재적 목적을 관련시켜서 교육은 영원한 진리나 가치 있는 것을 전달하는 것이나 '인간의 성장 가능성을 최대한 신장시키도록 돕는 일' 또는 '최대한의 자기실현을 도와주는 일', '인격도야' 등 인간의 존엄성을 강조하고 인격 완성이나 자아실현 등 바람직한 것을 습득해 나갈 수 있도록 조력하며 학습자가 주체가될 수 있도록 더 많은 자율성을 허용하는 입장이다. 이 입장은 교육을 성장으로 보는 견해로 자유를 중시하며 발견학습이나 문제해결 학습을 지지하는 아동중심 모형에 속한다고 볼 수 있겠다.

### 3) 조작적 정의

조작적 정의(operational definition)는 경험적 교육학을 바탕으로 현실세계와 감각세계를 보다 중시하는 세계관에서 교육이라는 활동이 가져다 줄 결과에 비추어서 교육을 이해하려고 하거나 설명하려고 하는 입장을 말한다. 즉, 어떤 활동이나 계획을 실시한 후 그 결과로 인간행동의 변화가 이루어졌으면, 그 활동을 교육이라고 볼 수 있으며, 그렇지 않으면 교육이라고 볼 수 없다는 입장이다.

정범모는 "교육이란 인간행동의 계획적인 변화"라고 정의하는데 이는 교육활동의 기본적인 요소와 과정을 경험적으로 규정할 수 있어야 하며 이를 근거로 교육적인 것과 비교육적인 것을 구별할 근거를 제시한다.

이러한 정의들을 근거로 비추어 볼 때 교육적이 되기 위해서는 다음 몇 가지 기준을 충족시켜야 한다고 본다.

첫째, 교육적이 되기 위해서는 바람직한 변화를 가져와야 한다는 말이다. 이 말을 다른 용어로 설명하자면 가치지향적이라야 한다는 말이다. 교육을 통해서 변화를 가져와야 한다고 하는데 그 변화가 바람직한 방향으로의 변화라야 교육이라고 할 수 있다는 것이다.

둘째, 지적인 안목을 키울 수 있어야 한다고 하는데 이것은 교육을 통해서 세계와 사물을 바르게 볼 줄 아는 안목과 사고의 폭이 커지고 넓어져야 한다는 말이다. 교육을 통하여 세상을 보는 안목이 커지고 넓어져야 하고 또 교육을 통하여 배운 지식과 경험을 현실생활에 적용시킬수 있어야 하는 것이다. 많은 사람들이 세상은 어차피 자기시각에서 보게 된다고 하지만 편견과 선입견, 고정관념으로 가득한 눈으로 세상을 보는 것이 아니라 전체적인 시각으로 비유하면 나무도 보고 숲도 함께 볼 수 있는 안목을 키워야 하는 것이다.

셋째, 전인적인 인간을 지향하고 있다. 교육을 통해서 한쪽 분야만 집중적으로 연마하는 것이 아니라 지식과 기술, 심성을 골고루 연마할 수 있는 인간을 양성하는 것이 중요하다고 할 수 있다. 이런 점에서 보면 교육의 개념을 설명하는데 Peters의 교육의 개념과 상통하는 부분이 많아 소개하고자 한다.

## 3. Peters의 교육의 개념

Peters의 교육개념은 『윤리학과 교육(Ethics and Education)』에 잘 나타나 있다. Peters는 20세기 후반에 새롭게 정립된 '현대 영국 교육철학의 선구자'라고 불렸으며, 20세기 후반의 가장 탁월한 교육사상가 중의 한 명이 되었다. Peters는 교육의 정의를 한마디로 내리는 것을 거부하고 다음과 같이 몇 가지 기준을 제시하고 있다. Peters는 교육의 개념을 ① 기준으로서의 교육, ② 입문으로서의 교육, ③ 교육받은 사람으로 구분하여 제시하고 있다.

### 1) 기준으로서의 교육

Peters는 교육을 한마디로 정의하고 그 정의가 모든 종류의 교육에 들어맞기를 기대하는 것은 무모한 짓이라고 했다. 그는 말의 용도는 하나의 정의로 포괄될 수 없을 만큼 서로 복잡하게 얽혀 있다고 했다. 그래서 교육이라는 용어는 재배라는 용어와는 달리 어떤 특정한 활동을 지칭하는 용어가 아니라 어떤 기준을 명시하는 것이라고 보았다. 그래서 그는 세 가지 기준을 다음과 같이 제시하고 있다.

① 교육은 가치 있는 것을 전달함으로써 그것에 헌신하는 사람을 만든다.
② 교육은 지식, 이해, 그리고 어떤 인지적 안목을 포함하며 이러한 것들은 무기력해서는 안 된다.
③ 교육은 학습자의 의도성과 자발성을 무시해서는 안 된다.

위의 첫 번째 기준은 교육의 규범적 측면을 말하고 있는데, Peters는 교육은 가치 있는 것이 달성되어야 한다는 기준을 자명한 원리로 생각했다. 교육은 가치 있는 것이 도덕적으로 받아들일 수 있는 방법에 의해 의도적으로 전달되고 있거나 전달되었다는 것을 의미한다. 어떤 사람이 교육을 받았으나 좋은 방향으로 변화되지 않았다든가 자기 아들을 교육하면서 가치 있는 어떠한 것도 가르쳐 주지 않았다는 것은 논리적으로 모순일 것이다.

두 번째 기준은 교육의 인지적 측면을 말하고 있는데, 교육받은 사람이 되기 위해서는 지식과 어떤 개념 구조를 갖추고 사실을 전체적으로 조직하는 원리를 알고 사물이 왜 그런가에 대한 이유를 이해하고 있어야 한다는 것이다. 이것을 Whitehead는 무기력한 지식이 되어서는 안 된다고 말했는데, 그가 말한 지식은 사물을 전체적으로 보는 안목을 지니고 있으며 아는 것에 헌신하는 지식이다. 또한 인지적 안목을 강조했는데, 그것은 자기가 하고 있는 일이 다른 것과 관련 지울 수 있고, 그것이 삶의 어떤 부분에 위치하고 있는가를 아는 지식이다. 그는 훈련과의 차이점을 말하면서 훈련은 제한된 기술이나 사고방식을 길러주는 것임에 비하여 교육은 보다 넓은 신념체계를 가진다고 했다.

세 번째 기준은 과정에 대한 기준이다. 어떤 것이 교육적 과정으로 간주되기 위하여 교육받은 사람에게 자기가 교육받고 있다는데 대한 최소한의 의식이 필요하다는 점이 강조되고 있다. 가르친다는 것은 학생들이 이성을 가지고 있다는 점을 인정한다는 것이다. 자기가 어떤 일을 하고 있는지를 알지 못하고 그 활동의 의미와 내용마저 모른 채 수동적으로 단순한 명령과 지시를 받아들인다면 교육이 아닌 것이다. Peters는 지적인 요소가 개입될 여지가 없는 틀에 박힌 일을 아무 생각 없이 반복적으로 연습하는 것은 교육에서 제외되어야 한다고 했다. 교사가 독단적으로 지식을 주입하거나, 어린이의 독자적인 생각을 무시하고 같은 것을 여러 번 반복하여 기계적인 반응을 하게 한다면 아무리 가치 있는 내용이라 하더라도 이것은 교육이 아니다.

훌륭한 교사는 학생들이 처음에 흥미를 느끼지 못하는 일에 계속 전념하도록 할 수 있는 사람이라고 했다. 물론 학생들이 원하는 것이 아닌 필요한 것에 자발적인 흥미를 불러일으킨다는 것은 쉬운 일이 아니다. 이 점에서 Peters는 교육을 입문으로 보고 있다.

## 2) 입문으로서의 교육

Peters는 Dewey를 중심으로 하는 성장이론가를 비판했다. 이들은 지나치게 흥미를 강조한 나머지 가치 있는 내용을 의도적으로 전달한다는 것을 신봉한 교사들의 주장을 회피했다는 것이다. 뿐만 아니라 학생의 자발성과 의도성을 무시했다는 점에서 전통주의들도 비판하면서 교육을 입문 (initiation)의 관점으로 본 것이다.

입문이란 성년식으로 쓰이고 있는데 사회 구성원이 되는 관문에 들어섰다는 것이다. 교육의 최종목적은 자기학습이라고 할 수 있다. 자기 스스로 학습하는 방법을 터득하여 혼자서도 학습하는 여건을 조성할 수 있을 때 자기학습이 가능한 것이다. 학생 스스로 자기학습이 가능할 때 우리는 학문에 입문했다고 할 수 있는 것이다. 다시 말하면 초등학교에 입학했다고 해서 우리는 학문의 경지에 입문했으니 축하한다는 말을 하지 않는 것이다.

Peters가 말하는 입문의 의미는 공적 전통(public tradition)에 입문하는 것이라고 했는데, 공적 전통이란 '삶의 형식(form of life)' 또는 '지식의 형식(form of knowledge and awareness)'이며, 인류가 오랫동안 공동의 노력으로 이룩한 전통이다. 교육은 경험 있는 사람이 경험 없는 사람들의 눈을 개인의 사적 감정과 관계없는 객관적인 세계로 돌리게 하는 일이다. 결국 교육을 입문, 성년식에 비유한 것은 아주 냉혹한 객관적인 세계의 관문에 들어서게 한다는 데서 비롯된다.

이러한 견해는 교사중심의 전통주의도 아동 중심의 진보주의도 아니다. 교사의 것도 학생의 것도 아닌 양자에 의해서 공유되게 해야 한다. 양자 모두 공동의 세계를 탐색하는 경험에 공동으로 참여케 하는 것이 필요하다. 그러므로 교사는 이러한 세계로 가는 길로 이끌어 들여서 타인의 도움 없이 혼자의 힘으로 설 수 있을 때까지 도와주면 되는 것이다.

### 3) 교육받은 사람

Peters는 교육의 목적에 관한 논의에서 교육의 목적은 필요치 않다고 했다. 왜냐하면 교육의 개념 속에 교육의 목적에 해당되는 부분이 들어 있다는 것이다. 그러나 교육의 목적을 꼭 해명해야 한다면 교육의 개념 속에서 추론될 수 있으며 그것은 바로 '교육받은 사람(educated man)'을 만들고자 한다는 것이다.

Peters는 교육의 개념을 분석하면서 교육은 내재적 목적을 가지고 있다고 했다. 즉, 교육은 교육 이외의 그 어떠한 목적도 가질 수 없으며, 교육의 가치는 교육 안에 내포되어 있는 원리들과 기준들로부터 온다는 것이다. Dewey도 그랬듯이 Peters는 교육이 외재적인 목적을 위한 수단이 되는 것을 경계했다.

교육은 가치 있는 정신의 상태, 지성, 탁월성의 도야 등과 같은 내재적인 목적을 가지고 있다는 것이다. 그러므로 교육받은 사람 역시 내재적 가치에 목적을 두고 있는 사람이다. 다시 말하면 교육받은 사람은 가치 있는 것을 통달하고 또 그것을 배려하며 인지적 안목에서 바라보는 것을 특징으로 하는 정신 상태를 성취한 사람이다.

교육이 가치 있는 것이라면 교육받은 사람도 당연히 가치 있는 일에 헌신하는 사람이어야 한다. 또한 교육받은 사람은 사물을 전체적으로 보는 안목을 지니고 자기가 하는 학문과 다른 분야와의 관계를 알며, 그것이 인생의 어떤 위치에 있는 가를 아는 인지적 안목을 가진 사람이다.

교육받은 사람은 잡다한 지식을 많이 갖고 있거나, 한 분야에만 뛰어난 능력을 갖춘 사람이 아니다. 적어도 지식의 체계를 알고 그 분야가 자신의 삶에 어떤 의미를 갖고 있는가를 아는 안목을 소유한 사람이다. Peters가 교육받은 사람에 대해 특히 강조한 것은 그가 '무엇을 하는가'에 의해서라 기보다는 그가 '무엇을 보는가?' 또는 '무엇을 파악하는가?'에 달려 있다는 뜻이다. 즉, 전체적인 안 목과 인지적 안목에 큰 비중을 두었다.

이것은 교육을 통해 새로운 눈을 가질 뿐만 아니라 삶을 바라보는 안목이 보다 다양해진다는 것 이다. 교육받은 사람은 지식의 체계, 사실을 조직하는 원리에 대한 이해능력을 갖추어야 하며, 고 도로 발달된 과학적 지식을 갖고 있다고 할지라도 지식의 범위가 지나치게 협소하거나 자기가 하고 있는 일이 인생의 다른 분야와 관련을 시키지 못한다면 그를 교육받은 사람이라 할 수 없고 훈련받 은 전문가에 불과하다.

훈련이라는 것은 제한된 기술이나 사고방식을 길러주는 것임에 비하여 교육은 보다 넓은 신념체 계를 다룬다. '훈련받은 마음'을 가진 사람은 자기 앞에 놓인 특정한 문제를 꼼꼼하게 그리고 유능 하게 해결할 수 있다. 그러나 '교육받은 마음'은 그러한 분위기의 여러 국면 내지 차원을 넓게 의식 하고 있다는 뜻이 들어 있다.

뿐만 아니라 어떤 사람이 알기만하고 그것을 생활에 관련시키지 못할 때 그를 교육받은 사람과 구별하기 위하여 알기만 하는 사람(knowledgeable man)이라 부른다. 왜냐하면 교육받은 사람은 자신이 갖는 지식에 의하여 자기의 견해를 변화시키는 사람이다. 이러한 의미에서 볼 때 많이 배운 자가 정직하지 못할 때 문제는 심각해진다. 무지한 자들의 술수는 금방 탄로가 나지만, 배운 자들 의 기만 술수는 한참 세월이 지나야 밝혀지기 때문이다.

요약하면 교육받은 사람은 교육의 목적이나 교육의 개념을 성취한 사람이다. 그러므로 교육받은 사람은 교육의 기준을 충족시켜야 하며 교육의 내재적 가치에 따른 절차의 원리를 준수하는 사람 이다.

## 4. 교육의 구성요소

일반적으로 교육활동이 이루어지는 장면을 생각해 보면 교육을 행하는 교사, 교육을 받는 학습 자, 그리고 교사와 학습자가 상호 교섭할 수 있도록 연결해 주는 매개체로서의 교육내용(교재)으로 이루어져 있다. 이 세 가지 구성요소는 교육을 성립하게 하는 가장 기본적인 것으로 교육의 3요소라고 불린다.

## 1) 교사

교사란 어떤 형식으로든 가르치는 위치에 있는 사람들을 통칭하는 말이다. 좁은 의미로는 가르치는 일정한 장소가 있고 그곳에서 가르치는 사람, 소위 '선생님'을 의미한다. 넓은 의미에서 교사는 교육대상인 학생을 지도하고, 조력하고, 안내하고, 자극하여 과거의 상태보다 성장하도록 하는 데 직,간접적으로 기여하는 모든 사람과 환경을 지칭하는 말로 사용할 수 있다.

● **학생들이 좋아하는 교사**
① 털털하고 웃음이 많고 유머감각이 풍부한 교사
② 학생들이 잘못한 것이 있으면 그 근원을 찾아서 따끔하게 혼내주는 교사
③ 학생들이 걱정하고 고민하는 것을 부담 없이 털어놓을 수 있는 교사
④ 한명 한명에게 관심을 기울여주시고 신경을 쓰는 교사
⑤ 학생들의 의사를 소중하게 존중해주는 교사

● **학생들이 싫어하는 교사**
① 선생님 기분에 따라 왔다 갔다 하실 때
② 아이들의 의견은 물어보지도 않고 선생님 혼자 학급 일을 결정하실 때
③ 작은 실수한 것 가지고 너무 심하게 야단치실 때
④ 융통성이 없고, 아이들의 말을 그냥 흘려듣는 선생님
⑤ 한번만 말씀 하셔도 되는 걸 몇 번씩 반복하면서 말씀하실 때

출처: 김규태, 방경곤, 이병환, 권민석(2013)

## 2) 학습자

교육은 학습자를 대상으로 한다. 학습자는 아직 미성숙하고 가르침을 필요로 한다는 것이 교육의 출발점이며, 학습자가 성숙한 상태에 이르렀을 때 비로소 교육은 끝난다고 할 수 있다. 지금까지의 학습자는 교육을 받는 대상이라는 의미에서 교육의 객체로 간주되어 왔지만 학습자는 교사가 가르치는 지식을 단순히 수동적으로 받아들이는 대상이 아니라 성장할 수 있는 무한한 가능성을 가지고 있다. 즉, 교육을 통해 변화하는 주체라는 측면에서의 학습자는 교육에서 가장 중요한 위치를 차지한다.

### 3) 교육내용

교육내용은 교육활동의 수행에서 교사와 학습자를 연결시켜 준다는 의미로 교육의 매개체라고 할 수 있다. 매개체이기는 하지만 교육은 바로 교육내용을 다음 세대에 전달하기 위한 활동이라는 점에서 교육내용은 교육의 핵심을 차지한다.

예전에는 교사와 학습자, 매개체인 교육내용이 완전히 분리된 별개의 존재로 생각하는 경향이 없지 않았지만 현대에는 별개의 존재르 생각하는 것이 아니라, 어떻게 서로 상호작용하고 서로 긴밀하게 협조하는 것이 교육의 효과를 극대화시킬 수 있는지 여러 각도에서 연구하고 있는 추세이다.


## 5. 교육의 목적

사람은 목적의식을 가지고 행동하므로 유목적 존재라 할 수 있으며, 그 목적은 인간행동의 방향을 제시해 주고 힘을 주는 것이 되며 목적의식의 강약은 곧 목적추구의 행동으로서 인간 활동의 가장 기본적인 요소가 된다. 교육목적은 교육이 나아가야 할 기본적인 방향을 제시해 주는 지표를 말하는 것이다. 즉 교육활동을 통하여 무엇을 달성할 것이며, 또한 그것을 통하여 형성하고자 하는 인간상은 어떤 것인가와 관련된 문제이다.

교육목적은 교육이념 또는 교육목표와 혼동하여 사용하는 때도 있다. 교육이념은 가장 폭넓은 개념으로, 한 사회의 교육 뿐 아니라 정치, 경제, 사회, 문화 등의 여러 활동, 즉 국가·사회가 지향해야 할 도달점을 포괄적으로 설정해 놓은 것이다. 교육목표는 교육목적이 좀 더 큼직한 항목으로 기술하여 일반성을 띠는 것인데 반하여, 교육목표는 구체성을 띤 여러 가지의 실천항목으로 세분하여 기술한 것이다. 즉 교육목표는 현실적이고 실천적인 것으로 학교 현장에서 수업을 통하여 달성할 수 있으며, 학생들이 다룰 수 있는 구체적인 교육활동으로 표현한 것이다.

### 1) 교육의 내재적 목적

교육의 내재적 목적은 교육과정 내부에서 교육의 목적을 구하려는 입장으로, 교육이 다른 것의 수단이 아닌 교육의 개념 혹은 교육의 활동 그 자체가 가지고 있는 목적을 말한다. 교육의 내재적 목적은 교육의 개념이나 활동 속에 붙박여 있는 목적이다. 교육의 내재적 목적을 추구하는 사람은 대체로 오랫동안 내려온 공적 전통을 받아들이는 경향이 있다. 교육의 내재적 목적을 강조하는 사람의 입장에서 볼 때 교육에서 관심을 가져야 할 일은 교육 바깥의 것을 끌어들이기보다는 이러한 교육의 내재적 목적을 잘 실현하는 것이다.

Dewey와 Peters는 교육의 내재적 목적을 강조했던 대표적인 교육이론가들이다. Dewey는 교육의 과정은 그 자체를 초월한 어떤 목적도 가지지 않으며, 교육목적은 교육활동 밖에서 부여되는 것이 아니라 교육활동 그 자체가 목적이라고 주장한 바 있다. Peters 역시 교육은 어떤 것의 수단이 아닌 그 자체의 기준(基準) 혹은 준거(準據)로 목적으로 삼는다고 주장한 바 있다. 이들은 교육 자체가 목적이며, 다른 어떤 것의 수단이 될 수 없음을 분명히 하고자 했다.

### 2) 교육의 외재적 목적

교육의 외재적 목적은 교육 이외의 다른 어떤 것으로부터 교육의 일반적인 목적을 찾으려는 입장으로, 교육이 다른 활동의 목적을 위한 수단으로 사용되는 것을 의미한다. 이 경우 교육은 수단-목적의 관계로 연결되어 있거나 다른 무엇을 위한 필요 때문에 행해진다. 교육의 외재적 목적을 추구하는 사람들은 현행 교육이 사회현실을 제대로 반영하지 못한다고 보고, 교육이 사회의 현실과 필요를 적극적으로 수용하여야 한다고 주장한다. 교육이 사회의 현실과 필요를 잘 반영하기 위해서는 교육의 바깥에 있으면서 교육과 수단-목적의 관계로 연결되어 있거나, 시급하고 중요한 개인이나 사회의 필요가 무엇인지를 찾아야 한다.

## 6. 교육의 가능성과 한계성

### 1) 교육의 가능성

교육의 가능성은 인간이 성장하는 과정에서 외부로부터 받는 영향으로 말미암아 현재보다 나은 방향으로 변화할 수 있는 성질을 기본으로 한다. 즉 다른 동물들처럼 수동적으로 어쩔 수 없이 본능에 따라 순응하는 것이 아니라 적극적으로 환경을 개조하고 능동적으로 자기를 변화시켜 나간다. 환경이 어떻게 변하든 그 환경에서 오는 자극에 대해 능동적으로 반응하여 부단히 자기를 갱신시킬 수 있는 성질을 가소성(可塑性)이라 한다. 교육이란 피교육자의 가소성을 인정하고 신뢰하는

데서 출발하여 계획된 목적에까지 인간이 변용될 수 있다는 신념 위에 성립되었다는 것이다. 이러한 교육가능성은 인간의 어느 측면에 역점을 두고 보느냐에 따라 다소 견해를 달리하고 있다.

### (1) 생물학적 관점

인간의 생물학적 관점으로 인간이 다른 동물에 비해 가장 불완전하고 미숙한 조산아(早産兒)의 상태로 태어난 신체적 특징에 관심을 가진 이 견해에서는 근육운동의 유의적(有意的) 통제의 가능성과 반복연습에 의한 숙달능력의 향상이라는 점에서 교육의 가능성을 생각한다. 즉 학습자의 신체적 내지 심리적 활동에 일정의 기계적인 습관이나 경향성을 부여하여 활동양식을 길러줄 수 있다는 가능성을 교육가능성으로 본다.

### (2) 사회존재론적 관점

인간의 사회 존재론적 관점으로 인간이 사회 속에서 태어나 사회화 과정을 통해서 그 사회에 적응하고, 나아가 사회를 위하여 공헌할 수 있는 한 사람의 성원이 될 수 있는 성질과 가능성에서 교육의 가능성을 파악한다.

### (3) 인격주의적 관점

인간의 인격주의적 관점으로 인간이 자율적인 판단에 의해 자발적으로 인격적 세계의 주체자가 되어 가는 가능성에서 교육적 가능성의 본질을 발견하려 한다. 인간은 이성적 동물로서 지성의 작용에 의해 스스로 정사선악(正邪善惡)을 판단하고 선택하므로 타인으로부터 인격적 존재로 인정받고자 노력한다.

## 2) 교육의 한계성

교육이 인간의 가소성을 믿는 데서 출발했고, 또 비록 교육의 가능성이 인정됐다 하더라도 교육의 힘이 무한하고 전능한 것은 아니다. 교육의 효과에 대해 회의를 느끼게 하는 주된 요인 중 하나는 지능, 소질, 체질, 체형 등과 같은 개인이 선천적으로 타고난 유전적 영향이고, 다른 하나는 후천적 교육적 환경이다.

## (1) 유전

교육에 있어서 유전적인 영향을 강조하는 사람들은 말하기를 '콩 심은데 콩 나고 팥 심은 데 팥 난다', '오이 넝쿨에 가지 열리지 않는다'는 속담과 같이 생물에게는 어떤 형상이나 성질이 후 세대에게 전해져 내려가는데 이러한 유전적인 소질은 환경의 변화에 의해 바뀌지는 않는다고 한다. 인간이 장차 어떤 인간이 될 것인가는 선천적으로 어떤 유전인자를 가지고 태어나는가에 달려있다는 것이다. 즉 열등한 인간에게 아무리 지식을 주입해도 천재가 될 수 없다는 것이다. 이러한 입장은 가계연구, 쌍생아 연구, 입양아 연구 등을 통해 강조되어 왔다.

유전적 영향에 관한 대표적인 연구는 Goddard의 Kallikak 가계연구이다. Goddard는 그 가족의 이름을 밝히지 않기 위해서 Martin Kallikak(Kallikak란 그리스어로 'goodbad'란 의미)이라 하였다. 그 기록에 의하면 Martin이 정신박약의 소녀와 결혼하여 정신적 결함을 가진 사생아를 낳게 되었다. 이 사생아로부터 480명의 자손이 태어났으며, 그 중 143명은 정신박약자로 정상인 정신상태 소유자는 46명에 불과했다. 그 가계에는 알코올 중독자가 24명, 간질환자가 3명, 범죄자 3명, 성적 부도적자 35명, 사창가 경영자 8명이 있었다고 한다. 그런데 전쟁 후 착실한 퀘이커교도 집안의 정상여성과 결혼을 했다. 여기서 496명의 자손이 태어났는데 세 사람 이외는 정신적·도덕적으로 모두 건전했다. 이 가계에는 존경받을 만한 우수한 사람이 많이 포함되어 있었다고 한다. 이러한 연구에서 교육의 효과를 좌우하는 데 유전의 힘이 얼마나 크게 작용하는지를 알 수 있다.

## (2) 환경

인간의 성장과 발달이 유전적인 요소에 의해 결정된다는 유전론자들의 주장은 중요한 논란의 대상이 되어왔다. 그리하여 인간이 성장 발달하고 자기를 실현시켜 나가는 데는 유전의 힘만이 아니라 자연적 환경, 사회적 환경, 문화적 환경 등의 환경적인 요인에 의해 좌우된다는 견해가 나타나기 시작하였다. 이러한 견해는 '맹모삼천지교(孟母三遷之敎)'의 교훈이나 J. Locke의 백지설(tabula rasa) 등에 잘 나타나 있다. 아래의 사례들은 환경이 교육의 효과에 미치는 영향이 얼마나 큰 것인가를 말해주고 있다.

### ① 늑대어린이

1920년 10월 17일에 Amala라는 2세된 여아와 Kamala라는 8세의 여아가 인도의 Bengal 주의 한

숲 속의 늑대 굴에서 발견되어 그 지방에서 고아원을 경영하던 Singh 목사 부부가 맡아 양육하였다. 동생 Amala는 1년도 못되어 죽고 Kamala는 9년간이나 살았다. Kamala가 고아원에서 생활하기 시작한지 얼마 되지 않은 무렵의 사진을 보면 개나 고양이처럼 입으로 땅바닥에 있는 냄비에서 음식을 물어내는 장면이 있다. 그는 특히 고기를 와삭와삭 씹어 삼켰는데 그 고기는 훔쳐온 것인데도 양심의 가책 같은 것은 거의 느끼지 않았다. 먹고 있을 때 접근하면 으르렁거렸다. 2년쯤 경과한 후에도 마당에 죽은 병아리를 발견하면 입으로 물고 네 발로 숲 속으로 도망쳤다가 몇 분 후에 피 묻은 깃털을 입가에 묻힌 채 어슬렁어슬렁 나타나곤 했다. 또 야생 새의 내장을 열심히 먹고 있는 장면을 들킨 일도 있다. 수년 후에야 옷을 입는다든가 양손을 써서 접시의 음식물을 먹고 두 발로 서서 걷고 하였으나 달릴 때는 네 발로 뛰었다고 한다. 점차 동물적 행위를 하지 않게 되었고 다른 아이들에게 이를 드러내고 으르렁거리지 않고 어울려 놀며, 어울려 주지 않을 때는 의기소침 하였다. 이후 심부름도 하고 어린애도 보고 단어도 백 마디나 구사하고 책임감도 있고 남보다 앞장 서서 일을 한다든가 자신의 느낌을 표현한다든가 하여 인간생활의 중요한 면을 일단 갖추게 되었다.

### ② 아베롱(Aveyron)의 야생아

1795년 남부 프랑스에 있는 아베롱 숲 속에서 야생 소년이 발견되었다. 나이는 11세 정도로 풀 나무의 뿌리나 꿀밤을 먹고 마치 동물의 모습을 하고 있었다. 파리로 끌려온 그는 정신 의학자인 Itard에게 맡겨져서 문명의 혜택을 입게 되었다. 그러나 그를 교육하는 일은 절망적인 것처럼 보였다고 한다. 소년은 정신박약처럼 보였고 경련이나 발작으로 몸을 덜덜 떨었고 감각은 둔했다. 가끔 짐승처럼 으르렁거리며 이상한 소리를 지르는 것 뿐 사회적 행동은 아무 것도 하지 않았고, 주의력이라든가 관찰력 등은 전혀 볼 수 없었다.

5년간 Itard는 그를 교육했다. 덕택에 소년은 진보하기는 했으나 결코 정상을 회복하지는 못했다. 판별력이 발달하여 'Victor'라는 자기의 이름을 부르면 대답을 할 수 있게 되었고, 말하고 읽고 간단한 말 몇 마디쯤은 기억할 수 있게 되었다. Itard와 같이 자기를 돌보아주는 사람에 대해서는 점차 애정을 품게 되었으나, 놀이나 생활에 있어 정상 소년과 같은 행동은 하지 못했다고 한다.

### (3) 유전과 환경의 상호작용

인간은 한편으로는 유전적인 소질에 의해 또 다른 한편으로는 환경적인 요인에 의해 성장·발달하고 있는 것이며, 교육에 있어서 유전론과 환경론의 대립적인 주장은 계속적인 논의를 필요로 하는 문제이다. 그러나 최근 대부분의 교육학자 또는 심리학자들은 인간은 유전과 환경과의 상호작용에 의해 발달하고 있다고 본다. 최근 많은 심리학자들의 주장에 의하면 사람이 설령 유전적으로 뛰어난 소질을 지니고 태어났다고 하더라도 자신의 생득적인 잠재능력을 모두 실현한다는 것은 매우 어렵다고 한다. 인간은 하나의 가능성을 지닌 존재에 지나지 않는다. 인간의 무한한 가능성을 어떤 방향으로 발전시키느냐는 환경적인 조건에 의해 결정되는 것이다. 따라서 환경은 유전에 의해 주어진 가능성의 실현에 영향을 미치지만, 인간은 환경의 영향을 극복할 수 있는 자유의지를 지닌 존재이다.

인간은 선천적·숙명적으로 능력이 한정되어 어떤 교육을 시킨다고 하더라도 될 만큼 밖에 안 된다고 주장하는 소질만능론, 숙명론, 교육부정론에 빠져서는 안 되며 또한 교육에 의한 인간개조가 강조되고 환경에 의한 소질의 개조 가능성을 주장하는 환경만능론, 교육만능론만을 고집해서도 안 될 것이다.


# 7. 교육의 유형

교육의 유형은 그 기준을 어디에 두느냐에 따라 여러 가지로 분류될 수 있다. 교육받는 대상에 따라 유아교육, 아동교육, 청소년교육, 성인교육으로, 교육이 이루어지는 장소에 따라 가정교육, 학교교육, 사회교육, 직장교육으로, 교육내용에 따라 일반 교양교육과 직업 전문교육으로 또한 교육제도에 따라 초등교육, 중등교육, 고등교육 등으로 구분할 수 있다. 여기서는 다양한 교육의 형태 중에서 교육의 기본적 개념을 이해하는데 중요한 유형인 형식교육과 비형식교육, 가정교육과 학교교육 사회교육에 대해 살펴보고자 한다.


## 1) 형식교육과 비형식교육

교육은 의도에 따른 형식을 완전히 갖춘 형식교육(formal education)과 형식을 불완전하게 갖춘 비형식교육(informal education)으로 분류된다. 형식교육(formal education)은 교육의 과정이 의도적, 계획적, 체계적, 공식적으로 이루어지는 교육의 유형으로 특정한 교육의 이상과 목적에 따라 그것의 실현을 위하여 의도하는 바를 계획하고 지속적으로 일정한 기간 동안 실시하는 교육을 말한다. 즉 교육하고자 하는 일련의 계획된 의도가 있고 그 의도에 따라 선정된 교육내용을 특정 장소에서 학습자에게 교육하는 과정이 있는 것이다. 대표적인 형식교육의 형태는 학교교육이다.

비형식교육은 일정한 틀을 가지고 있는 학교에서 이루어지는 것이 아니라 자연이나 사물, 인간관계에 있어서 자연 발생적으로 이루어지는 무의도적 교육을 의미하며, 비형식교육의 대표적인 예로는 가정교육을 들 수 있다.. 교육은 학교교육과 같은 형식교육만으로 이루어지는 것이 아니다. 학생은 자기가 원하든 원치 않든, 좋든 나쁘든 거의 무의식적이고 우연적으로 지식과 기술, 규범과 관습, 생활 습관 등을 배운다. 비형식교육은 교육을 위해 필요한 계획성, 조직성 등의 요건을 갖추지 못하며 개인을 둘러싸고 있는 제반 환경과 조건에 의해 교육되는 것이다. 이러한 일련의 사회적 영향은 사회가 인간에게 미치는 자연적 기능인 것이다. 비형식적 교육의 형태는 가정교육이나 사회교육이 이에 해당되며 특히나 현대사회에서의 매스컴이나 인터넷 등도 사람들에게 매우 강한 영향력을 가지고 있다.

하지만 형식교육과 비형식교육은 서로 별개의 존재로 있는 것이 아니고 상호 연속적이고 보완적인 관계를 가지고 있다. 학교, 가정, 사회교육이 서로 균형 있게 유지하며 바람직한 방향으로 이끌어 나갈 때 교육의 성과를 기대할 수 있다. 따라서 형식교육을 통하여 의식적으로 아는 내용과 비형식교육을 통하여 무의식적으로 아는 내용 사이의 불일치를 좁히는 문제가 교육의 방향을 설정하는 데에 아주 중요한 문제라 할 수 있다.

## 2) 가정교육, 학교교육, 사회교육

교육이 이루어지는 장소를 중심으로 교육의 형태를 구분해 보면 교육은 가정교육, 학교교육, 사회교육으로 나눌 수 있다. 흔히 생각하기를 교육은 학교에서만 이루어진다고 생각하기 쉽지만 넓은 의미에서의 교육은 학교뿐만 아니라 가정과 사회에서도 이루어지고 있다.

### (1) 가정교육

가정은 한 사회를 구성하는 기본단위이며 인간교육의 기초적인 장이기도 하다. 이는 사회를 구성하는 개개의 가정이 맡은 바 역할과 기능을 원활히 수행할 때 사회는 보다 건전한 방향으로 나아가게 되며, 또한 인간 개개인은 가정에서의 초기 경험을 통해 전인적 성장에 필요한 기본토대를 마련할 수 있게 됨을 뜻하는 것이다.

가정교육은 모든 교육의 기초가 되며, 인간 교육이 이루어지는 기본적인 터전을 마련해 준다. 가정교육의 중요성에 대해 Pestalozzi는 '가정은 학교 중의 학교요, 부모는 교사이며, 그 중에서도 어머니는 교사 중의 교사다'고 강조한 바 있다. 가정교육은 가족 집단을 단위로 하여 성립되는 교육의 형태이며, 부모가 의도적이든 무의도적이든 자녀에게 행하는 모든 행위를 말하며 이는 비형식교육에 속한다. 가정교육의 중요한 특징은 다음과 같다.

첫째, 가정교육은 자연적, 무의도적으로 이루어지는 교육이다. 인간은 태어나면서부터 자연적으로 소속되는 집단이다. 모든 인간은 가정에서의 삶의 과정에서 거의 자연적으로 그리고 아무런 의도 없이 다양한 것들을 배우게 된다. 가정에서도 자녀의 교육을 위한 계획을 세우고 조직적으로 지도하기도 하지만 학교교육의 조직과 체계에 비한다면 매우 미미한 것이다. 그러나 학교교육의 기초가 바로 가정이라는 점에서 가정교육의 중요성을 결코 과소평가될 수 없다.

둘째, 가정은 강한 애정을 중심으로 결속된 집단이다. 가정교육은 강한 애정과 신뢰로 결속된 연령과 성별이 다른 가족 구성원 사이에 실시되며 부성과 모성의 상보적 관계에 의하여 이루어지므로 인간 삶의 원천이 되는 애정을 학습하게 된다.

셋째, 가정교육은 인간성의 기초를 형성하는 장이다. 모든 인간은 태어나면서 자연적으로 가정의 구성원이 된다. 어린 시절의 대부분을 부모형제와 생활하면서 보내게 되는데 그 과정에서 심리적, 정서적, 사회적 특성을 습득하고 형성하게 된다. 이는 이후의 삶에도 지속적으로 영향을 미친다.

넷째, 가정교육의 내용은 실생활에 필요한 지식과 기능을 습득한다. 인간이 활동하는데 필요한 기본 지식과 기능, 덕성 등을 모두 가정교육을 통하여 형성된다. 특히 언어를 습득은 단순한 의사소통의 수단을 넘어 사고와 감정 그리고 행동의 원리를 내재하고 있다는 점은 매우 중요하다.

다섯째, 가정교육은 그 기능상 학교와 같이 일정하게 정해진 프로그램에 의한 훈련에 중점을 두는 것과는 달리 항상 자녀의 심신의 보호와 배려가 배경이 되고 있다. 과잉보호나 방임이 아닌 적절한 보호는 교육의 가장 원초적 형태이다. 따라서 가정에서의 적절한 보로는 아동의 건전한 인성과 심신의 발달을 도와주며 새로운 변화에도 안정감을 가질 수 있도록 한다.

이와 같은 가정교육의 특성과 의의를 제대로 실효를 거두기 위해서는 무엇보다 교육적인 가정환경이 조성이 되어야 한다. 우리가 살고 있는 현대사회는 핵가족 현상의 심화, 맞벌이 부부의 증가 등으로 인해 전통적인 가정이 갖는 여러 교육적 기능을 수행하기 어려운 면이 많다. 이러한 이유로 가정교육의 이러한 기능들은 학교교육이나 사회교육에서 떠맡고 있다. 그러나 이러한 학교교육이나 사회교육은 강한 애정과 신뢰에 바탕을 둔 가정교육의 기능을 제대로 수행할 수 없는 측면이 많다. 따라서 가정교육의 중요성이 새롭게 인식되고 있으며 앞으로도 가정의 교육적 기능을 회복하고 향상시키기 위한 여러 이론적·실천적 노력이 뒷받침되어야 할 것이다.

### (2) 학교교육

학교는 가정 다음으로 가장 중요한 사회화 기관으로 제도화된 틀 속에서 전문적인 소양과 지식을 갖춘 교사가 일정한 연령층의 학생을 대상으로 문화유산을 교육내용으로 구성하여 의도적이고 계획적이고 조직적으로 교육하는 곳이다. 오늘날 학교교육은 가장 중요하고 대표적인 형태의 교육이다. 이러한 학교교육의 중요한 특징은 다음과 같다.

첫째, 학교교육은 문화유산을 전승함으로써 사회의 유지와 존속을 가능하게 한다. 인간이 동물과 구별되는 특징 중에 하나는 문화를 창출해 낸다는 점이다. 인간이 인간성을 유지하고 인간다운 삶을 유지해 내는 것도 이러한 문화유산이 전승되고 있기 때문이다. 따라서 문화유산을 체계적이고 전문적으로 전승하기 위해서는 교육기관이 담당해야 할 몫이 크다.

둘째, 학교교육은 문화유산을 전달함으로써 사회의 통합과 통제의 기능을 수행한다. 학교는 과거로부터 내려오는 문화유산을 가장 조직적이고 효과적으로 전달할 수 있는 기관이다. 또한 그러한 문화유산인 행동양식, 가치관, 축적된 지식, 사회규범 등을 습득함으로써 사람들은 유사한 인격과 행동 특성을 갖는데 이는 공동체 의식을 가진 사회 구성원이 된다는 것을 의미한다.

셋째, 학교교육은 사회적 선발 및 지위 결정의 기능을 한다. 학교교육은 학생들이 장차 종사하게 될 직업에 필요한 다양한 지식과 기술을 제공하고 태도와 가치관을 교육시킴으로써 그들의 직업선택을 하게하는 힘을 제공한다. 이는 그들의 사회적 지위를 결정하는 중요한 요소이다.

넷째, 학교교육은 사회변화 및 발전의 기능을 수행한다. 학교는 끊임없이 변화하는 사회의 새로운 지식과 기술을 학생들에게 전수함으로써 사회변화 발전을 촉진시킨다.

다섯째, 학교교육은 자아실현의 기능을 한다. 학교교육은 개인의 성장과 발달을 극대화하기 위해 환경을 조성하려고 한다. 교육의 대상은 바로 인간이고 인간은 개인차가 있으므로 학교는 학습자 개개인을 교육의 출발점으로 삼아 교육의 목적을 전인적인 성장과 발달을 도모하고자 한다.

### (3) 사회교육

사회교육(social education)은 일제의 잔재요소가 남아 있다고 해서 최근에는 거의 사용하고 있지는 않지만 우리나라 사회교육법에 의하면 '사회교육이라 함은 다른 법률에 의한, 학교교육을 제외하고 국민의 평생교육을 위한 모든 형태의 조직적인 교육활동을 말한다'라고 정의하고 있다. 넓은 의미로 성인교육, 청소년교육, 가정교육, 직업교육, 종교교육 등을 포괄한 개념이고, 좁은 의미로는 성인과 청소년을 대상으로 하는 어느 정도의 의도적이고, 조직적인 교육활동으로서 가정교육과 학교교육에 대조되는 개념이라고 할 수 있다. 따라서 사회교육을 넓은 의미로 정의해 보면 '사회교육은 학교 외에서 전개되는 조직적이고 계속적인 교육활동의 총체이다.' 이러한 사회교육의 중요한 특징은 다음과 같다.

첫째, 사회교육은 학교 이외 또는 학교교육 이후의 청소년과 성인들에 대한 교육이다. 따라서 사회교육은 학교교육의 보충교육이며, 계속교육을 의미한다.

둘째, 사회교육은 일생을 통하여 계속적으로 학습할 수 있도록 조직화된 교육 활동이다. 따라서 각종 사회교육기관에서는 일정한 교육목표를 갖고 구체적인 계획 하에 교육을 실시하고 있다.

셋째, 사회교육은 실생활의 향상과 발전이라는 전제 하에 이루어지는 학습활동이다. 예를 들어 적성에 맞는 직업선택, 직업에 관한 지식과 기술 훈련 등이 중요한 사회교육의 내용이 된다.

넷째, 사회교육은 시민교육을 포함한다. 따라서 인간존중을 비롯하여 지식과 기술의 훈련, 질서의식, 봉사와 협동 등 훌륭한 시민으로서의 자질을 갖추기 위한 교육을 모두 포함하게 된다.

## 3) 평생교육

평생교육(life-long education)이라는 용어는 1965년 유네스코가 개최한 성인교육 추진위원회에서 P. Langrand이 처음 주창한 개념으로 1970년에 그의 저서 『평생교육입문』에서 구체화되었다. 이와 같은 평생교육은 1972년 동경에서 개최된 세계 성인교육회의를 거치면서 국제적인 용어로 알려졌고, 우리나라에서는 1973년 '평생교육 발전 세미나'에서 평생교육의 개념정립과 발전방향을 협의했다.

평생교육은 인간 삶의 질 향상이라는 이념추구를 위하여 요람에서 무덤까지, 즉 인간이 태어나서 죽을 때까지 전생애에 걸쳐 교육이 필요하며 생애에 걸친 교육이 일정한 체계를 이루고 행해져야 한다는 것을 의미한다. 즉 태교에서부터 유아교육, 아동교육, 청소년교육, 성인교육, 노인교육이 서로 관련성을 갖도록 수직적으로 통합하는 교육이며, 가정교육, 학교교육, 사회교육이 서로 상호 협력할 수 있도록 수평적으로 통합된 교육인 것이다. 평생교육의 관점에서 인간은 삶을 유지하는 동안 시·공간적으로 제약받지 않고 언제, 어느 곳에서든 교육받을 수 있는 존재이며, 보다 가치 있고 바람직한 삶을 살기 위해 교육을 필요로 하는 존재이다. 이런 점은 사회교육과 유사하나 사회교육보다 넓은 범위에서의 교육에 대한 관점이다.

## 8. 미용 교육의 의미

### 1) 미용교육의 필요성

보건 미용학적 측면에서도 과학기술이 급진적으로 발전됨으로서 그 이론을 이용하여 안전한 식품과 의약품 및 화장품의 생산·관리뿐만 아니라 전 세계인 삶의 질적 향상과 건강을 유지 증진해야 할 필요성이 절실하다. 또한 산업현장에서 직무수행에 요구되는 능력들이 고도화되면서 전문기술인력 에 대한 수요가 지속적으로 증가하고 있으나 교육훈련기관에서 배출된 인력들이 산업현장의 수요에 충분히 부응하고 있지 못하고 있는 추세이다.

지역 및 전국적인 산업현장의 수요에 맞는 고도화된 전문기술인력 양성과 글로벌시대에 국제적인 실력을 갖춘 헤어, 메이크업, 피부, 네일 등 뷰티전문 서비스 인력 양성을 목표로 하는 교과과정의 개발이 시급한 실정이다.

### 2) 미용교육과 사회와의 관계

교육과 사회와의 관계는 교육학의 영역에 있어서 교육환경론에 속하며, 즉 교육이 이루어지는 주변 환경에 대한 이해를 말한다. 이는 가정과 사회가 가지고 있는 교육관을 비롯하여 가정의 사회·경제적 배경은 물론 사회 전체의 영향을 포함한다. 교육은 사회적 맥락에 따라 이루어지며, 그 환경의 소산이라고 할 수 있다. 따라서 사회 환경을 초월하여 교육이 이루어질 수 없다.

사회적 측면에서의 교육의 기능과 목적으로 사회적 안정을 제공, 사회발전의 방향을 제시, 사회개혁을 시도하며 교육은 사회문화의 존속과 발전을 위해 후세대를 길러내는 활동, 유지기능과 함께 사회문화를 개혁하고 창조하는 기능을 수행한다.또한 사회문화의 보존기능으로 사회가 추구하고 있는 가치체계와 생활양식을 한 세대에서 다음 세대로 넘겨주는 기능으로 사회문화의 개조기능 즉 사회의 기준 가치들과 신념, 체제, 생활양식들을 비판적으로 이해하고 개선해 나가는 기능이다. E. 뒤르켐의〈교육과 사회학 Education and Sociology〉에 제시된 교육의 사회화교육을 어린 세대를 대상으로 하는 체계적 사회화라고 정의했다. 뒤르켐에 의하면 교육은 하나인 동시에 여러 개라는 이중성을 가지고 있다. 사회가 정상적으로 기능을 발휘하려면 이러한 이질성과 동질성을 동시에 보장하지 않으면 안된다. 그러나 교육은 별개의 과정을 통해 이루어지는 것이 아니라, 동일한 과정 속에 서로 다른 측면을 가지는 것이다. 따라서 그중 어느 하나에 작용하는 것은 다른 하나에도 마찬 가지로 작용한다.

**참고문헌**

· 강갑원 외(2006). 교육학개론. 서울: 교육과학사.
· 고벽진 외(2005). 최신교육학의 이해. 서울: 교육과학사.
· 권창길, 김흔숙, 이기영(1999). 교육학개론. 서울: 학지사.
· 김경희 외(1999). 교육학. 서울: 학지사.
· 김규태, 방경곤, 이병환, 권민석(2013). 새로운 초중등 교원임용시험을 위한 논술과 면접. 파주: 양서원
· 김민한, 이상현, 강기수(2001). 현대 교육학 신강. 부산: 세종출판사.
· 김범준, 구병두(2007). 교육학개론. 서울: 공동체.
· 김용선, 이혜림, 이훈병(2004). 현대교육의 이해. 서울: 양서원.
· 김의석, 이우언, 정석환(2007). 최신 교육학개론. 서울: 양서원.
· 김정일, 김창곤, 김진한(2000). 교육학개론. 서울: 학지사.
· 김주건 외(2004). 교육학 탐구. 서울: 형설출판사.
· 남궁용권, 김남근, 김노연(2005). 알기 쉬운 교육학개론. 서울: 양서원.
· 송충빈(2005). 교육과 교육학의 이해. 서울: 양서원.
· 신창호(2005). 교육학개설. 서울: 서현사.
· 양진건, 이항재, 한규원(2008). 새로운 교육학개론. 서울: 교육과학사.
· 윤건호, 김봉석(2005). 교육학개론. 서울: 창지사.
· 윤정일 외(2007). 신교육의 이해. 서울: 학지사.
· 이병승, 우영효, 배제현(2002). 쉽게 풀어 쓴 교육학. 서울: 학지사.
· 이인학, 이기영, 김규태, 최성열, 신성철, 박지은, 류관열, 김도진(2013). 최신 교육의 이해. 서울: 학지사.
· 이홍우 역(1994). 윤리학과 교육. 서울: 교육과학사.
· 이희동(1999). 교육학개론. 서울: 홍익출판사.

· 조수환(2002). 교육학개론. 서울: 교육과학사.

· 주영흠, 박진규, 오만록(2004). 신세대를 위한 교육학개론. 서울: 학지사.

· 한상효, 유평수, 서재복(2006). 교육학개론. 서울: 교육과학사.

· 홍은숙(2007). 교육의 개념. 서울: 교육과학사.

· 황정규, 이돈희, 김신일(2003). 교육학개론. 서울: 교육과학사.

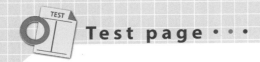

**01. 피터스(peters)가 제시한 교육의 준거가 아닌 것은?**

① 교육은 가치로운 것의 전달을 내포하고 있다.

② 교육은 주어진 목표를 달성하기 위하여 노력한다.

③ 교육은 지식과 이해, 그리고 어떤 인지적 특색을 포함하고 있다.

④ 교육은 배우는 자의 의지와 자발성을 무시한 전달방식을 배제한다.


**02. 다음 〈보기〉의 사례들을 적절하게 개념화한 것은?**

> ·개인은 언제나 국가를 위해 헌신해야 한다고 가르친다.
> ·과학적 지식은 의심할 수 없다고 가르친다.
> ·언제나 다수결에 의해 결정이 옳다고 가르친다.

① 조건화          ② 훈 련          ③ 교 육          ④ 교 화


**03. 교육과 훈련을 가장 잘 설명한 것은?**

① 교육은 가치중립적이고, 훈련은 가치지향적이다.

② 교육은 전인적인 변화에 관심을 두지만, 훈련은 인간특성의 일부분에 관심을 둔다.

③ 교육은 목표달성의 수단으로 사용되나, 훈련은 습관을 길들이는 데 관심이 있다.

④ 교육은 지식의 증진에 관심을 두지만, 훈련은 특수기술의 연마에 관심을 둔다.


**04. 교육의 규범적 정의는 가치와 맥락 속에서 교육의 의미를 규정하는 것이다. 다음 중 규범적**
    **정의에 해당되는 것은?**

① 사회학          ② 행동수정          ③ 자아실현

④ 습관의 형성     ⑤ 경험의 개조

**05.** 다음 중 교육의 3요소는?

① 목표, 내용, 방법

② 학생, 교사, 교육내용

③ 교육과정, 교육자료, 교육내용

④ 교육내용, 사회, 학교, 가정

**06.** 학생들에게 근거가 불확실한 신념을 주입하여 자율적인 판단능력을 저해할 위험성을 내포한 교육방법은 어느 것인가?

① 훈 련          ② 교 화          ③ 교 수          ④ 연 습

**07.** 교육의 목적에 대한 설명으로 맞는 것은?

① 교육적 가치판단의 출발점이다.

② 교사의 주관적 경험의 산물이다.

③ 교사보다 교육이론가에게 필요하다.

④ 교육의 개념과 독립적으로 성립된다.

⑤ 교육내용이 선정되고 난 뒤에 설정된다.

**08.** 사람의 성격형성에 가장 큰 영향을 주는 교육은 다음 어느 수준에서 이루어 지는가?

① 초등교육          ② 가정교육          ③ 중등교육          ④ 고등교육

**09.** 사회문화적 전통과 제도로의 입문 등을 중시하는 교육의 개념은 어느 것인가?

① 주형의 개념          ② 성장의 개념          ③ 실존의 개념          ④ 발현의 개념

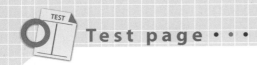

**10.** 교육의 내재적 목적에 대한 설명으로 옳은 것은?

① 노작교육을 통한 실천적 인간 양성 강조

② 지식교육을 통한 합리적 마음의 계발 강조

③ 직업교육을 통한 전문적 직업인 육성 강조

④ 한 분야의 전문가가 되기보다는 여러 분야를 광범위하게 공부한다.

**11.** 지식교육의 목적에 대하여 〈보기〉와 같이 주장하는 교육의 유형은?

> 자연과 사회현상에 대한 깊고 풍부한 지식은 미래의 학자, 회사원, 공무원뿐만 아니라 산업체의
> 근로자와 농민에게도 마찬가지로 필요하다. 지식교육이 필요한 이유는 인간으로서의 풍요로운
> 정신세계를 소유하고, 인류문화에 대한 참다운 이해를 증진시키기 위한 것이다.

① 자유교양교육　　　　② 전문기술교육　　　　③ 원격사회교육

④ 정보·통신교육

**12.** 지식의 폭발적인 증가에 대응하여 학교에서 실시하는 학습지도의 방향이 개선되어야 한다
는 입장에서 강조되고 있는 것은?

① 단위시간의 밀도 있는 수업활동

② 가설검증을 통한 실험·실기학습활동

③ 학습하는 방법의 학습

④ 통합적 학습지도

**13.** 사회교육의 중요성이 점차 강조되고 있는 까닭은?

① 학습교육 기회의 양적 증가

② 평생학습의 수용능력 감소

③ 평생학습 필요성의 절대적 증가

④ 학교교육 효과의 상대적 증가

**14.** 지식 기반사회에서 가장 핵심적인 생산요소는?

① 토 지 ② 인적자본 ③ 금융자본 ④ 산업자본

**15.** 다음 중 '신지식인'의 개념에 가장 잘 어울리는 사람은?

① 신문사의 기자

② 상을 많이 받은 소설가

③ 박사학위를 받은 소설가

④ 새로운 아이디어로 고부가가치를 창출하는 직업인

**16.** 다음 중 북한교육에 대한 설명으로 맞는 것은?

① 초등교육 기간은 4년이다.

② 초등교육 단계까지 의무교육이다.

③ 중등교육은 중학교와 고등학교로 분리되어 운영된다.

④ 고등교육기관의 수는 이공계보다 인문사회계가 많다.

**17.** 학교교육과 학교 외 교육을 모두 포괄하는 교육은?

① 가정교육 ② 형식교육 ③ 평생교육 ④ 인간교육

**18.** '전인교육' 또는 '인성교육'에 대한 가장 적절한 설명은?

① 지·덕·체의 통합 및 조화로운 발달을 지향한다.

② 학교는 전인교육을 위한 별도의 교육과정을 편성해야 한다.

③ 전인교육이 실패하는 주된 이유는 주지교과의 존재 때문이다.

④ 지식은 교과를 통하여 학습되고, 인성은 교사의 모범을 통하여 습득한다.

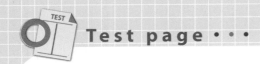

**Test page** · · ·

**19. 교육의 목적에 관한 다음의 설명 가운데 가장 타당한 것은?**

① 교육의 목적은 교육인 것과 교육이 아닌 것을 구분하는 기준이 된다.

② 교육의 외재적 목적이란 교육의 본질적 가치가 논리적으로 실현된 것을 가리킨다.

③ 교육의 내재적 목적이란 교육의 개념 속에 함의된 교육의 가치지향을 가리킨다.

④ 교육의 목적은 교육내용의 범위와 방법적 기준을 결정하는 데 영향을 주지 않는다.


**20. 교육의 내재적 목적을 바르게 설명한 것은?**

① 교육계 안에서 자발적으로 설정된 교육목적

② 국가발전 계획에 부합되는 교육목적

③ 교육의 개념에서 논리적으로 연역되어 나오는 교육목적

④ 경험적으로 타당하다고 밝혀진 교육목적


**21. 학교교육과 비교되는 성인교육의 특징에 관한 설명으로 가장 적합한 것은?**

① 학교교육보다 사회선발 기능이 강하다.

② 학교교육보다 교육방법의 통일성이 뚜렷하다.

③ 학교교육보다 체계적 지식전달에 효과적이다.

④ 학교교육보다 학습자의 자발적 참여도가 높다.


**22. 평생교육 체제에서 학습자로서 갖추어야 할 가장 중요한 특성은?**

① 암기력 　　　　　② 감수성 　　　　　③ 전문적 기술

④ 광범위한 지식 　　⑤ 자기 주도적 학습능력


**23. 평생교육 이념을 실현하는 방안으로 가장 적절한 것은?**

① 지적 수월성 추구 　　② 교육과 노동의 분리 　　③ 표준화된 평가 실시

④ 학습방법의 학습추구

**24.** 다음 중 평생교육의 이념을 실현하기 위한 정책은?

① 학교평가제 도입      ② 학점은행제 도입      ③ 고등교육의 특성화

④ 학교운영위원회 설치      ⑤ 수준별 교육과정의 도입

**25.** 다음 중 평생학습의 중요성과 가장 밀접하게 관련되는 현상은?

① 학령인구의 증가      ② 사회병리 현상의 확산      ③ 지식 기반사회의 도래

④ 학교교육의 위기 심화

**26.** 성인들에게 3R's를 가르치는 교육은 평생교육 영역 중 어느 것에 속하는가?

① 시민·윤리교육      ② 직업·기술교육      ③ 기초·보충교육

④ 건강·복지·가족생활교육

**27.** 현행 초·중등교육법시행령에 근거한 '특수목적고등학교'에 가까운 학교는?

① 대안학교      ② 체육계 고등학교      ③ 디자인 고등학교

④ 자립형 고등학교

**28.** 훈련을 교육으로 볼 수 없는 가장 핵심적인 이유는?

① 흥미와 자발성을 존중하지 않는다.

② 전이를 보장하지 못한다.

③ 지식과 이해를 제공하지 못한다.

④ 잠재가능성을 실현하지 못한다.

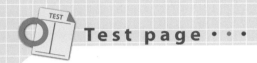

**29.** 듀이의 '교육은 경험의 성장'이라는 정의와 거리가 먼 것은?

① 교육의 목적과 성장의 목적은 동일하다.

② 인간은 미성숙하기 때문에 성장이 가능하다.

③ 아동은 계속하여 성장하는 데 비하여 성인은 그렇지 않다.

④ 학교교육의 목적은 아동 스스로 성장할 수 있는 힘을 길러 주는 것이다.

**30.** 서양의 이른바 자유교육(Liberal Education)의 전통과 가장 거리가 먼 것은?

① 자유민을 위한 교육

② 지식을 중시하는 교육

③ 아동의 흥미와 자율성을 존중하는 교육

④ 인간의 마음을 무지와 오류, 환상 등으로부터 해방시켜 주는 교육

| 문제 답안 | | | | | | | | | |
|---|---|---|---|---|---|---|---|---|---|
| 1. 2 | 2. 4 | 3. 2 | 4. 3 | 5. 2 | 6. 2 | 7. 1 | 8. 2 | 9. 4 | 10. 2 |
| 11. 1 | 12. 3 | 13. 3 | 14. 2 | 15. 4 | 16. 1 | 17. 3 | 18. 1 | 19. 3 | 20. 3 |
| 21. 4 | 22. 5 | 23. 4 | 24. 2 | 25. 3 | 26. 3 | 27. 2 | 28. 3 | 29. 3 | 30. 3 |

Introduction to
Cosmetology Education

# 미용
# 교육학
# 개론

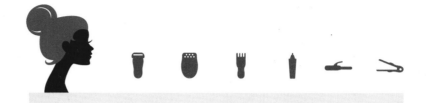

# 2장
# 미용
# 교육과정

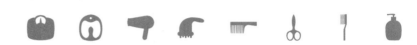

# 1. 교육과정의 개념

## 1) 어원적 의미

교육과정(教育課程, curriculum)의 어원은 'currere(쿠레레)'라고 하는 라틴어에서 유래되었다. 쿠레레는 '말의 경주로(couse of race)'라는 뜻으로, 말이 달리는 경주로가 정해져 있으며 경주로 밖으로 나가는 것은 허용되지 않는다. 경주로에는 주어진 과제나 장애물이 있으며, 보이지 않는 규칙이 작용하고 있다. 또한 시작과 끝이 있으며, 목표가 정해져 있다. 마찬가지로 학교에서 공부하는 학생들이 배우는 내용은 경주로처럼 정해져 있으며, 일정한 규칙이 작용하고, 주어진 목표가 있다. 또한, '학교에서 학생들이 배우게 되는 정해진 내용과 과정'의 밖으로는 나갈 수 없음을 의미한다. 이러한 정해진 체제(학교 등)내에서 교육과정이 제시한 목표를 달성한 사람에게는 졸업장이나 수료증이 주어졌으며, 다음 교육과정을 접할 수 있는 자격도 동시에 주어졌다. 이 과정에서 능력이 없는 사람은 경주로에서 벗어나게 되거나 뒤처지게 되며, 이러한 결과에 따른 불이익은 당연한 것으로 받아들여졌다. 현재의 교육과정의 모습이나 역할도 이와 크게 다르지 않다. 학교라는 제도로서 교육과정의 목표와 내용을 제대로 수행한 학생에게는 그에 따른 이익, 예를 들어 진급, 칭찬, 상 등이 제공되나 교육과정에서 요구하는 것을 제대로 수행하지 못한 학생에게는 타락, 패배감 등의 불이익이 뒤따른다.

교육과정이 결과보다는 내용을 강조하는 측면에서 바라보아야 한다는 것이다. 즉 교육과정을 수행하는 과정이 교육적이었는가? 사회적·제도적으로 공감할 만한 내용은 도덕적인 방법에 의해 얻어진 결과인가? 등에 강조점을 두어야 한다는 의미이다. 교육과정에서의 '과정(課程)'은 '과정(過程-process)'과는 구별되며, 따라서 그 의미에 있어서도 일련의 과정이 아닌 가르치는 무엇에 관한 목적, 내용, 방법을 담고 있는 개념으로 보아야 한다.

이와 같이 교육과정이라는 용어의 어원적인 개념은 가르쳐야 할 목표와 내용의 의미가 강하며, 한편으로는 '가르치는 이유(why, 왜 가르쳐야 하는가?)'와 방법(how, 어떻게 가르칠 것인가?)'의 의미도 함께 공유하고 있다.

## 2) 교육과정에 대한 다양한 정의

교육과정(教育課程, curriculum)이라는 개념을 한마디로 정의하는 것은 쉽지 않다. 다만 교육과정과 관련된 중요한 측면에서 어느 한 두면을 강조하는 것도 있고, 이를 종합하여 정의하려는 시도도 있다. 교육과정이 결정되거나 실천되는 측면에서 정의할 수도 있고, 교육과정을 구성하고 있는 영역 측면에서 정의할 수도 있고, 교육이 이루어지는 과정(課程, process)을 좇아 정의할 수도 있다. 다음의 다양한 정의를 통해 자세히 살펴보기로 한다.

### (1) 교육계획

학생을 교육하기 위해 학교 안팎으로 세운 모든 계획(educational plan)을 말한다. 교육과정은 학생들이 읽고, 쓰고, 스스로 찾아 연구하고, 실험하고, 프로젝트를 수행하는 등 학습을 촉진하기 위해 의도적으로 계획한 것들이다. 여기서는 실행이나 성과 달성 여부보다 의도한 계획을 중시한다. 학생들이 학교에서 하게 되는 온갖 활동 계획을 지칭한다. 여기에는 가르칠 교과내용의 종류, 수준, 범위, 분량, 가르칠 시기와 장소, 교사와 학생이 하게 될 역할, 동기유발 장치, 교수방법 및 교재, 시설과 설비, 평가 등 수업 전에 미리 계획할 수 있는 모든 것을 포함한다. 크게 보면 고시된 교육과정기준문서, 교육과정기준 해설서, 학교의 교육활동 계획서, 교과서, 수업지도안, 교사용 지도서, 여타 수업 보조 자료들은 모두 계획된 교육활동이다. 대체로 문서화된, 계획된 활동이라는 점이다.

바로 계획된 문서로서 교육과정이 요구된다. 교육과정은 계획, 실행과정, 성과 중 상대적으로 계획과 더 밀접하다.

학생들의 잠재력을 개발하기 위하여 제공되는 학습기회의 형태로 나타난다. 기초적인 기본 학습내용이든 보다 전문적인 학습내용이든 학생들의 적성과 진로를 개발하는데 필요한 학습기회를 마련해 주는 것이 교육과정이라고 할 수 있다. 마련된 학습 기회 속에서 학생들은 지식을 넓히고, 기능을 숙달하며, 태도를 바람직한 쪽으로 바꾸고 가치관을 확립한다. 이런 바람직한 학습을 유발하기 위한 학습기회를 계획하고 제공하는 것을 교육과정이라고 할 수 있다.

### (2) 교과목이나 거기에 담긴 내용

이는 가장 흔한 교육과정의 정의이며, 이 경우 교육과전은 협의로 '교과과정'이라고도 불린다. 교육과정은 인류의 지적 문화유산을 여러 개로 분류하여 체계적으로 조직한 교과목이다. 교육과정은 학교에서 가르치는 교과목과 동일시된다. 국어, 외국어, 수학, 사회, 과학, 직업기술, 예술(음악,

미술 등), 체육과 같은 교과목이며 이런 좁은 의미의 교육과정을 흔히 교과과정(敎科課程)이라고 부른다. 이런 교과나 강좌들을 모으면 더욱 넓게 진학준비과정, 직업 준비과정, 교양과정, 보충과정, 심화과정, 속진과정 등과 같은 프로그램 명칭들로도 나타난다. 더 구체적으로 교과의 내용 또는 한 강좌의 자세한 수업 계획서로서 교수요목(敎授要目, syllabus)으로 표현된다. 교과서, 교사용 지도서나 수업 안내서, 상세화된 단원별 차시별 수업계획서도 교과 중심 교육과정의 구체적인 형태이다. 이 정의의 문제점은 가르치는 사람들의 의도와 계획이 들어 있는 교과목에 대하여 지나치게 관심을 쏟음으로써 학교에서 학생들이 경험하는 다른 중요한 부분들, 즉 교과 외의 창의적 체험활동과 같이 계획되었거나 혹은 계획되지 않은 활동들에 대해서는 적절히 설명하지 못한다는 것이다. 교육과정 계획 속에는 가르쳐야 할 교과이상으로 훨씬 많은 부분이 포함되어 있다. 즉 교과 수업 외 혹은 교과 외 활동으로서 학교의 특색있는 자율활동, 동아리활동, 봉사활동, 진로활동이나 학생 생활이나 인성지도 활동 등이 있다. 학교가 학생들에게 교과목 이상을 교육하고 있는 만큼 교육과정도 교과목 이상을 포함하는 것이다. 학교문화에 내재해 있는 것들과 함께 비의도적이고 계획되지 않은 많은 것들도 교육과정의 개념에 포함된다.

### (3) 수행할 과업

교육과정이란 특정 목적을 위하여 숙달되어야 할 일련의 과업이다. 이런 정의는 회사, 공장, 군대 등의 훈련 프로그램에서 유래된 것이다. 사무실에서 서류철 정리, 공장에서 제품을 생산하는 일, 컴퓨터로 프로그램을 가동시키는 일 등을 습득하는 것은 수행수준에서 구체적 절차와 달성해야 할 기준으로 명세화 될 수 있다. 이런 교육과정 정의를 취하는 사람들은 기능이 그것을 구성하는 세부적 행동으로 규명될 수 있는 것처럼 지식, 태도, 가치도 그것을 특정짓는 정의적, 인지적, 운동 기능적, 사회적 개념 등으로 분석될 수 있다고 본다. 학교에서도 문법, 연산, 서체, 발음규칙 등의 기초 학습기능을 습득하는 것은 일련의 수행해야 할 과업으로 간주된다. 이것을 숙달시키기 위해 특정 기능의 상위개념과 하위개념 혹은 선수학습과 후속학습을 규명하는 것을 과업분석이라고 한다.

과업분석은 기능적인 활동의 학습에는 적절한 반면 그 쓰임이 매우 제한적이다. 과업분석이 잘 적용되는 기계적인 과업이라 할지라도 대부분의 과업은 분석되어 잘게 쪼개진 부분의 총합이상이다. 그러므로 절차들의 단순한 총합은 어떤 기능을 잘 학습할 수 있게 되는 것처럼 보이지만 기술 변화가 급변하여 새로운 기술을 요구하는 상황을 대처하는데 필요한 능력을 제공해 주지는 못한다.

과업분석이 심지어 인상파의 그림을 감상하는 데 이용될 수 있고 관찰을 위한 어떤 규칙이나 준거를 제공할 수 있긴 하지만 토론이나 평가와 함께 주의 깊은 탐구나 경험으로부터 우러나오는 교육적 상상력을 대체하지는 못한다.

### (4) 의도적 학습결과

학습결과는 학생들이 실제로 배운 것이다. 학생들이 실제로 성취한 결과는 수학과 같은 교과목의 내용 학습뿐만 아니라 수학에 대한 태도, 수리적 능력에 대한 자신감, 권위에 대한 태도 등의 부수적 학습도 포함한다.

교육과정을 의도한 학습결과에 초점을 맞추면 우리의 관심은 의도하지 않은 학습결과로부터 일정한 거리를 유지할 수 있다. 그렇지만 의도하지 않은 학습결과가 학생들에게 더 강력한 힘을 행사하고 있다고 주장하는 사람이 적지 않다. 흔히 그것들은 학교의 문화 혹은 잠재적 교육과정의 산물이다. 학급 내의 모든 학생들은 의도한 학습결과를 획득했다고 주장할 수 있지만 그 획득한 결과의 내용을 분석해 보면 학생마다 각기 다를 수도 있다. 새 지식이 학생들의 기존의 인지적, 정의적 목록(선행경험, 사고체계, schema)과 결합되어 유기적 연계를 이룰 때는 매우 값지지만 일부 학생들에게는 실질적으로 도움이 되지 않고 해를 끼칠 수도 있다. 학습결과에 강력한 영향력을 미치는 것은 조직의 환경과 교수전략이다. 의도한 결과는 시행한 방법에 따라 상당히 다를 수 있다. 동일한 내용이라 하더라도 탐구법, 모의실험법, 강의법 중 어느 것을 적용했느냐에 따라 서로 달라질 수 있으며 의도한 학습결과를 획득했다고 생각되는 학생집단 내에서조차도 달라질 수 있다.

### (5) 학교의 지도 아래 학생이 겪는 온갖 실제 경험

이 입장에서는 교육의 수단과 목적은 하나의 과정, 즉 경험의 분리될 수 없는 부분들이라고 주장한다. 학생과 교사가 일정한 학교 및 지역 환경과 사회문화 속에서 상호작용한 결과가 교육과정이라고 보는 것이다. 교사는 학생들의 개인적 성장의 위한 촉매자이며, 교육과정이란 교사와 학생 간의 대화에서 야기되는 의미와 방향성을 경험하는 과정이다. 커다란 잠재력의 저장소로서 학습자는 제각기 독특하고 가치 있는 존재로 간주된다. 교사와 학생은 가치 있는 활동에 관한 의사결정의 중요성을 토론한다. 여기서 활동과 경험에 대한 구분이 필요한데, 교육과정에 대한 정의에서 활동은 경험만큼 중요하지 않다.

학습경험이란 목적과 내용 혹은 활동, 학습집단조직, 수업자료, 수업의 실제, 평가방식, 교육자의 희망, 요구 그리고 철학 등의 함수이다. 이런 요소들이 학습자의 경험과 상호작용할 때 비로소 학습경험은 형성된다. 동일한 계획이라 할지라도 상이한 학습자들의 지식이나 기술, 태도, 가치 등으로 실현될 때에는 종종 아주 다른 결과를 가져온다.

그러나 개인적 경험과 성장으로서의 교육과정은 이론적으로는 매우 그럴듯하게 들릴지 모르지만 실제적으로는 불가능하다. 적은 수의 학생들을 대상으로 하면 개별화된 교육과정 계획이 가능할 것이라고 생각할 수도 있다.

### (6) 교사와 학생의 상호작용

이 입장에서는 교육의 목적과 수단을 잇는 과정에 주목한다. 특히 교육의 핵심인 수업에 집중하는 것이다. 계획이 무엇이든 교사가 실제로 구현하는 것과 결과가 무엇이든 학생들이 실제로 참여하면서 빚어지는 상호작용이라는 것이다. 이는 예술이나 체육 혹은 실험, 실습, 실기를 주로 하는 교과수업이나 소풍, 운동회, 현장답사 등 창의적 체험활동 같은 경험에서 찾아볼 수 있다. 현장에서 빚어지는 값진 경험을 중시하는 것이 특징이다. 또한 현장의 생생한 경험 자체를 중시한다. 때로는 예정에도 없던 것이 빚어지기도 한다. 현장에서 빚어지는 교육과정이라고 하여 생성(emerging) 교육과정이라고도 부른다. 교사들은 교육경험이 축적됨에 따라 계획이 문서화된 이상의 것임을 터득하게 된다. 예를 들어 숙련된 교사들은 문서화된 어떤 계획을 손에 들지 않고도 한 차시 수업을 핵심적인 내용을 놓치지 않으면서 매끄럽게 진행할 수 있다. 뿐만 아니라 수업 중에 사소한 일로 혹은 엉뚱한 상황이 발생해도 당황하거나 맥락을 놓치지 않고 수업을 이끌어갈 수 있다. 교사들은 가끔 순간적으로 떠올린 아이디어나 뜻밖의 환경요인(미리 고지되지 않은 집회, 학생들의 무반응, 기기 사용 불능, 기상이변 등) 때문에 도중에 계획을 변경하기도 한다. 학생들도 반드시 계획된 대로만 움직이지 않는다. 계획된 것 이상 혹은 그보다 못한 활동도 엄연히 진행된다. 지금 여기서 생생하게 경험하는 활동 그 자체를 교육과정이라고 보는 것은 마치 여행 도중에 겪는 온갖 경험을 중시하는 것에 비유될 수 있다.

### (7) 사회재생산의 도구

어떤 사람들은 교육과정은 사회나 문화를 막론하고 그것의 반영이며 또한 이를 반영해야 한다고 본다. 학교교육은 후세대에 대하여 사회에 통용되는 특정 지식이나 가치를 재생산하는 것이다. 이 경우 지역사회나 국가는 가르쳐야 할 기능이나 지식 혹은 감상의 내용이 무엇이어야 하는가를 규명하는데 있어서 선도적인 역할을 담당한다. 교육과정 전문가들은 그러한 문화내용을 학생들에게 가르칠 교육과정으로 변형시키는 역할을 담당한다. 이렇게 만들어진 교육과정 내용은 그 사회의 지배적 문화내용을 반영하게 된다. 그 사회를 지배하는 집단들의 지식, 가치, 행동양식, 세계관을 피지배집단에 속할 사람들조차 특별한 거부감 없이 자연스럽게 스며들도록 만든다. 학교는 다음 세대들에게 문화를 재생산시킬 수 있는 특수한 임무를 맡은 기관으로서 요청된다. 교육과정이 무비판적인 문화재생산 역할을 해야 한다고 주장하는 것은 현 상황이 충분히 좋다는 것, 즉 문화적 혹은 사회적인 개선이 불필요하다는 것은 전제로 한다.

### (8) 사회개선의 수단

이러한 교육과정에 대한 견해는 학교가 학생들로 하여금 사회 개선을 할 수 있는 지식과 가치를 제공해야 하며 또한 이를 뒷받침하는 문화제도와 신념 및 활동을 제동해야 한다고 주장한다. 어떠한 사회나 문화도 완전하지 않다는 것과 교육의 목적은 그것을 개선하는 것이라는 전제하에 사회재건주의자들은 더 나은 사회의 건설을 강조한다. 사회의 어떤 측면이 어떻게 그리고 왜 변화되어야만 하는가? 그 방향 제시는 학생들로부터 나올 수 있으며 혹은 학생들이 사회를 재건하기 위해 어떻게 교육받아야 하는가에 관한 교육자들의 결정에 의해 영향받을 수 있다. 그 방법론은 학생들에게 이루어져야 할 바람직한 변화를 가르치는 것에서부터 기존 사회질서의 모순에 대해 질문을 제기하고 비판적인 사고 능력을 갖추게 하는 것이다. 그러나 학교가 커다란 사회적 변화를 야기할 수 있는 충분한 영향력을 가지게 된다면 특정 성향의 정치적 신념을 학생들에게 주입시키려고 하는 교육자의 욕구는 매우 심각한 종류의 교화와 동일한 것이라고 할 수 있다. 이것은 전체주의 국가에서 혁명을 지지하도록 세뇌한 학생들이 가족성원을 정탐하거나 반혁명행위를 밀고하는 사람이 될 가능성을 배제할 수 없다. 이보다 덜 심각한 경우라도 사회변화를 지시하는데 있어 교사들은 절대자의 역할을 수행할 권리가 있는가? 인간적인 삶을 추구할 학생들의 기본적인 인권은 무시되어도 좋은가에 대한 의문이 생긴다.

### (9) 개인 삶의 궤적과 그 해석

이 경우 교육과정이란 생활경험에 관한 해석으로서 일정의 자서전과 같다. 교육과정의 영역에 있어서 가장 최근에 나타난 입장 중 하나는 교육과정의 동사 형태, 즉 쿠레레(currere)를 강조하는 것이다. 쿠레레는 교육과정을 그 어원적 의미인 달려가야 할 경주로처럼 정해진 일련의 계획된 활동이라기보다는 그 '경주로를 따라 달리는 동적인 학습자의 주체적 활동으로 이런 과정에서 학습자가 하게 되는 경험'을 말하는 것으로 자신의 자전적 역사를 재개념화할 수 있는 개인의 능력을 강조한다. 교육과정은 타인과 자서전적인 대화를 나누는 것을 바탕으로 생에 대한 개인의 전망을 재기획하는 것이다. 교육과정은 인간 자신이 일생을 만들어 가는 과정이다. 새롭고 재미있는 이야기 한편이 더 효과적으로 사람의 마음에 와 닿는 것은 자신이 처한 상황과 주인공이 처한 상황을 동일시함으로써 주인공이 겪는 복합적 감정을 함께 느낌으로써 의미를 갖게 되기 때문이다. 논리적이고 위압적으로 이론을 주입당할 때 정신의 방어벽은 예민하게 곤두서기 마련이지만 이야기하기는 감정이입을 통해 듣는 이의 방어기제를 완화하고 경청의 분위기를 만들며 공감의 장을 형성한다. 이런 공감을 통해 자신과 타인 그리고 세계에 대해 합의된 시각을 만들어 낸다. 하지만 이런 과정은 학교의 교사나 학생에 의해 이루어지기 어려운 면이 있다. 왜냐하면 그것은 한 문화의 지식과 기술과 가치를 전달하는 학교의 목적 이상의 것이기 때문이다. 학교는 객관적인 지식을 다루는 곳이며 자기 성찰은 개인과 부모의 일차적인 책임이지 학교나 이를 지원하는 정부나 교육청의 책임은 아니다.

## 3) 교육과정의 구성요소

오늘날 학교 교육과정을 구성하는 요소들로 다음과 같이 네 가지를 들 수 있다.

### (1) 교육목표 (설정)

의도적인 교육활동을 단계별로 구분할 때에 최초의 과정은 교육의 목표를 정하는 일이다. 이러한 교육의 목표설정은 후속 단계와 과정들을 정하는 준거가 되며, 교육과정 계획에 빠질 수 없는 단계이다.

교육목표란 기대하는 교육의 성과를 말한다. 따라서 설정된 교육의 목표와 교육행위의 결과로 나타나는 학생들의 학습 성과가 일치될 수 있다면 그것은 매우 바람직한 일이다. 무엇을 교육목표라고 하느냐 그리고 그것이 교육과정 속에서 어떠한 역할을 하느냐에 대한 개념규정이 필요하다.

교육목표의 기능을 세 가지로 요약해 보면 첫째, 교육목표는 바람직한 성장 방향을 규명해 준다. 학습자들은 일상의 생활 활동과 경험을 통해서 여러 가지를 배우지만 그것이 어떤 특정한 가치를 성취하기 위해서 계획되고 지도된 경험이 아니기 때문에 비교육적인 것이 되기 쉽다. 따라서 교사는 사회의 대행자로서 어떤 종류의 경험이 교육적이며 어떤 종류의 경험은 비교육적인가에 대한 결정을 내려야 할 무거운 책임이 있다.

둘째, 교육목표는 학습경험을 선택할 근거를 마련해 준다. 교육목표는 교육이 나아갈 방향지시이다. 따라서 어떠한 학습경험을 선택할 것인가는 교육목표의 제시에 의하여 결정되는 것이다. 교사에게는 학교 내의 학습생활에서 가장 중요하고 학생들이 배워야 할 경험들을 선정할 근거가 필요하다. 교육목표는 그 근거가 되는 것이며 학습내용의 선정뿐만 아니라 더 나아가서는 학습방법에까지 좋은 암시를 준다.

셋째, 교육목표는 평가를 위한 근거를 마련해 준다. 교육목표는 학생들에게 중요한 지식, 기능, 태도 등의 행동유형을 제시해 준다. 학생들의 성취도를 평가하는 것은 학생들이 이러한 목표를 성취하는데 어느 정도의 진보를 보였는가 하는 것을 알아보는데 있다. 목표를 명확하게 인식하지 않으면 제아무리 포괄적인 내용을 가졌어도 학생의 진보나 성장도를 평가할 수 없다. 그 학교의 교육목표는 교직원이 학생들을 위해서 이루고자 하는 바를 표현해 준다. 학교운영 내용의 평가는 그들이 앞서 설정해 놓은 목표를 얼마나 성공적으로 수행했느냐 하는데 있다.

교육활동이 이루어지는 학교현장에서는 교육목적이나 교육목표를 '학습활동을 통하여 성취해야 할 도달점'으로 보며, 개념적 혼동상태에 있다는 점에 유의해야 할 것이다.

### (2) 교육내용 (선정과 조직)

학생들에게 학습경험을 제공하기 위하여 교과에 담는 내용은 이미 설정해 둔 교육목표의 달성에 가장 효과적인 것이어야 한다는 점은 여러 번 강조되어 왔다. 교수·학습경험의 내용은 목표달성을 위한 최선의 수단이 될 수 있어야 한다. 이 경우에 교과의 가치는 교육목표의 달성 여부에 있다. 따라서 교수·학습경험의 내용은 그 자체로 가치 있다가보다는 그것이 목표달성에 얼마나 유용한가에 달려있다. 이것은 교과내용의 가치를 교과 외적인 것, 즉 학습자의 흥미나 필요, 사회적 요구 등을 조사하여 정해진 목표달성의 수단으로서 적절한가에 두기 때문에 교수·학습경험의 선정의 외재적 기준이라고 한다.

그러는 이와는 다르게 교과는 그 자체로서 가르칠만한 가치가 있기 때문에 가르쳐야 한다고 하는 주장도 있다. 이때의 교과는 미리 제시된 교육목표를 달성하기 위한 효과적인 수단으로 가치 있는 것이 아니라, 그 자체로서의 내재적인 가치를 갖는다는 것이다. 이 경우에 교과는 지식 그 자체의 성격이나 본질에 충실해서 선택된다. 이것을 우리는 교수·학습경험 선정의 내재적 기준이라고 한다.

교육목표를 설정하고 나면 학생으로 하여금 목표에 도달할 수 있도록 하기 위하여 적절한 학습경험을 선정해야 한다. 교수·학습경험을 선정하는 종래의 전통적인 방법은 분야별 교과목 전문가나 실제 적용에 능한 사람들이 필요하다고 지적하는 기존의 지식을 논리적으로 체계화하여 배열해 온 것이다. 오늘날은 학습경험의 내용이 고정된 기성 문화재에만 의존할 수 없을뿐더러 종래의 방법으로도 만족할 수 없다. 학습경험의 선정이란 학습해야 할 영역 또는 범위를 말하며, 그 경험을 어떠한 영역으로부터 선정하느냐가 관건이다.

### (3) 교수·학습활동

학습자가 교육목표에 도달할 수 있도록 경험들을 계획하고 나면, 실제로 학습자가 그런 경험을 할 수 있는 단계가 있어야 한다. 학생들로 하여금 교육목표의 설정 단계에서 기대한 행동의 변화를 유발시킬 교수·학습활동이 실제로 이루어지는 것이다.

교수·학습활동은 교육과정에 내포된 내용과 행동을 가르치고 배우는 과정이다. 그러므로 교과지도와 관련한 학교현장의 관심은 '어떻게 하면 보다 잘 가르치고 또 잘 배울 수 있게 하느냐'이다. 보다 잘 가르치고 잘 배울 수 있는 틀을 구축하기 위하여 주장을 펼친 것이 교수·학습이론이라고 한다면, 교수·학습활동의 유형은 가르치고 배우는 방법의 실제라고 설명할 수 있다(표 2-1).

### (4) 교육평가

학습결과의 평가는 교육의 과정 중에서 마지막 단계에 이루어지는 활동이다. 이 단계에서는 교육목표의 실천 여부를 점검하고 그 내용과 방법 면에 새로운 시사점을 제공해 주는 역할을 한다. 그렇기 때문에 교육현장에서 교육평가에 대한 계획을 올바르게 수립하고 적용하는 일은 교육의 질을 관리하는 유일한 방안이 된다.

교육평가는 교육의 과정 전반에 걸쳐서 매우 밀접한 관련을 갖고 있는 교육활동으로서 다음과

표 2-1 교수·학습활동

| 유형 | 내용 개관 |
|---|---|
| 강의법 | · 설명과 강화를 통한 내용이해에 활용함.<br>· 교육사적 측면에서 가장 오래되고 또 널리 사용하는 지도방법<br>· 활용하기에 따라서는 효과적인 교수·학습방법이 될 수 있음. |
| 문답법 | · 구두질문에 대한 답을 하게 함으로서 학습을 진전시키는 방법<br>· Socrates의 산파법 또는 대화법이 가장 유명한 예임.<br>· 근대에 와서도 교수방법상 필요불가결함. |
| 토의법 | · 학습자 상호 간의 토의를 통하여 이루어지는 학습의 한 방법임.<br>· Paker에 의해서 시작되어 학습현장에 도입됨.<br>· 민주적인 인간을 기르는데 가장 적합함. |
| 문제해결<br>학습 | · Dewey가 체계화하여 진보주의 교육철학의 교수방법으로 제시함.<br>· 문제해결과정의 5단계: 곤란의 감지, 곤란의 확인, 가능한 해결의 시사, 추리에 의한 발표, 행위에 의한 가설<br>의 검증<br>· 반성적 사고과정으로 사고능력을 개발함. |
| 구안학습 | · 문제해결학습의 단점을 보완하기 위하여 고안된 것임.<br>· 교사의 지도와 동시에 학생이 생활에 가치 있다고 생각되는 문제를 설정·계획하고 문제를 해결해 가는 학<br>습방법임.<br>· 학생 중심의 교육활동이 보장되고, 이상과 현실을 연결해 주며, 융통성 있는 학습지도를 장려한다는 장점<br>이 있음. |
| 집단학습 | · 분단학습과 공동학습으로 나누어 볼 수 있음.<br>- 분단학습 : 분단학습은 학습의 능률과 기능적 편리를 위하여 학생들의 집단을 몇 개의 소집단으로 나누어<br>학습하게 하는 형태<br>- 공동학습 : 공통의 목적을 설정하고 모든 성원이 각기 그 일을 분담하고 각자의 흥미, 특기 그리고 능력에<br>알은 부분을 담당하여 일하면서 배우는 형태 |
| BUZZ학습 | · 한 학급의 학생을 7~8명씩 집단으로 나누어 학습하도록 하는 방법임.<br>· 다인수의 토의에서 몇 학생만이 토의를 좌우함으로써 발생하는 폐단을 없애고, 참가자 전원이 자아관여를<br>체험하여 적극적인 태도로 토의에 참여하게 하는 데에 의의가 있음. |
| 협동교수 | · 교사가 교수효과를 올리기 위하여 또는 적은 경비를 들이고 많은 효과를 올리기 위하여 교사나 직원을 효<br>과적으로 구성하여 교수하는 형태를 일컬음. |
| 계통학습 | · 일정한 조직체계 즉 계통을 갖춘 교재를 토대로 학습자에게 통합적인 지식을 가르치는 교수·학습 지도방법임.<br>· 교사의 지도성이 강조되고, 교재의 논리적 조직을 중시하며 체계적인 지식을 확실하게 획득할 것을 강조함. |
| 범례학습 | · 범례: 기초적인 것에서 다른 것 또는 그 이상의 것을 향하여 이해되어 가는 것을 의미함.<br>· 백과사전주의적인 지식을 전부 교수하는 것을 의식적으로 피하며 기본적인 것을 택하여 범례로써 학습시<br>키고, 이와 유사한 다른 사실을 유형적으로 파악시키려고 하는 방법임. |
| 시청각<br>교수법 | · 시청각적 대중매체를 이용하여 학습효과를 향상시키려고 하는 교육방법임.<br>· 의미나 개념을 파악하는 사고활동을 촉진하며 문제해결학습을 능률화할 뿐만 아니라, 동기유발이나 태도<br>의 형성 및 변용에 큰 영향을 줌. |
| 프로그램<br>학습 | · 학습자로 하여금 달성해야 할 학습목표를 향해 점진적으로 접근할 수 있도록 학습자의 일련의 경험을 계획<br>적으로 서열화하는 학습방법임.<br>· 이론적인 근거는 Skinner의 강화이론에서 찾을 수 있음.<br>· 학습자 자신이 행동 혹은 조작함으로써 성립되며, 주어진 학습자료를 학습자 스스로의 활동에 의해 진행해<br>가면서 학습결과에 대한 정오를 즉각적으로 피드백할 수 있음. |

같은 의미가 있다.

첫째, 교육평가는 교육목표의 달성도를 평가하는 활동이다. 기업가가 기업의 결과 및 과정을 반성하기 위해서 진단하고 손익계산서를 따져 보듯이, 교육평가란 교육목표의 달성 정도를 가늠하여 교육목표 달성을 위해 이루어졌던 제반 활동을 판단하는 활동이다. 다시 말하면, 교육평가란 일련의 교육활동이 이루어진 다음에 의도했던 교육목표가 지적·정의적·운동기능적인 측면에서 어느 정도 달성되었는지, 적용되었던 교육과정과 수업 프로그램이 교육목표 달성에 적합한 것이었는지 또 교육목표가 학생들의 발달적 필요에 부합한 것이었는지를 평가하는 활동이다.

둘째, 교육평가란 교육목표의 달성 여부에 관한 증거수집 수단이다. 교육평가는 교육목표가 얼마나 달성되었느냐를 따진다. 그러기 위해서는 증거를 수집해야 하는데, 사용되는 방법으로는 지필고사나 관찰하는 방법, 자아개념을 알아보기 위해 표준화검사를 사용하는 방법 등 여러 가지가 있다. 따라서 '교육평가=시험'이라는 생각은 잘못된 인식이다. 교육평가란 교육목표 달성에 관련된 증거를 수집하고 해석하기 위해 동원되는 모든 방법을 총칭한다.

셋째, 교육평가란 인간 이해의 수단이지 그것 자체가 목적이 될 수 없다. 시험과 좋은 성적을 받고 합격하는 것이 교육의 전부인 것처럼 되어버린 현재의 교육실태는 시험 자체가 목적이 된 것처럼 보인다. 그러나 폭넓은 의미에서의 교육평가란 학생의 현실성보다는 가능성을 평가하는 계속적이고 종합적인 과정이다. 즉 교육평가란 일회적인 교과평가에 그치는 것이 아니라. 인간 전반에 걸친 종합적이고 계속적인 이해와 수단인 것이다.

넷째, 교육평가는 개인차를 밝히는 활동이다. 그러나 개인차 자체가 관심의 대상이 아니라, 개인차 변이를 밝히고 그것을 기초로 해서 보다 효과적이고 바람직한 교육목표 달성을 추진하려는데 있다.

교육평가를 한마디로 요약하면, 교육의 과정에서 필요로 하는 학생에 관한 정보를 수집하고 교육의 효율성을 판단하며 교육목표 달성도를 밝히는 과정이라고 할 수 있다.

이러한 일련의 구성요소들은 교육과정을 개발하고 운영하는 과정에서 우리가 반드시 고려할 요인들이다. 실제로 우리나라 국가수준의 초·중등학교 교육과정을 보아도 이들 네 가지 요소가 순차적으로 제시되어 있음을 볼 수 있다. 이러한 아이디어는 미국에서 1930년대에 전개되었던 '8년 연구' 등을 비롯하여 수많은 교육과정 개발에 관한 연구에서 논의되었던 것으로 Tyler가 1949년에 펴낸 『교육과정과 수업의 기본 원리』란 작은 책자에 잘 집약되어 있다. 그는 교육과정 개발 및 운영과 관련하여 누군가를 가르치려고 하는 사람은 다음과 같은 네 가지 질문에 답할 수 있어야 한다고 주장하며 이들 각 질문에 대해 답하는 방법을 제시하고 있다. 그가 제기하였던 네 가지 질문은 다음과 같다.

① 학교는 어떠한 교육목적을 달성해야만 하는가?

② 그러한 교육목적을 달성하기 위하여 어떠한 학습경험들을 제공해야 하는가?

③ 이러한 학습경험들은 어떻게 효과적으로 조직될 수 있는가?

④ 그러한 교육목적이 달성되었다는 것을 어떻게 알 수 있는가?

이들 네 가지 질문에 대한 답변방법이 Tyler가 말하는 교육과정 개발의 핵심이 되고 있으며 오늘날 교육과정에 관한 기술공학적 연구 전통, 즉 목표중심의 교육과정 개발모형의 원형으로 인식되고 있다. 그의 아이디어에서는 교육목적의 설정으로부터 학습경험의 선정과 조직, 그리고 평가가 순차적으로 이루어지는 것을 상정하고 있다. 그러나 오늘날 교육과정의 중요한 구성요소의 하나로 간주되고 있는 교수·학습활동에 관해서는 언급하지 않고 있다. 위에서 본 교육과정의 네 가지 구성요소들의 관계는 크게 순환적 관계와 상호작용적 관계로 나누어 볼 수 있다. 먼저 교육과정 요소들간의 순환적 관계란 교육과정 개발과 운영이 교육목표의 설정과 진술로부터 시작해 교육평가에 이르기까지 네 가지 과정이 순차적이며 반복적으로 이루어진다는 것이다. 이를테면 학교수준의 교육과정을 개발한다고 할 때, 맨 먼저 고려하고 해결하여야 할 일이 바로 교육목표를 설정하고 진술하는 일이다. 일단 교육목표가 설정되면 이것을 달성하는 데 적합한 교육내용을 선정하고 조직해야 하는 것이다. 그런 연후에 교사가 교육내용을 가르치고 학생이 배우는 교수·학습활동을 고려하여야 한다. 마지막으로 일련의 교수·학습활동이 진행된 다음에 학생들이 당초에 설정되었던 교육목표를 어느 정도 달성하였는가를 확인하고 점검하는 평가가 뒤따른다.

이러한 일들은 모두 교육목표를 중심으로 순차적이며 반복적으로 진행된다. 이 과정에서 가장 우선적으로 이루어져야 하며, 중심적 위치에 있는 것이 바로 교육목표이다. 교육목표는 교육내용 선정과 조직의 준거가 되며 교수·학습활동의 방향과 방법 등을 결정하는 잣대가 된다. 아울러 교육평가의 준거가 되기도 한다. 바로 이와 같은 점에서 종종 '목표중심의 교육과정 개발모형'으로 불린다. 그러나 교육과정 개발과 운영 실제가 반드시 이와 같은 순환적 관계대로만 이루어지지 않는다는 점에서 적지 않은 비판을 받고 있다. 교육과정 요소들 간의 상호작용적 관계란 이들 각각의 요소들이 서로서로 영향을 주고 받는 관계를 말한다. 예컨대 교육목표의 설정은 이후의 모든 요소들에 영향을 준다. 뿐만 아니라 교육내용의 선정과 조직은 교수·학습활동방법에 영향을 주며, 교육평가 방법이나 결과 활용에도 영향을 준다. 특히 교육평가 결과에 따라 교육목표 설정수준이나 교육내용의 선정과 조직방법, 그리고 교수·학습방법을 그대로 유지하거나 혹은 적절히 수정시켜야 할 것이다. 이처럼 이들 각 요소들의 결과를 차후의 교육과정 개발이나 운영에 반영시켜 질적 개선을 도모하게 된다.

## 2. 교육과정의 유형

### 1) 공식화정도에 따른 분류

#### (1) 공식적 교육과정

국가교육과정기준을 담은 문서, 시·도 교육청의 교육과정 지침, 지역 교육지원청의 장학 자료, 교과서를 비롯한 수업용 교재, 학교 교육과정 운영 계획, 교사의 수업 계획, 실시된 수업, 창의적 체험 활동, 조회 등은 교육적 목적과 목표에 따라 분명하게 의도되고 계획된 공식적 교육과정이다. 달리 표현하면 가시적, 표면적 교육과정이다. 빙산에 비유하면 물 위로 나온 부분이다. 그 아래에는 언뜻 언뜻 보이는 부분과 결코 쉽사리 드러나지 않아 영원히 잊혀질 것 같은 부분이 있다. 공식적 교육과정은 의도되고 계획된 실천으로 학습자들이 뚜렷이 경험하는 교육과정이다. 교과서에 제시된 내용이면서 교사들이 수업을 통해 표현한 것이 공식적 교육과정의 전형적인 예다.

공식적 교육과정은 학생들에게 경험됨으로써 그 소임을 다하나 필연적으로 부산물을 낳는다. 즉, 공식적 교육과정의 그림자라고 할 수 있는 잠재적 교육과정과 가르쳐지지 않고 소홀히 취급되고 금기시되는 영 교육과정이 그것이다.

#### (2) 잠재적 교육과정

잠재적 교육과정은 학교와 같은 교육기관의 공식적 교육과정에서 의도, 계획하지 않았으나 수업이나 학교교육의 관행으로 학생들이 은연중에 배우는 가치, 태고, 행동양식과 같이, 교육결과로서 경험된 교육과정이다. 이 교육과정은 의도를 가지고 계획하거나 공식적으로 실천하기보다 우리가 혼히 비교육적·반교육적이라고 칭하는 잘못된 교육의 결과이기 쉽다. 잠재적 교육과정은 공식적 교육과정과 병행하는 경우가 많으며, 학교교육에서 통용되는 상과 벌, 장려와 억제, 사회적 관행, 문화적 편견, 인간적 차별, 물리적 배치 등은 잠재적 교육과정을 형성하는 주된 근원이다. 예를 들면, 교사가 수업 중에 어떤 학생을 칭찬했을 때 옆자리의 학생이 질투를 느낀다거나, 학생들이 교사의 벌이 공부를 잘하는 학생과 그렇지 못한 학생에게 차별적으로 이루어지고 있음을 느끼는 것이다. 잠재적 교육과정은 공식적 교육과정의 성과를 다지기도 하고 갉아먹기도 하는 것으로 교육과정의 실천, 곧 수업과 평가 및 생활과 인성지도에서 반드시 고려되어야 할 중요한 영역이다.

### (3) 영 교육과정

영 교육과정은 학교에서 소홀히 하거나 공식적으로 가르치지 않는 지식, 사고양식, 가치, 태도, 행동양식, 교과 등을 일컬으며, 학습자들이 아직 경험하지 못한 것이다. 교육과정은 선택의 결과로 포함과 배제의 산물이기 때문에 영 교육과정은 공식적 교육과정의 필연적 산물이다. 영 교육과정은 소극적 의미에서 보면 학생들이 공식적 교육과정을 배우는 동안 놓치게 되는 "기회학습" 내용이라고 할 수 있지만, 적극적 의미에서 보면 의도적으로 특정 지식, 가치, 행동양식을 배제시켜 아예 접할 수 없도록 지워버린 것이다. 통상적으로 학교의 공식적 교육과정에서는 논리적 사고를 강조하는 데 반하여 직관적 사고, 상상력은 대수롭지 않게 취급한다.

## 2) 교육과정 관점 차이에 따른 분류

### (1) 교과중심 교육과정

교과중심 교육과정이란 교과(subject matter)를 중심으로 교육과정을 조직하고자 하는 것으로 지식을 중심으로 구성해 운영하는 교육과정 즉 지식중심 교육과정이라고도 부른다. 교육과정 유형 중 가장 오랜 전통을 지닌 것으로 교과서를 중시 여겼다. 학교에서 지식을 가르치되, 그것을 교과에 담아 가르쳤고, 바로 교과를 가르치는 것이 교육으로 간주되었기 때문에 이를 교과중심 교육과정으로 부르는 것이다.

교과중심 교육과정을 중시하는 사람들은 교육을 지식의 전달 혹은 문화유산의 전승으로 본다. 교육이란 문화로부터 다음 세대에 전달한 가치가 있는 것을 추출하고, 논리적으로 조직하여 학습자에게 전달하는 것이다. 따라서 교과란 인류의 문화유산을 논리적으로 조직한 것이며, 학생들의 중요한 학습자원이다. 이러한 시각에서 교육의 주체는 교사가 되며, 학습자들은 수동적일 수밖에 없다. 교사중심의 수업인 강의나 설명 및 암송법 등이 자주 활용된다. 학습자들의 흥미나 필요 및 사회적 요구보다 학문의 체계나 논리가 더 강조된다. 학습내용의 선정주체가 교사 등의 관련 전문가들이며, 학습자들은 단순히 교사가 제공하는 내용을 받아들이는 존재이다. 이 교육과정을 지지하는 사람들의 견해를 정리하면 다음과 같다.

첫째, 교육을 문화유산의 전승이나 지식의 전달로 본다. 특히 교육목적은 7자유과나 인문교과에서 강조하였던 자유교육의 이면, 즉 마음과 이성의 계발, 그리고 지적 능력의 개발에 두었다.

둘째, 교육과정을 문화로부터 추출하되 학습자들의 필요나 요구보다 학문적 가치나 실용적 가치에 따라 선정하는 경향이다.

셋째, 교과란 학문 또는 지식의 체계를 말한다. 각 교과는 그 자체의 논리와 체계를 가지고 있는데, 학습자들의 심리적 발달과정보다 오히려 교과내용의 논리적 위계를 더 고려하여 조직하는 경향이다.

넷째, 교과 조직방식이 다양하다. 분과형, 상관형, 융합형, 광역형, 그리고 중핵형 등이 있다.

다섯째, 사상적 배경으로 현대 교육철학 중 본질주의와 관련이 깊다.

여섯째, 교과중심 교육과정이론은 교과의 성격과 가치를 중시하는 제 이론들, 즉 19세기의 정신도야론, 1960년대 초의 Bruner 등의 지식의 구조론, 그리고 1970년대의 Hirst나 Peters 등의 지식의 형식론 등으로 그 특색을 달리하여 논의되고 있다.

일곱째, 교육을 지식의 전달로 보고, 학생들의 지적 능력 개발을 주요 교육 목표로 삼고 있기 때문에 교육방법도 교사중심으로 이루어지는 경향이다. 교사나 교과 전문가가 제작한 교재를 학생들에게 제공하고, 그 범주에서만 학습활동을 한다.

여덟째, 주요 수업방법은 강의법으로 설명과 문답 등의 수업기술을 활용한다.

교과중심의 교육과정의 장·단점을 종합하면 다음과 같다.

새로운 지식이나 사실을 설명하고 조직하는 데 논리적이며 효과적이다. 학생들의 지적 능력을 발전시키는데 가장 적합하다. 또한 교육이 지식의 전달이라는 교육관과 일치하며 교과조직이 단순하고 명료하다. 그러나 학습자의 활동보다 교과체계가 더 강조되며 교과조직이 학생들의 흥미나 필요 및 능력 등을 고려하는 심리적 조직에 적합하지 않다는 단점이 있다. 그리고 학습자의 흥미나 필요가 간과되는 반면에 성인의 요구나 필요가 교과에 더 반영된다는 것이다.

### (2) 경험중심 교육과정

경험중심 교육과정이란 진보주의 교육자들이 전통적인 교과중심 교육과정을 비판하면서 그 대안으로 제시한 것이다. 전통적 교육에서 교육을 지식의 전달로 보는 것에 반하여 진보주의자들은 교육을 아동이나 학습자들의 문제해결능력을 제고하여 실제 생활에 적응할 수 있는 능력을 길러주는 것으로 보았다. 또한 학생들에게 교과내용 그 자체를 수동적으로 주입시키기보다 교과를 통한 학생들의 문제해결능력이나 사고력 향상을 더 중시하였으며, 궁극적으로 학생들의 사회적응능력을 기르는데 초점을 맞추었다. 따라서 교육적 과정이 삶의 과정이며, 삶의 과정이 바로 교육적 과정인 것이다. 이렇게 볼 때 전통적 교육과정은 비현실적이며 관념적인 지식 위주로 구성되어 있기 때문에 학생들의 삶에 별다른 도움을 주지 못하는 것으로 여겨졌다. 이에 대하여 진보주의 교육자들은 학생들이 앞으로 사회생활을 하는 과정에서 부딪치게 될 수 있는 많은 문제를 해결할 수 있는 능력을 기르는 것이 교육의 핵심으로 보았고, 이러한 관점에서 교육과정을 새롭게 구성할 것을 주장한 것이다. 이러한 의도에서 전통적 교육과정에 대한 대안으로 제시된 것이 바로 경험중심 교육과정이다. 이 교육과정은 학생들이 생활과정에 부딪치게 되는 문제에 대한 해결과 사회 적응에 초점을 맞추었던 이유로 '생활중심 교육과정'으로 불리기도 하며, 아동의 경험과 흥미 및 필요를 강조하였던 관계로 '아동중심 교육과정'으로도 불린다. 경험중심 교육과정의 기본 견해를 보면 교육과정조직의 중점을 교과가 아니라 학생에 두며 교육의 중점을 교재를 가르치는데 두지 않고 학생들의 원만한 성장을 조성하는데 둔다. 교재를 미리 선정하거나 조직하지 않고 그것을 학습현장에서 결정한다. 교육과정은 교사가 일방적으로 정하여 부과하는 대신 모든 학생들의 협력과 참여로 이루어진다. 여러 사실을 가르치는 것보다 통합된 의미를 체험시키는데 중점을 둔다. 기능이나 태도를 다른 교과와 분리해 가르치지 않고 좀 더 종합적이며 총체적인 경험의 일환으로 가르친다. 교재와 결부된 교수법을 맹목적으로 따르기보다 학습자들의 학습법을 존중해 가르친다. 모든 학생에게 일률적인 학습을 시키지 않고 개인차를 고려하여 가르친다. 학습자들을 일정한 틀에 맞추려 하지 않고 학습자 개개인들의 창의성을 기르고자 한다. 교육을 교수(가르치는 일)로 보는 대신 지속적인 성장과정으로 본다.

경험주의 교육과정의 장점으로는 학생의 흥미나 필요를 바탕으로 구성되는 교육과정이기 때문에 학생들의 자발적 활동을 촉진할 수 있고, 학생들이 부딪치게 되는 현실적이며 실제적인 생활문제를 올바르게 해결하는 능력을 기르는데 도움이 된다. 그러나 교육과정 영역의 분류가 학생의 흥미나 욕구를 바탕으로 이루어지기 때문에 논리적이거나 체계적이지 못할 뿐만 아니라 분류준거도 명확하지 않다. 또한 경험중심 교육과정은 구체적인 사항이나 경험을 학습하는 아동학습에는 적합하지만, 일반적인 법칙이나 원리를 학습하는 단계의 학습자들에게는 부적합하다는 단점이 있다.

### (3) 학문중심 교육과정

학문중심 교육과정은 1950년대까지 지배적이었던 교과중심 교육과정과 경험중심 교육과정에 대비되는 용어이다. 그것은 교육과정을 바라보는 시각의 전환일 뿐만 아니라 교육을 혁신하고자 하는 의지의 소산이었다.

학문중심 교육과정의 주요 목적은 이성의 계발이다. 따라서 학생들에게 각 학문에서 통용되고 있는 사고방법과 탐구방법을 습득시키고자 한다. 학문중심 교육과정에서는 교육과정을 학문, 즉 지식의 구조를 중심으로 조직하고자 한다. 따라서 학문의 체계와 탐구과정이 중시된다. 학문중심 교육과정에서는 학생들에게 학문의 내용과 탐구과정을 가르치기 위하여 각 학문의 성경(지식의 구조)을 밝히는 일과 그것을 학생들에게 이해할 수 있는 형태로 번역하는 일을 중시한다. 오늘날 학문중심 교육과정은 기본 개념을 중시하고, 사물들 간의 관계를 이해하며, 자료를 분석하고, 결론을 이끌어내는 훈련을 통하여 학습자들을 지식의 세계로 입문시키는데 초점을 맞추고 있다.

학문중심 교육과정이 교과중심 교육과정이나 경험중심 교육과정의 대안으로 제시되었지만, 이 역시 그 자체가 안고 있는 약점 때문에 적지 않은 비판을 안고 있다. 비판은 대체로 학문중심 교육과정이 학문탐구를 강조하는 대신 사회문제나 인간교육과 갖은 정의적 영역의 교육에 소홀히 하였다는 점이다. 또한 학문이나 교과 간의 관련성이나 통합성도 간과하였다는 점이다.

### (4) 인본중심 교육과정

인본주의자들은 교육목적을 개인의 성장과 통합 및 자율성을 길러주는 것으로 보고 있다. 이른바 자아실현을 궁극적인 교육목적으로 삼고 있다. 자아실현의 이상을 실현하는 것이 인본주의 교육과정의 핵심이다. 이와 같은 관점에서 그들은 교육과정의 주요 기능을 개인의 자유와 발달을 도모할 수 있는 내적 보상경험을 제공하는 것으로 본다. 인본주의 교육과정에서는 전인교육을 지향한다. 따라서 인간의 제 발달 측면이 조화롭게 이루어질 수 있다. 또한 개인의 자아실현을 궁극적 목적으로 삼기 때문에 학습자 개개인들의 자기성장을 도모할 수 있게 해 준다. 또한 개인의 자아실현을 궁극적 목적으로 삼기 때문에 학습자 개개인들의 자기성장을 도모할 수 있게 해준다. 학습결과 보다는 학습과정을 더 중시하여 교사위주의 수업보다 교사와 학생의 긴밀한 상호작용과정을 거치는 인본주의 교육과정은 여러 단점도 가지고 있다. 인본주의 교육과정은 개인을 지나치게 강조함으로써 사회 전체의 요구를 간과하는 경우가 있고, 학습자에게 일어나는 결과와는 상관없이 자신들의 방법, 기법, 경험 등을 지나치게 강조한다는 단점이 있다.

### (5) 행동주의 교육과정

행동주의 교육과정은 학습자의 성취 목표 혹은 성취 수행 목표가 평가 방법과 밀접한 연관을 맺고 있다는 것이다. 교사중심의 기능 교수법을 강조하며 이를 통해 학습자에게 충분한 기능 연습 기회를 제공한다는 것이다. 기능 연습 과정은 행동주의 심리학에 의한 과학적이고 분석적 연구의 결과를 토대로 이루어진다. 준거 지행 평가 방법을 주로 사용한다. 적절한 행동 및 성공적인 수행에 대한 보상이 이루어져야 한다는 것이다.

행동주의 교육과정은 학교교육의 성과로서 학습자의 학업성취를 달성하기 위하여 교사의 노력과 학교의 책임을 더욱 강조하는 교육과정으로 전통적인 교육과정과 마찬가지로 교사중심의 교수법이나 시험에서의 성취 수행을 중시한다. 이러한 특징을 가진 행동주의 교육과정은 학습자 스스로 달성해야 할 목표가 무엇인지 분명하게 하고, 학습자에게 주어진 과제를 단계적 반복을 통하여 학습시킴으로써 성공적인 기능의 숙달과 성취 결과를 낳게 하는 장점을 가지고 있다. 또한 지속적인 목표 도달 과정을 통해 학습자들은 긍정적인 학습 태도를 형성하게 된다. 그러나 학교와 교실에서 학습자간의 지나친 경쟁이 심화될 가능성이 높으며 비교를 통한 선발을 피할 수 없게 된다는 단점도 내재하고 있다.

### (6) 인지주의 교육과정

인지주의 교육과정은 행동주의 교육과정에 대한 반발에서 비롯되었다. 인지주의 교육과정학자들은 명백하게 관찰할 수 있는 행동보다 인간의 두뇌 속에서 벌어지는 정보처리 과정 즉 정보를 어떻게 지각, 습득, 조직하고 활용하는지에 주로 관심을 가지고 있다.

인지주의 교육과정은 정신의 개발을 교육의 주된 목적으로 두고 있다. 인지주의 교육과정에서는 이러한 목적을 달성하기 위하여 사고의 개발에 초점을 두고, 사람들은 어떻게 세계를 이해하며, 어떠한 과정을 통하여 더욱 생산적이고 창의적으로 생각하는 방법을 배울 수 있을까 하는 질문에 관심을 둔다. 따라서 이 교육과정에서 교과는 사고를 위한 지식체계이고, 사고, 추론 혹은 문제해결의 형식 자체이다. 따라서 교육 내용은 인지적 요소(비판적 사고, 창의적 사고, 문제 해결적 사고 등)를 중심으로 하여 조직되어야 한다.

인지주의 교육과정은 주제를 깊이 있게 다루고, 학생들의 경험이나 지식의 배경 속에서 기능과 개념을 가르치며, 내재적 동기에 근거를 두고 있다. 그리고 표준화 검사를 통한 평가 방식보다 임상 면접이나 관찰법을 더 좋아한다. 즉, 폭보다는 깊이를, 학생이 지닌 지식과 경험을 맥락 속에서 기능을 발달시켜야 한다고 역설하고 있다. 그러나 그만큼 시간은 많이 걸릴 것이며, 결국에는 다루어 줄 내용이 줄어들 수밖에 없다는 단점도 있다. 인지주의 교육과정에서는 단답형이나 선다형 문항이 시험지를 강조하지 않기 때문에 자칫 기본적인 개념이나 기초 학습에 소홀할 가능성이 있다.

### (7) 구성주의 교육과정

구성주의는 지식을 주관적으로 인식하고 있다는 점에서 행동주의나 인지주의와는 다른 입장을 견지하고 있다. 구성주의에서 지식은 개인의 경험과 이해의 수준에 따라 구성된다는 관점으로 학습자는 의미를 추구하는 능동적 유기체이다. 구성주의에서의 학습은 모든 학습자가 학습 내용에 따라 동일하게 지식을 형성하는 것이 아니라 개별학습자의 경험과 인식 방식 등에 따라 다르게 형성된다. 새로운 상황에 대한 학습경험은 지식의 구성 과정에서 그 상황을 사회적 맥락과 자신의 내면세계와의 협상을 통하여 의미를 구성함으로써 이루어진다.

구성주의 교육과정은 학생들의 주체적 지식의 구성과 학습 참여를 강조하며 실제 생활에서 당면한 문제를 대상으로 삼고 있다. 또한 교사는 학생을 도와주는 동반적인 관계를 유지하도록 요구하고, 학습자 중심 평가와 학습 과정 평가를 강조한다. 마지막으로 하이퍼미디어 시스템을 활용하고 문제 중심 학습, 사례 연구, 프로젝트 학습을 강조한다.

구성주의 교육과정은 학습자의 자기 주도적 학습과 학습 과정에의 참여를 강조한다. 동료 학습자는 경쟁 상대가 아니라 조력자의 역할을 수행하며, 지식 구성의 기회를 제공해주는 협력자로서의 역할을 강조한다. 또한 학습자 중심의 교육환경을 조성하여 현실 문제에 대한 해결 방안을 학습하며 학습과정 중심의 평가와 실제 문제 상황에 의한 수행평가를 강조한다. 그러나 경험적, 실제적 연구결과가 부족하며 구성주의 교육에 대한 근본적인 전제와 논리를 문제 삼기보다는 방법적 효율성에 너무 많은 관심을 가지는 경향이 있다. 그리고 구성주의 교육과정이 하나의 현상학으로 이해되기 보다는 종종 하나의 교수 방법이나 교수이론으로 이해되는 경향이 있으며 학습자의 인지적 능력에 대한 가치 부여를 소홀히 할 가능성도 있다.

## 3) 교육과정 개발 수준에 따른 분류

교육과정 개발에서 우선 생각해야 할 점은 개발의 대상과 수준을 확정하는 일이다. 교육과정 개발은 여러 수준에서 이루어지는데, 각각의 수준에서 개발되는 교육과정의 기능은 그 나라의 교육체제에 따라 달라진다. 즉, 국가에서 교육과정을 개발·평가하고 지역이나 학교에서 교육과정 운영 역할을 담당하는 중앙집권형 교육과정체제와 교육과정 개발, 운영, 평가의 모든 활동이 지역이나 학교를 중심으로 전개되는 지방분권형 교육과정 체제에 따라 국가·지역·학교수준의 교육과정이 갖는 기능과 역할에 차이가 있게 된다.

중앙 집권형 교육과정의 체제의 장점과 단점은 다음과 같다.

먼저 장점은 전국적으로 통일된 교육과정을 가지며 학교 급 그리고 학교 간 교육과정의 연계성을 충족시킨다. 또한 풍부한 전문 인력을 활용할 수 있고, 많은 물적 자원을 투입하여 질 높은 수준의 교육과정을 개발할 수 있다. 국가와 사회의 대변혁 시기에 총체적으로 대응하는데 도움을 준다. 이에 반해 단점은 교육과정 운영이 획일화·경직화되기 쉬우며, 권위주의적 교육풍토를 조성할 가능성이 높다. 한 번 제정된 교육과정은 법규적인 권위 때문에 즉각적인 수정이 어렵다. 또한 교사가 교육과정으로부터 소외되어 교사의 전문성이 저해될 가능성이 높으며, 학교와 학습자의 특수성에 부합하는 다양한 교육과정의 운영이 어렵게 될 가능성도 높다.

이와는 달리 지방분권형 교육과정 체제의 장점과 단점은 다음과 같다.

장점으로는 지역과 학교의 특수한 상황에 부응하는 교육과정을 개발할 수 있으며 교사들이 교육과정에 대해 주인의식을 갖고 교육과정을 개발·운영할 수 있다. 또한 주변 상황의 급속한 변화에 대응하여 교육과정을 신속하고 유연하게 수정하고 운영할 수 있으며, 교육과정의 맥락적 특성으로 인하여 학습자의 자발적 학습 기회가 촉진된다. 이에 반해 단점은 전문가, 예산, 시간, 인식의 부족으로 수준 높은 교육과정의 개발이 어려우며, 학교급 그리고 학교간 교육과정의 연계가 힘들다.

또한 지역중심, 학교중심, 교사중심에 치우쳐 교육개혁의 전파가 어렵다는 문제점이 있다.

### (1) 국가수준의 교육과정

국가수준의 교육과정이란 한 국가의 초·중등 교육의 기본 설계도이며, 교육에 대한 국가의 의도를 담은 문서 내용을 말한다. 국가수준 교육과정에는 기초·공통 교육을 통하여 추구하고자 하는 인간상이 제시되어 있고, 이러한 인간상을 형성시키기 위하여 학교교육을 통하여 공통적으로 다루어야 할 국가의 교육목표 및 목적, 내용 기준, 학생의 성취 기준, 교육방법, 평가, 교육과정 운영 기준 등에 관한 기본 지침을 담고 있다. 우리나라의 경우 국가수준 교육과정은 교육과학기술부 장관이 결정·고시하는데 교육법 제 155조 1항에 근거하여 전국의 모든 학교에 적용되는 교육과정을 말한다.

국가수준 교육과정의 성격을 크게 세 가지로 요약하면 다음과 같다.

첫째, 국가수준 교육과정은 교육내용의 공통적, 일반적, 요강적 기준을 제시한다. 국가는 어디까지나 지역차, 학교차, 교원차, 학생차 등을 초월하여 전국적으로 공통적, 일반적, 표준적으로 다루어야 할 최소한도의 교육 내용 기준으로서의 성격을 지닌 '국가수준 교육과정 기준'을 제정하여 제시할 수 있을 뿐이다.

둘째, 국가수준 교육과정은 법적 구속성을 지닌 고시문서 기준을 제시한다. 우리나라의 교육과정 문서는 1978년 2월 28일까지는 문교부령으로서 법령 문서였으나 1979년 3월 1일부터 '고시문서'로 변경되었다. 고시문서란 법령이 정하는 바에 따라 일정한 사항을 알리는 문서로서 개정, 폐지되지 않는 한 그 효력이 계속되는 문서를 말한다. 아무런 법령 근거 없이 시행되는 일반 '공고문서'와는 구별되는 법적 효력을 지닌 '고시문서'이다. 초·중등 교육법 제23조 1항은 "학교는 교육과정을 운영하여야 한다."라고 규정하고 있는데 여기서 교육과정이란 초·중등 교육법 제23조 제2항에 의거하여 고시된 국가수준의 교육과정에 근거를 두고 편성된 각 학교의 '구체적 실행 교육과정'을 말한다.

셋째, 국가수준 교육과정은 폭과 탄력성이 인정되는 표준적 기준을 제시한다. 교육과정 기준은 교육목표의 달성과 교육방법의 효율화를 위해서 교육대상, 교육 여건 등에 따라 융통성 있고 탄력성있게 적용될 것이 요구되는 '폭과 탄력성이 인정되는 표준적 기준'의 성격을 지니고 있는 것이다. 다만 교육과정 기본에 명시된 교과, 시간배당 기준, 편성, 운영의 기본 지침 등은 법적 구속성이 강한 강행 규정에 해당된다는 것이고, 각 교과의 교육내용 등에 관한 사항은 예시적, 표준적 규정의 성격을 지니고 있어 재구성의 여지와 폭을 가지고 있다는 두 가지 점에 유의하여야 한다.

이러한 국가수준 교육과정의 구성은 크게 총론과 각론으로 구분되며, 총론에서는 '교육과정 편성과 운영'에서 교육과정 구성의 방향, 학교 급별 교육목표, 편제와 시간(단위) 배당 기준, 교육과정 편성 운영 지침을 제시하고 있으며, 각론에서는 각 교과별로 성격, 목표, 내용(내용체계와 학년별 내용), 교수·학습방법, 평가 등이 제시되어 있다.

### (2) 지역수준의 교육과정

국가수준의 교육과정 기준은 단위 학교에서 편성·운영해야 할 교육내용의 공통적, 일반적, 보편적 기준이므로 각 지역의 특수성과 단위 학교의 다양한 요구와 필요를 국가수준의 교육과정에서 모두 반영한다는 것은 현실적으로 불가능하다. 따라서 지역의 특수성과 지역사회의 요구, 학생, 학부모의 실태, 그리고 해당 지역 학교의 교육여건에 맞는 지역수준의 교육과정이 필요하다.

지역수준의 교육과정은 교육에 대한 지역의 의도를 담은 문서 내용으로 국가수준의 교육과정을 시·도 단위 시·군·구 단위에서 지역의 특성과 실정, 필요, 요구 등을 반영하여 지침의 형태로 구체화한 것을 의미하며 국가수준 교육과정과 학교수준 교육과정을 연결하는 교량 역할을 한다. 지역수준의 교육과정을 설정하는 법적 근거는 초·중등교육법 제 23조 제2항 등에 제시되어 있다. 또한 2009 개정 교육과정에서는 교육청 수준 지원 사항으로 그 근거가 제시되어 있다. 즉 지역의 특수성, 교육의 실태, 학생·교원·주민의 요구와 필요 등을 반영하여 교육 중점을 설정하고 교육과정 편성·운영 지침을 작성하도록 하고 있다.

이러한 지역수준의 교육과정은 각 지역의 실정에 적합한 교육과정 편성·운영에 구체적 기준을 제공하며, 국가수준 교육과정의 단점을 감소시켜 준다. 또한 과도한 중앙 집중화의 지양, 관료적 통제의 완화 등을 통해 지역교육 발전의 기반을 형성하는데 도움을 제공할 수 있다. 마지막으로 지역수준의 교육과정을 통한 교육과정의 지역화는 단순히 내용, 방법, 자원의 지역화만을 의미하는 것이 아니다. 지역의 교육이 산다는 것은 지역의 인재를 길러내고 지역사회 학교를 가꾸어 가는 기반이 된다. 그러나 시간, 인력, 비용 등의 부족으로 질이 낮아지고, 지역 간의 교육격차가 심화될 수 있다는 위험도 함께 갖는다.

### (3) 학교수준의 교육과정

각 학교에서 일련의 교육 실천 계획을 수립하고 중점 교육 내용과 방법을 선택하고자 할 때 그 근거가 되는 것은 어디까지나 국가 교육과정 기준과 시·도 교육청 지침이기 때문에 교사들은 이 기준과 지침을 자세히 분석해야 하며, 동시에 학교의 교원·학생 실태, 교육 실태, 교육 시설·설비, 자료 등의 교육 여건 등을 잘 파악하여야 한다. 학교의 여건과 실태에 대한 구체적인 인식에 기초하여 학생들에게 실천 가능한 교육 설계도를 마련하고, 그러한 설계도에 담긴 특색을 구현할 수 있는 운영 계획 및 세부 실턴 계획을 수립하는 것이 중요하기 때문이다.

학교교육과정은 국가수준 교육과정과 지역수준 교육과정에 근거하여 지역의 특성, 학교의실정, 학생의 실태에 적합한, 교육에 대한 학교의 의도를 담은 단위 학교의 구체적인 교육과정을 말한다. 즉 학교 교육과정은 학교의 상세한 교육 설계도로서 그 학교가 수용하고 있는 학생에게 책임지고 실현해야 할 교육목표, 내용, 방법, 평가 등에 관한 구체적인 운영 계획을 의미하며, 특색 있는 교육 전략 또는 상세한 교육운영 세부 시행 계획으로 규정된다. 학교 및 교사는 자신들의 학교에 적합한 교육과정을 운영하기 위해 국가 교육과정 기준과 시·도 교육청의 교육과정 편성·운영 지침을 반영라면서 학교의 특성 및 실정, 학생 및 학부모 요구, 지역 사회의 특성 및 요구 등을 기반으로 특색 있는 학교수준의 교육과정을 창출한다. 이러한 학교 수준 교육과정을 도모하는 과정에서 교사의 교육과정 설계 및 계발에 관한 전문성이 신장되며 학교 구성원인 교사, 학부모, 학생, 지역사회의 특성이 담긴 학교 특유의 교육과정이 만들어 진다.


## 3. 교육과정과 미용교육학

### 1) 우리나라 미용교육과정의 변천

미용의 제도권 교육의 형성 시기를 보면 1991년 부산 동주여자전문대학과 강릉 영동전문대학에서 국내 최초로 미용관련 학과가 신설되고, 1999년 광주여자대학교에서 4년제 학사과정이 전국 최초로 개설되었다. 전국의 2년제 과정과 4년제 과정의 대학은 150여개의 대학과 30여개의 대학원 석사·박사 과정들이 개설되었다. 1998년 부산 경일정보여자고등학교와 경기도 오산여자정보고등학교에서 미용과정을 운영하면서 고등학교 미용 교육이 시작되었고 그 이후 1999년 포항정보여자고등학교에서 메이크업과 미용정보과를 신설, 2000년 학력인정 기관인 부산미용고등학교, 북인천산업 정보고등학교 등 미용 관련 고등학교가 해마다 늘어났다. 2013년 현재 각종학교, 학력인정고등학교 등을 포함 53개의 학교에서 미용과가 운영되고 있다. 이는 1997년 제 7차 교육과정이 개정되면서 가사·실업계열 고등학교 교육과정에 가사·실업계열 고등학교 교육은 관련 분야의 업무에 소질과 적성이 유사한 학생을 대상으로 관련 산업 분야의 인재 육성을 목표로 하며, 가사·실업 계열 관련 분야의 기초적인 전문 지식과 기술을 습득하여 미래 사회의 변화에 대처할 수 있는 능력과 태도를 기르는데 목적이 있다. 생활의 질이 향상되고 개성과 미를 표현하고자 하는 욕구 증가와 이러한 욕구 또한 다양화·세분화 되고 있다. 변화하는 산업사회에서 요구하는 미용은 전반적인 지식과 실무에 활용할 수 있는 능력을 기를 수 있도록 하며, 미용 분야의 발전에 기여할 수 있는 전문 인력 양성을 목표로 두고 있다.

가사·실업계열 전문 교과 교육과정의 변천을 보면 제 1차 교육과정기에 가정계 고등학교 교육과정에 '미용과'명칭으로 학과가 편제되었으나, 제 2차 교육과정기에서 가정계 고등학교의 학과 편제는 다시 가정과만으로 편제되고 선택 교과목에 미용 교과목이 편제되어 있다. 제 3차 교육과정기에 가정계 고등학교에서 가사·실업계 고등학교라는 계열명을 사용하였다. 한동안 편제 되지 않았던 미용과는 제 6차 교육과정 개정 시에 개설에 대한 논의가 있었으나 개설되지 못하였다. 제 7차 교육과정이 도입되면서 노인 복지·간호과와 미용과를 가사·실업계열에 신설하였으며, 미용과는 생활의 질이 향상되고 개인의 개성과 미를 표현하고자 하는 욕구가 커지면서 과학적인 지식을 바탕으로 아름다움을 표현할 수 있는 미용과와 관련된 기술 인력 배출의 필요성을 반영하였다. 특성화 고등학교 미용과는 실업계 고등학교, 비실업계 고등학교, 통합형 고등학교, 특성화 고등학교, 산업학교, 고등학교학력인정학교, 미용관련 특기·적성교육을 실시하는 학교의 형태로 구분되어 있었으나, 2010년 고등학교 유형이 개편되어 일반고, 특목고, 특성화고, 자율고 4개 유형으로 단순화 되었으며, 미용관련 고등학교는 특성화 고등학교에 일원화 되었다.

2013년 3월 전국 고등학교에 미용과가 개설된 학교는 53개교이며(논산여자상업고등학교 2013년 미용과 폐지), 초·중등 교육법에 의한 고등학교는 초·중등 교육법시행령 제76조의2(고등학교 구분)에 의해 일반고, 특성화고, 특목고, 자율고로 구분되며, 초·중등 교육법 제60조(각종학교)에 의한 학교는 위탁고교 학교장의 추천을 받아 직업교육을 실시하고 있는 형태로 산업학교라고 한다. 평생교육법에 의한 학력인정형태의 고등학교는 학교형태의 평생교육 시설로 소정의 과목을 이수하면 고

표 2-2

| 현행 | | | 정비 후 | | |
|---|---|---|---|---|---|
| 학교구분 | | 법적근거 | 학교구분 | | 법적근거 |
| 일반계고 | | 없음 | 일반계고 | | 제 79조의 2 |
| 전문 계열 | 전문계고 | 없음 | '특성화고' 로 일원화 | | 제 79조의 2 제91조 |
| | 특성화고 | 제91조 | | | |
| | 마이스터고 | 제91조의 2 | 특목고 4계열 | 과학고 | 제 79조의 2 제90조 |
| 특목고 | 특목고 중 | 제90조 | | 외고·국제고 | |
| | 농·공·수산·해양 | | | 예고·체고 | |
| | 과학고, 외고, | | | 마이스터고 | |
| | 국제고, 예고, 체고 | | 자율고 | 자율형 사립고 | 제 79조의 2 |
| 자율 계열 | 자율형 사립고 | 제105조의 3 | | 자율형 공립고 | 제105조의 3 |
| | 자율형 공립고 | 없음 | | 기숙형고 | 제105조의 제6항 |
| | 기숙형고 | 없음 | | | |

자료: 교육과학기술부 (2010)

등학교 졸업자와 동등한 학력이 인정되는 시설이다.

## 2) 교육과정 개정의 배경

우리나라 교육과정 중 전문교과인 미용교과(헤어미용, 피부미용, 메이크업, 네일아트)는 가사·실업계열에 포함된다. 그러므로 가사·실업계열 전문 교과 교육과정에 대해 알아보도록 하겠다.

### 가사·실업계열 전문 교과 교육과정 개정의 배경

### (1) 교육 환경의 변화

고등학교 가사·실업계열 직업 교육과 관련된 교육 내적인 환경 변화는 전문계 고등학교 졸업자의 진학률 증가, 학생들의 학습 의욕 저하, 산업 구조 변화에 대한 적응 능력의 한계 등을 들 수 있다. 고등학교는 진로 선택과 직업 준비를 위한 시기로서 다양화, 전문화되고 있는 직업 세계에 적응할 수 있는 자기 계발과 탐색이 중시되는 시기이다. 전문계 고등학교에서는 기초 직업인으로서 해당 분야의 직업에 종사할 수 있는 능력을 길러 줄 뿐만 아니라 경제적 향상과 계속 교육의 욕구 중

가로 인해 관련 분야로의 진학에 필요한 체계적인 기초 전문 교육이 중시되고 있다. 전문계 고등학교 학생들의 진학률 증가에 대해서는 국가 경제 발전에 필요한 기능 인력 양성의 필요성과 개인의 교육 및 장래 선택권 문제가 상충되어 조정이 필요한 실정이다. 그러나 직업 및 산업 사회의 변화와 교육 수요자들의 교육 요구에 부응하기 위해서는 이에 따른 합리적인 대응이 필요하다. 현재 전문계 고등학교에서 가르치는 학습 내용 및 학교생활이 학생들의 관심을 유도하고 발전시키기에는 너무 부족하며 전문계 고등학교 학생들을 위한 체계적인 생활 지도 및 진로 지도가 미흡하다는 점도 학생들의 학습 의욕 저하의 중요한 이유로 지적할 수 있다. 향후 지식 기반 경 제 사회에서는 지식, 정보 및 기술의 생성, 소멸 주기가 빨라지고, 이에 따라 직종 및 산업 구조도 급속하게 변화하게 되었다. 이는 미래의 인력을 양성하는 학교에서 가르치고 학습하는 내용도 이와 같은 경제 환경 변화 속도에 맞추어 양적·질적으로 신속하게 대응할 필요가 있음을 시사하고 있다. 그러나 현재 전문계 고등학교의 경우, 교육과정이 평균 5년을 주기로 국가 단위에서 개정되어 왔으며, 교육과정 운영에 있어 단위 학교의 자율성 보장이 미흡하여 산업계의 변화에 대한 대응 능력에 한계를 보이고 있다. 앞으로의 경제 환경 변화는 지금까지의 산업 및 직종 분류 체계에 없는 아주 새롭고 다양한 유형의 기능과 기술을 필요로 하는 산업과 직종을 탄생시킬 것이다. 그리고 최근 들어 나타나고 있는 여러 현상들, 즉 새로운 지식, 정보 및 기술의 급속한 팽창, 이로 인한 산업 및 직종 구조의 빠른 변화, 지식 기반 경제 사회 및 평생 학습 사회의 도래 등은 교육의 내용에 대한 개선을 요구하고 있다. 특히, 가사·실업계열 직업 교육은 사회 변화에 따른 가정생활의 변화와 밀접한 관련이 있는 생활 관련 산업으로, 가정학에서 추구하는 개인과 가족의 진정한 안녕을 목적으로 각 산업 분야에 종사할 전문 인력을 육성하는 데 초점을 두고 있다. 따라서, 우리의 생활과 밀접한 산업들은 시대적 변화에 대한 요구를 적극 반영하여 다양한 전문 분야를 개발하고 관련 산업 및 자격 관련 제도의 변화 등을 반영하여 이 분야 교육과정을 지속적으로 보완해 나가야 할 것이다.

### (2) 가사·실업계열 교육 관련 대외적 환경의 변화

고등학교 가사·실업계열 직업 교육과 관련된 대외적 환경으로는 산업 구조와 직업 세계의 변화, 사회·인구학적인 변화, 생활양식의 변화 등을 들 수 있다. 경제 구조가 서비스 산업 중심으로 변함에 따라 전체 산업 중에서 3차 산업의 비중이 증가하고 있으며, 직업 구조의 변화도 밀접한 관련을 가진다. 그리고 국민의 소득 수준이 향상되면서 소비자 욕구에도 변화가 나타나 물질적 풍요보다는 정신적 충족감, 지속 가능한 성장과 환경, 의료, 복지, 쾌적한 주거 환경 등 삶의 질과 관련된 수요가 한층 커질 것으로 전망된다. 또, 국민들의 생활양식의 변화, 경제적 여유, 맞벌이 부부의 증대, 가사 노동의 사회화 등이 맞물려 관광 및 외식 산업계 관련 직종의 수요가 증가하고 있다. 따라서, 세계화, 국제화 시대의 관광과 레저 문화가 성숙함에 따라 관광 상품 및 식품·외식 관련 산업에 종사하는 전문 인력의 수요가 창출될 것이다.

앞으로의 가사·실업계열 직업 교육과 관련하여 새로운 수요를 창출하는 사회·인구학적인 변화는 크게 우리나라 인구 구조의 변화와 여성의 경제 활동 보편화 등 두 가지 요인에 초점이 맞춰질 수 있다. 총인구 증가율의 감소는 15세 이상 인구 증가율의 감소와 함께 연령 계층별 인구 구성의 변화를 가져왔다. 출산율 저하로 인해 연소 연령층(0~14세)의 인구 비율은 감소하고, 의료 기술 발달 및 소득 수준의 증가에 따른 의료 혜택 확대로 국민의 평균 수명이 연장됨으로써 노령 인구의 비율이 급격히 증가하고 있다. 인구 구성의 변화는 인구의 고령화, 생산 연령층의 중·장년화, 청년층 인구의 감소를 가져와 노동 시장에서 인력 공급 구조를 변화시키게 되었다. 또 인구 구조의 변화는 노인 복지 측면에서 실제적인 생활을 지원할 수 있는 인력의 양성이 강조되고 있다. 우리나라는 최근 노인 요양 보호 제도 등의 도입에 따라 노인 복지에 대한 인식을 사회적으로 높이고 있으나, 이 분야에 종사할 전문 인력의 확보가 충분하지 않아 인력 공급과 관련된 정부의 정책적인 지원이 필요하다. 특히, 노인 요양 보호 제도의 도입과 노인 복지 서비스를 위해서는 시설 및 재가 서비스의 핵심적 역할을 하게 될 종사자의 확보와 양성 등이 중요한 과제로 부각되고 있다. 따라서, 여성의 경제 활동 증가에 따라 사회적으로 직장 여성을 위한 육아 및 보육 시설의 확장 요구와 함께 노인을 돌보는 문제가 사회적으로 해결해야 할 과제로 대두되고 있다.

마지막으로 생활양식의 변화를 들 수 있다. 1990년대 이후 우리나라는 고소득 시대를 맞아 생활의 여유를 찾고 소비자들의 다양한 욕구 충족을 위해 취미 생활, 놀이, 스포츠, 예술 등 여가 문화가 형성되고 있다. 2000년 이후의 관광 산업은 정보 통신에 이어 세계 3대 산업으로 부각되고 있으며, 앞으로도 성장이 지속될 것으로 전망되고 있다. 이러한 관광 산업의 발전과 여성의 취업 증대, 핵가족 및 독신 가족 등 가족 형태의 다양한 변화, 가사 노동의 사회화 등은 외식 산업의 발전을 촉진시키고 있다. 그리고 국민들의 여가 선용과 스트레스 해소 및 건강과 관련된 분야인 관광 및 레저 산업 역시 지속적인 성장이 유지될 것으로 전망되고 있다.

### (3) '미용 관련과'의 직업 세계

미용과가 해당되는 미용 관련 서비스 분야의 직업 세계 동향은 다음과 같다.

미용 서비스 관련직은 이발, 피부 미용, 체형 관리, 분장 등 신체 부위의 관리와 관련된 서비스를 담당하는 직업으로 구성된다. 현재는 단순한 이·미용 산업의 분야가 아닌 헤어, 헤어 케어, 피부 관리, 비만 관리, 네일, 메이크업, 아로마테라피, 컬러리스트 등으로 전문화, 세분화되는 추세이다. 종래에는 미용 산업 종사자들만의 소규모 개별화 사업자가 주류를 이루었으나, IMF 이후 미용 산업의 증가세가 커지고 있다. 외국 미용 브랜드의 국내 진출과 국내 유명 디자이너의 브랜드 업소가 등장하는 등 경쟁은 더욱 치열해지고 프랜차이즈를 통한 브랜드 마케팅과 대규모 자본을 통한 조직적 경영 체계가 요구되고 있다.

미용과 졸업생의 주 진로인 '이·미용사', '피부 미용사', '메이크업 아티스트 및 분장사'의 직무 특성 및 직업 전망을 살펴보면 다음과 같다.

이·미용사는 아름다운 머리를 가꾸는 일을 도와주는 사람을 말하는데, 이들은 손님의 모발 상태와 형태, 모발의 손상도를 확인하여 머리 모양을 추천하고, 원하는 형태로 머리를 정돈하거나 자르고, 파마, 염색 등 머리를 관리해 준다. 이 밖에도 매니큐어, 얼굴 관리, 화장, 머리 장식, 가발 등 미용에 관련된 다양한 서비스도 제공한다. 관련 자격으로는 한국산업인력공단에서 시행하는 이용장, 이용사, 미용장, 미용사 자격이 있다. 미용업계는 점차 과학화, 기업화됨에 따라 미용사의 지위와 대우가 향상되고 작업 조건도 양호해질 전망이다. 그러나 현재 미용사의 수가 포화 상태에 이르러 미용 기술과 서비스의 질이 경쟁력을 좌우할 것으로 보인다. 또, 젊은 남성과 남자 어린이들의 미용실 이용이 증대됨에 따라 이용사의 수요는 다소 감소할 것으로 전망된다.

피부 미용사는 피부를 건강하고 청결하게 관리해 주며, 체형 관리사는 신체를 아름답게 가꾸는 일을 수행한다. 이에, 피부 미용사는 고객의 피부를 관찰하고 피부 유형에 맞는 화장품과 미용 기구, 마사지, 팩 등을 이용하여 고객의 피부를 청결하게 관리한다. 특별한 제품이나 기술을 사용하여 얼굴, 피부에 적합한 피부 손질을 실시한다. 피부 미용사 국가 기술 자격이 신설·운영됨에 따라 교육의 체계와 기반이 마련되는 전기를 맞이하였다. 현재 우리나라 국민들의 소득 생활 수준이 높아짐에 따라 피부 관리실을 찾아 서비스를 받는 여성들이 늘고 있다. 또, 아름다움에 관한 관심은 여성뿐만 아니라 남성도 높아 피부 관리를 원하는 남성의 수요가 증대되고 있어 피부 미용사 및 체형 관리사의 수요는 증대될 것으로 전망된다.

메이크업 아티스트는 화장을 통해 아름다움을 만드는 사람이고 분장사는 방송, 연극이나 영화에 등장하는 배우들에게 특별한 연기에 필요한 분장을 해 준다. 이 분야에 종사하기 위해서는 전문계 고등학교 및 전문대학, 대학의 미용 관련 학과를 졸업하거나 화장품 회사나 방송국의 부설 교육 기관, 사설 학원을 수료하는 방법이 있다. 관련 국가 기술 자격증으로는 미용사 자격증이 있고, 민간 자격증으로는 메이크업 분장가 2, 3급(한국 메이크업 분장 예술가 협회) 등이 있다. 그러나 이 직업에 종사하기 위해서는 실무 종사 경력이 필요하며, 숙련 수준 정도가 중요한 영향을 끼친다.

이와 같이 '미용 관련과'의 직업 세계는 여성의 경제 활동 증가에 따라 가사 노동이 사회화된 대표적인 직업 분야이면서도 생활에 대한 여유, 건강에 대한 관심 등 삶의 질 향상과 관련하여 수행 업무의 범위와 전문성에 지속적인 변화를 요구받는다. 그리고 국가 또는 민간 자격과 연계하여 교육 기관의 교육과정이 정비되고 있으며, 학생들의 진학이 증가하면서 학교급 간의 교육과정 체계화 등이 주요 과제임을 시사하고 있다. 따라서, 고등학교 가사.실업계열 교육과정에서는 직업 세계의 변화를 고려하여 학과를 개설하고 학교별 특성을 반영한 학과 교육과정 개발·운영 등이 중요할 것이다.

## 3) 교육과정 구성의 방향

가사·실업계열 고등학교 교육과정 개정의 중점은 전문계 고등학교 교육과정 개정의 기본 방향에 기초를 두었으며, 주요 중점 내용은 다음과 같다.

### (1) 기초 능력 중심의 교육과정

과학 기술의 급속한 발달로 인해 새로운 지식과 기술은 빠르게 변화하고 있고, 이와 관련하여 직업군의 생성과 사양화 주기도 빨라지고 있다. 이처럼, 직업의 생성 소멸 주기가 짧아짐에 따라 다양한 직업 세계에 적응할 수 있는 기초 능력이 강조되고 있다. 특히, 기초 직업 교육 기관인 전문계 고등학교에서는 폭넓은 기초 지식과 기능을 중심으로 교육하여, 학생들의 적응 능력을 넓히고 변화하는 직업 세계에 능동적으로 대처할 수 있도록 해야 한다.

흔히, 전문계 고등학교의 직업 교육을 직업 훈련으로 받아들여 산업 사회에서 요구하는 숙련된 기능 인력을 배출하는 것이 직업 교육의 최종 목표로 인식하고 있는 경우가 있다. 그러나 전문계 고등학교 교육에서의 우선 과제는 민주 시민과 직업인으로서 필요한 기본 소양 및 자질과 함께 관련 분야의 기초 직업 능력을 기르는 것에 중점을 두어야 한다.

### (2) 산업과 직업 세계의 변화에 부응하는 교육과정

우리나라는 산업 사회에서 지식 정보 사회로 진행 중이며, 이에 따라 패러다임의 전환이 이루어지고 있다. 1960~1970년대의 노동 집약적 경공업에서 1980년대의 중화학 공업 시대를 거쳐 현재는 기술·지식 집약적인 지식 기반 사회로 접어들었다. 이에 따라 산업 구조도 제조업 중심에서 사회 간접 자본 및 서비스업 중심으로 변화하고 있으며, 고위 기술 산업, 정보 통신 산업, 전문 서비스 산업 등의 지식 집약 산업의 비중이 커지고, 기존 산업에서도 지식 집약화가 진전될 것으로 전망된다. 이러한 기술·산업의 변화는 직업 구조에도 영향을 끼치고 있다.

최근의 직업 구조 변화 추이를 살펴보면, 산업 구조가 기술·지식 집약 산업 중심으로 변화됨에 따라 새로운 기술과 전문 지식을 필요로 하는 직종에 취업하는 비율이 증가하고 있다. 즉, 고학력·고자격의 전문가 및 관리자가 증가하고 있고, 다기능과 상급 기술을 갖춘 인력에 대한 수요가 증가하고 있으므로, 산업의 변화와 직업 세계의 변화에 부응하는 교육과정으로 개정하였다. 이 밖에 세계 경제의 변화, 정보 기술의 변화, 인적 자본의 고도화, 경제 환경의 변화, 사회·문화적 환경의 변화(고령화, 평생 학습 시대의 도래, 직업의 생성 소멸 주기 단축, 여가 시간의 증대 등) 등 사회의 변화와 이에 따른 직업 세계의 변화에 부응하는 데 중점을 두었다.

### (3) 변화하는 교육 환경에 적합한 교육과정

1990년대 중반 이후 보편화된 인터넷 등 정보 통신 공학과 정보 통신 기술의 발달에 따른 지식 기반 사회와 디지털 시대로의 진입, 교수자 중심에서 학습자 중심으로의 교육 패러다임의 변화가 교육 환경의 변화를 가져왔다. 특히, 인터넷의 발달은 산업 혁명 이후 인간의 모든 삶에 영향을 끼치는 매우 중요한 요소로 자리매김하고 있으며, 교육의 내용적인 측면에서 기존의 전통적인 지식으로부터 새로운 시대에 부응할 수 있는 창의적이고 생산적인 지식에 초점을 맞추고 있다. 이러한 새로운 지식의 개념을 토대로 지식 정보화 사회에서 요구하는 교육의 개념은 교사가 가르치고 지도하는 형태에서 개개인이 학습하는 형태로 변화하고 있다. 지금까지 축적해 온 지식을 교사가 학습자에게 학교라는 틀 안에서 전수하는 것에서 학습자가 언제 어디서나 스스로 학습을 하는 유동적 형태로 바뀌고 있다.

따라서, 교육 내용은 물론 교수·학습 방법의 변화가 요구되므로 전문계 고등학교의 교육과정도 새로운 정보 통신 공학에 기반을 둔 이러닝(eLearning), 전자 교과서 발행 등의 환경에 적합하도록 구성하였다. 또, 학교 현장에서 월 2회 시행되고 있는 주 5일제 수업의 도입에 따라 학생들의 학습 내용 감소가 불가피하게 되었고, 이로 인해 교육과정 내용을 적정화하도록 하였다.

### (4) 계열 간의 연계를 통한 통합적 교육과정

제7차 교육과정까지 전문계 고등학교는 농업, 공업, 상업, 수산·해운, 가사·실업 등 5개 계열로 분류되었다. 이러한 구분은 전통적 산업 구조의 모습을 그대로 유지하고 있으므로, 시대 및 사회의 요구를 학교 현장에 반영할 수 있도록 계열의 명칭을 수정하고 각 계열 간의 연계를 통해 통합적인 교육과정 운영 기반을 마련해야 한다.

개정 교육과정에서는 현재 학교 현장에서 산업계 및 직업 세계의 요구에 의해 많은 학과가 개설되고 있는 점을 감안하여 각 계열에 설치되어 있는 기준 학과의 정체성을 확인하고, 단편적이고 세분화된 지식에 편중하기보다는 융합적이고 복합적인 지식을 필요로 하는 지식 정보 사회에서 계열 간의 상호 연계를 고려하였다.

### (5) 기준 학과와 전문 과목의 효율적인 운영을 위한 교육과정

전문계 고등학교 교육과정상에 제시된 학과 편제 및 전문 교과 편제는 산업 및 직업 세계의 변화, 현행 학과 개설 운영의 현황 및 개편 계획, 자격 및 직업 세계와의 연계, 학생의 수준 및 진로 특성 등을 반영하여 연계하였다.

현재 전문계 고등학교 교육과정 운영상의 문제점으로는 학과의 지나친 세분화와 타당성 미흡, 학교 중심의 교육과정 운영 자율권 및 운영 능력의 부족, 이론 위주의 교육과정 편성과 현장성이 부족한 교육과정 등이 논의된다. 따라서, 제7차 교육과정상에 제시된 기준 학과 중에 사회 변화에 부응하지 못하고 시대에 뒤처지는 학과는 폐지하고, 학생들의 졸업 후 진로(취업, 진학)와 관련하여 경쟁력이 없거나 유사 관련 학과는 통폐합하며, 산업 및 직업 세계의 변화와 전망에 따라 필요한 학과는 신설하였다. 그리고 기준 학과는 개설된 전문 과목과 밀접한 관련이 있으므로, 기준 학과의 개선과 함께 관련 전문 과목의 폐지, 통폐합 및 신설 등의 개선이 함께 이루어졌다.

또, 체험 학습을 강조하고 있는 전문계 고등학교의 전문 과목은 기본적인 이론 교육과 직무 수행 능력 신장을 위한 실습 교육의 균형이 중요하다. 따라서, 전문계 고등학교의 전문 과목은 이론에 근거한 실습이 통합적으로 이루어질 수 있도록 구성하였다.

### (6) 평생 교육 측면에서 고등 교육과 연계된 교육과정

종래의 전문계 고등학교는 농업, 공업, 상업, 수산·해양, 가사·실업 등 각 분야의 업무에 종사할 수 있는 기능 인력을 양성하는 완성 교육의 역할을 강조해 왔다. 이와 같은 경향은 1990년대에 들어서면서 국민들의 높은 교육열, 경제적 수준의 향상, 고학력 사회의 도래, 관련 분야의 전문인 양성 요구 등 여러 가지 사회·경제적인 환경 변화 때문에 대학 등의 상급 학교에 진학하거나 산업체에 취업한 후에도 계속 교육을 받을 수 있도록 연계시켜 주는 교육으로서의 역할도 중시되고 있다. 따라서, 앞으로의 고등학교 교육은 평생 교육 체제 내에서 고등 교육과 연계되어야 하며, 학습자의 필요에 의해 언제든지 교육받을 수 있어야 한다.

현재 상급 학교에 진학하는 전문계 고등학교 학생들을 위한 계속 교육의 일환으로 4년제 대학과 전문 대학의 특별 전형, 대입 정원 외 3 % 입학, 수시 1.2 학기 모집, 대학 수학 능력 시험의 직업 탐구 영역 신설, 상급 교육 기관과의 연계 교육 제도 등의 방안이 운영되고 있다. 그러나 전문대학과 4년제 대학에 진학한 전문계 고등학교 졸업생들은 고등학교 교육과정과 대학 교육과정과의 연계가 미흡하여 대학 교육을 충실히 이수하지 못하는 경우가 많다.

이를 개선하기 위해서는 전문계 고등학교 교육과 대학 교육이 연계될 수 있도록 각급 학교의 교육과정이 개발되어야 한다. 전문계 고등학교의 경우에는 교육과정을 취업 및 진학 중심으로 이 원화하여 편성·운영하며, 대학의 경우에는 전문계 고등학교 졸업자를 고려한 교육과정을 편성·운영해야 할 것이다.

### (7) 학교와 산업 현장이 상호 협력하는 교육과정

직업 교육에서는 산업 현장에서의 경험을 통한 학습, 즉 '현장 학습'의 중요성이 증가하고 있으나, 전문계 고등학교에서는 산업체 현장과의 연계 교육이 미흡하여 직업 교육의 실효성이 저하되고 있다. 전문계 고등학교 교육이 질적 효과를 거두기 위해서는 학교의 노력만으로는 부족하며 관련 산업체가 함께 참여하여 협력적으로 역할 분담을 해야 한다.

전문계 고등학교의 학교 교육과 결부된 현장 경험은 학교와 산업 현장의 상호 이해, 경험적인 학습의 질, 기초적인 지식과 기능을 활용할 수 있는 일반 직업 기술 습득 등의 측면에서 도움이 된다. 그러므로 전문계 고등학교 학교 교육과정을 개발할 때에는 관련 전공 분야의 산업체 인사가 반드시 참여할 수 있도록 하고, 교육과정의 운영 과정에서도 학교와 산업 현장이 상호 협력할 수 있는 체제가 마련되어야 한다. 또, 현재 의무화하고 있는 현장 실습 제도를 개선하여, 적절한 업체의 선정, 현장 실습 프로그램의 편성, 교사의 현장 지도 측면에서도 효율적인 운영이 될 수 있도록 해야 한다.

### (8) 지역과 학교의 특수성을 고려한 자율 재량권을 확대하는 교육과정

교육 자치제의 도입에 의해 시·도 교육청의 교육에 대한 의사 결정권이 확대됨에 따라 제7차 교육과정에서 시·도 교육청과 학교의 자율 재량권이 확대되었고, 특성화 고등학교, 통합형 고등학교 등의 성공적인 사례가 나타나고 있다. 따라서, 지역과 단위 학교의 상황 및 특성에 맞는 다양한 전문계 고등학교 교육과정의 편성·운영이 활성화될 수 있도록 하기 위해서는 시·도 교육청과 학교의 자율 재량권을 더욱 확대하고 책무성을 강화하는 방향으로 교육과정을 구성해야 한다.

### (9) 학습자의 선택권을 중시하는 교육과정

교육의 전반적인 흐름이 수요자 중심, 학습자 중심의 교육을 강조하고 있다. 이러한 추세를 반영하여 학습자가 자신의 적성, 흥미, 진로를 고려하여 과목을 선택하고 이수할 수 있도록 실질적으로 선택권을 보장하는 방향으로 교육과정을 구성해야 한다. 전문계 고등학교의 경우, 현재는 교사 수급의 문제로 다양한 과목 개설의 어려움으로 학생의 선택권이 대부분 학교 수준에서 이루어지고 있다. 따라서, 새 교육과정에서는 개별적인 학생 수준의 요구를 최대한 반영한다는 측면에서 융통성 있고 학생의 학습 요구에 부응할 수 있도록 교육과정을 구성하였다.

## 4) 미용교육목표

### (1) 성격

가사·실업계열 고등학교 교육은 가사·실업 관련 분야의 업무에 종사할 수 있는 인력을 양성하는 직업 교육의 성격을 가지고 있다. 그러나 국민의 높은 교육열과 경제적 수준의 향상, 관련 분야

전문인 양성의 요구 등으로 인해 상급 학교에 진학하거나 산업체에 진출한 후에도 계속 교육을 받을 수 있도록 연계시켜 주는 교육으로서의 역할도 중시되고 있다.

따라서, 가사·실업계열 고등학교 전문 교과의 성격도 이러한 요구에 부응하여 가사·실업 관련 산업에서 실무를 수행하는 데 필요한 지식과 기술을 습득하여 취업하거나 진학하여 계속적으로 전문 교육을 받아 자아를 실현하고, 가사·실업 관련 분야 산업의 발전에 기여할 수 있는 유능한 인력을 양성할 수 있도록 하고 있다. 21세기는 탈공업 사회, 정보화 사회, 세계화 사회 등으로 특징 지어지며, 여러 측면에서 현재와는 다른 변화와 발전이 가속화될 것이다. 또, 가사·실업계열과 직접적으로 관련이 있는 인구 구조, 여성 노동 인력의 증가와 여성 고용 구조, 가정생활의 기능과 사회화 등에도 큰 변화가 있을 것이다. 새로운 가사·실업계열 고등학교 교육과정은 미래 사회의 요구에 맞는 가사·실업계열 전문 교과를 제시함으로써 졸업 후 관련 분야의 업무 수행에서 유용하게 활용할 수 있다. 그리고 상급 학교에 진학하여 이 분야의 발전에 기여할 수 있는 전문 인력 양성의 기초를 제공할 수 있다. 가사·실업계열 고등학교 교육과정에 편제한 전문 교과는 조리, 의상, 실내 디자인, 유아 교육, 관광, 간호, 복지 서비스, 미용 등이다. 이들 교과의 분야는 사회의 변화에 따른 가정생활의 변화와 밀접하게 관련 있는 생활 관련 산업으로서 의식주 생활과 관련된 사적, 공공적 대인 서비스 산업들이다. 따라서, 새롭게 편제된 전문 교과들은 각 분야에 관한 직업적인 소양을 길러 개인과 국가 사회의 발전에 적극적으로 기여하려는 태도를 기를 수 있는 내용으로 구성하여 관련 분야의 실무에 활용할 수 있는 능력을 기를 수 있도록 하고 있다.

궁극적으로는 분야별 전문 교육을 통해 개인의 발달을 돕는다는 목적으로 가사·실업 관련 산업 분야에 종사할 전문 인력을 육성하는 데 초점을 두었다. 그리고 각 분야별 전문 교과의 구성에서 자격과의 연계를 강화하였으며, 학생들의 다양한 진로를 보장할 수 있고 기초 교육과 현장성이 조화를 이룬 전문 교육을 전개할 수 있도록 교육 내용을 구성하는 데 중점을 두었다. 가사·실업계열 고등학교 교육은 제6차 교육과정까지 가사·실업 관련 분야의 업무에 종사할 수 있는 인력을 양성하는 직업 교육의 성격이 강하였다. 그러나 제7차 교육과정 이후부터는 사회 전반에 확산되어 있는 국민들의 높은 교육열과 경제 수준의 향상, 평생 교육 체제의 도입 등으로 인해 상급 학교에 진학하거나 산업체에 진출한 후에도 계속 교육을 받을 수 있도록 연계시켜 주는 교육으로서의 역할도 강조하고 있다. 따라서, 가사·실업계열 고등학교의 전문 교과 성격은 이러한 요구에 부응하여 가사·실업 관련 산업의 실무 수행에 필요한 지식과 기술을 습득하여 취업하거나, 진학하여 계속적으로 전문 교육을 받게 하여, 궁극적으로 자아를 실현할 수 있는 유능한 인력을 기르는 데 초점을 두고 있다.

21세기는 탈공업 사회, 고도 산업 사회, 정보화 사회, 세계화 사회 등으로 특징지어지며, 산업 및 직업 구조는 물론 사회 전반에 걸쳐 다양한 변화와 발전이 예견된다. 이 밖에도 가사·실업계열 관련 산업은 인구 구조의 변화, 노동 시장에서의 여성 인력의 증가와 여성 고용 구조의 변화, 가정생활 양식의 변화 등에 따라서도 큰 변화가 있을 것이다.

2011년부터 적용될 2007년 개정 가사·실업계열 고등학교 교육과정은 직·간접적인 이러한 변화를 반영하여 미래 사회의 요구에 맞는 전공 분야와 전문 교과를 제시하였다. 이에 따라 학생들은 졸업 후 관련 분야에 종사하거나, 상급 학교에 진학하여 이 분야의 발전에 기여할 수 있어야 할 것이다.

2007년 개정 가사·실업계열 고등학교 교육과정에는 사회 변화에 따른 가정생활의 변화와 노동 시장에서 새롭게 인력 양성이 요구되는 관련 직업 분야를 반영하였다. 교과 편제는 주로 조리, 의상, 실내 디자인, 유아 교육, 관광, 간호, 복지 서비스, 미용 등의 분야를 중심으로 관련 분야의 실무에 활용할 수 있는 능력을 기를 수 있도록 구성하였다. 특히, 이 분야는 일상생활과 밀접한 관련을 가진 산업으로 건강한 의식주 생활, 양육 및 부양과 관련된 사적·공공적 대인 서비스 산업들로 국가 사회 발전에 적극적으로 기여하고, 나아가 자신에 맞는 직업 분야에서 능력을 발휘하도록 하였다.

결국, 가사·실업계열 고등학교 교육과정은 각 분야의 전문 교육을 통해 학생 개개인의 발달을 지원하고 가사·실업 관련 산업 분야의 전문 인력 육성에 초점을 두고 있다. 이를 위해 과목 구성에서 자격과의 연계를 강화하고, 학생들의 졸업 후 관련 분야로의 취업, 진학, 취업 후 계속 교육 등의 다양한 진로 보장이 가능하도록 분야별 현장성에 기초한 전문 교육 내용으로 구성하였다.

### (2) 목표

우리나라 교육법과 교육과정에서 추구하는 인간상의 상위 목표 달성을 지향하면서 학생의 적성과 소질에 맞는 진로 개척 능력과 세계 시민으로서의 자질을 함양하는 데 중점을 두고 교과 목표를 제시하였다. 교과 목표는 총괄 목표와 구체화된 하위 목표로 구성하여 포괄적으로 제시하였다. 각 과목에서는 교육 목표와 교과 목표를 추구하면서 과목 목표를 달성하는 것으로 설정하였다.

가) 총괄 목표

— 가사·실업계열 관련 분야의 기초적인 전문 지식과 기술을 습득하여 자신에게 알맞은 직업과 진로를 선택할 수 있고, 미래 사회의 변화에 대처할 수 있는 능력과 태도를 기른다.

— 가사·실업에 관한 교과는 가사·실업계열 관련 분야의 기초적인 전문 지식과 기술을 습득하여 자신에게 맞는 직업을 선택할 수 있고, 관련 학과에 진학할 수 있는 기초 역량을 길러 주며, 급속히 변화하는 미래 사회에 능동적으로 대처할 수 있는 능력과 태도를 기르는 데 목표를 두고 있다.

나) 하위 목표

— 가사·실업 분야의 산업과 직업 세계에 대한 이해를 바르게 한다.

— 가사·실업 분야에 대한 기초 지식과 기술을 습득하여 관련 분야의 실무를 창의적으로 수행한다.

— 가사·실업 분야를 계속적으로 발전시키려는 태도를 기르며, 산업 발전에 기여한다.

조리, 의상, 실내 디자인, 유아 교육, 관광, 간호, 복지 서비스, 미용 등 가사·실업 관련 산업과 직업 세계를 바르게 이해하여, 관련 분야에 대한 인식을 새롭게 정립하고 필요한 지식과 기술을 습득한다. 이를 기초로 자신의 적성에 맞는 직업을 선택함은 물론, 관련 대학에 진학하여 심화 학습함으로써 관련 분야의 산업 및 직업을 발전시켜 결과적으로 국가 발전에 기여하도록 한다.

다) 목표 체계표

— 교육 목표

홍익인간의 이념 아래 인격을 도야하고, 자주적 생활 능력과 민주 시민으로서의 자질을 갖추게 하여 인간다운 삶을 영위하게 하고, 민주 국가의 발전과 인류 공영의 이상을 실현하는 데 이바지하게 한다.

— 교과 목표

가사·실업계열 관련 분야의 기초적인 전문 지식과 기술을 습득하여 자신에게 알맞은 직업과 진로를 선택할 수 있고, 미래 사회의 변화에 대처할 수 있는 능력과 태도를 기른다.

가사·실업 분야의 산업과 직업 세계에 대한 이해를 바르게 한다.

가사·실업 분야에 대한 기초 지식과 기술을 습득하여 관련 분야의 실무를 창의적으로 수행한다.

가사·실업 분야를 계속적으로 발전시키려는 태도를 기르며, 산업 발전에 기여한다.

### (3) 가사·실업계열 전문 교과의 교수·학습 방법

가사·실업계열 교과는 가사·실업 관련 분야의 업무에 종사할 수 있는 인력을 양성하는 직업 교육의 성격을 가지고 있다. 이 계열 교과의 분야는 의식주와 같은 생활 관련 산업과 밀접하게 관련되어 있어 학습자를 둘러싸고 있는 사회, 가정과의 연계성이 매우 중요하며, 기초 교육과 현장성의 조화를 통하여 학습자들의 관련 분야의 실무에 활용할 수 있는 능력을 기를 수 있도록 하는 것이 필요하다. 따라서, 가사·실업계열 교과의 교수·학습 방법은 이러한 교과의 특성 및 목적에 부합할 수 있는 방향에서 적용되어야 하며, 실제 생활과 연계된 학습, 협력적 학습, 활동 중심, 자기 주도적 학습, 통합적 학습을 꼽을 수 있다. 학교 수업 현장에서 활용하고 있는 다양한 교수·학습 기법들, 예를 들어 강의법, 프로젝트 수업, 개별 학습, 토론 수업, 소집단 협력 학습 등은 여기서 제시하고 있는 교수·학습 방법의 기본 방향을 토대로 하되, 각 교과 내용, 교수자, 학습자, 교육 환경 등의 특성을 반영하여 이들 기법들을 취사 선택할 수 있는 융통성이 수반되어야 할 것이다.

#### 가) 실제 생활과 연계된 교수·학습 방법

학습자들이 개개인의 경험, 삶에 비추어 특정 현상, 개념의 의미를 파악해 나갈 수 있도록 학생들의 실제 생활과 연계된 과제 및 사례를 제시해야 한다. 특히, 교육 내용이 실무에서 어떻게 적용될 수 있는지를 알려 주고 제시해 주는 활동은 학생들에게 학습에 대한 동기 부여 증진에도 긍정적인 효과를 줄 수 있다. 이와 같이 현실적인 맥락하에서 교수·학습 활동이 이루어진다면 학생들은 수업에서 배운 학습 내용을 그와 동일하거나 유사한 상황에서 쉽게 활용할 수 있다. 즉, 지식의 전이성이 증가될 것이다. 실제 생활과 연계된 교수·학습을 위해서 수업 활동으로 고려해 볼 교수·학습 기법을 살펴보면, 첫째, 수업 도입부에서 수업을 통해 배우게 될 현상, 개념 등에 관련된 실제 문제 상황과 같은 맥락에서 학습 목표를 제시하는 활동이 필요하다. 이를 통해 학습자들은 학습에 대한 흥미, 동기를 가지게 되며, 수업 내용을 실제 생활, 직업 현장에 연계시키려는 노력을 하게 됨으로써 학습에 대한 관심과 아울러, 개념, 현상에 대한 이해력이 증가된다. 둘째, 수업 후반부에서도 학습한 내용이 실제 생활 및 실무에 적용된 사례들을 되짚어 보는 활동도 가능하다.

나) 체험 활동 중심의 교수·학습 방법

학생들이 특정 개념 및 현상에 대하여 스스로 지식을 재구성해 나갈 수 있도록 다양하면서도 구체적인 체험 활동을 부여하여야 한다. 즉, 학습자들이 스스로 주어진 지식 및 기술을 능동적, 자율적으로 특정 상황에 맞게 활용해 나가는 과정을 배울 수 있도록 학습자들에게 다양한 체험의 기회를 제공해야 하며, 학습자들에게 학습 활동의 중심자로서의 역할을 부여하여야 한다. 이를 위하여 수업 현장에서 활용할 수 있는 교수·학습 기법으로는, 첫째, 가급적 다양한 개별 조별 활동을 통하여 학생들에게 구체적인 체험 활동을 부여해야 한다. 둘째, 수업의 시작에서부터 종료의 시점까지 학생들이 매 단계 수업에 능동적으로 참여할 수 있도록 학습자의 활동 부분을 사전에 설계하여야 한다. 예를 들어, 수업 도입부에 주로 이루어지는 수업 목표 제시 단계의 경우, 교사가 일방적으로 수업 목표를 제시하는 것으로 끝나는 것보다는 교사의 수업 목표 제시와 함께 학습자들이 각자 자신의 언어로 수업 목표를 재진술하는 활동을 유도함으로써 학습 활동에 적극적으로 참여할 수 있도록 할 수 있다.

다) 협력 중심의 교수·학습 방법

학습이 사회적 경험 속에서 이루어지도록 해야 한다. 지적 발달은 사회적 상호 작용을 통해 영향을 받는다. 따라서, 학습에는 학생 간의 협력 학습이 중요시되어야 한다. 학습자 간의 협력 학습은 개인의 생각이나 견해에 대한 타당성 검증의 기회를 부여해 줄 뿐만 아니라, 학습자 간의 협력 학습을 통하여 동료 간의 지도가 가능하다. 이러한 협력 학습 과정을 통해 학생들이 다양한 견해와 시각에 노출됨으로써 개별적 의미 구성의 폭을 넓힐 수 있는 기회가 제공된다. 즉, 학습자 간의 지속적인 대화, 상호 작용 등을 통하여 지식을 서로 공유하고 더 나아가 새로운 지식을 창출, 활용할 수 있다. 협력 학습은 일선 수업 현장에서 이미 보편화되어 있으며, 다양한 교수·학습 기법들이 적용되고 있다. 다만, 학습자 간의 '동료 교수법'에 대한 활용은 미흡한데, 동료 교수법은 학습자들이 각자 이해하지 못한 학습 내용이나 활동 부분을 서로 협력하여 해결할 수 있도록 하는 활동으로서, 학습자들이 서로의 수준에 맞는 어휘와 용어를 사용하여 설명함으로써 학습자의 이해력을 증가시키게 되는 장점이 있다. 그러므로 이를 적극 활용할 필요가 있다.

라) 통합적 교수·학습 방법

각 교과별, 수업별로 단위화, 분절화된 교육 내용을 실무에 반영할 수 있도록 통합적으로 재구성하는 노력이 필요하다. 이때 통합은 학습 내용의 순차적인 측면과 유형 측면 모두에 해당된다.

순차적인 측면이란 학습자가 기존에 배웠던 교육 내용(선수 지식)과 현재 학습할 내용, 그리고 차시에 이루어질 내용 간의 통합을 의미한다. 학습자들은 지식을 축적해 나가는 과정에서 개념도를 만들어 나가게 되는데, 여기서 개념도란 학생들이 단편적으로 배운 지식들을 서로 관련지어 만들어 나가는 지도 또는 망을 의미한다. 이러한 학습자들의 개념도가 정교하게 구축되기 위해서는, 수업 도입 단계에서 오늘 배우게 될 내용과 연관이 있는 전시 학습 내용들을 상기시켜 주는 활동이 이루어져야 할 것이다. 마찬가지로 수업 정리 단계에서 오늘 배운 내용과 차시에 배울 내용들을 연관시켜 주는 활동도 이루어져야 할 것이다. 이러한 과정 속에서 학습자들은 기존의 지식들을 상기하고 여기에 새로 배운 내용들을 연관시킴으로써 좀 더 확장되며 정교한 개념도를 만들어 나갈 수 있으며, 이렇게 관련 분야에 대한 통합되며 정교한 지식 구조를 갖고 있는 학생들은 실무 상황에서 우수한 문제 해결 능력과 창의력을 발휘할 수 있게 될 것이다. 이와 같이 교과 내용과 관련된 학습자들의 선수 지식, 현재 학습할 내용, 그리고 차시에 이루어질 내용들을 통합하는 활동이 수업의 중요한 교수·학습 활동 부분이 되어야 할 것이다.

학습 내용의 유형 측면에서도 통합 고려되어야 한다. 학습 내용은 크게 이론과 실습 부분으로 유형화시킬 수 있다. 직업 교육에서는 어떤 것을 인지적으로 '얼마나 아느냐' 하는 것도 중요하지만 실제로 그 지식을 가지고 '수행할 수 있느냐' 하는 것도 매우 중요하다. 이러한 맥락에서 볼 때, 수업 공간에서 이론과 실습의 교육 내용을 통합적으로 접근하고자 하는 교수·학습 방법이 필요하다. 이론과 실습이 분리되어 수업이 진행되는 경우 실습 활동과 관련한 이론 수업에서의 지식 및 개념에 대한 연계가 미흡하여, 학생들에게 필요한 창의력, 문제 해결력, 탐구력, 현장 응용력을 길러 주는 데 한계가 있다. 따라서, 학생들이 수업에 흥미를 가지고 적극적으로 참여할 수 있으며, 이와 아울러 실무에서 요구하는 창의력, 사고력 및 현장 적응력을 구비한 인력을 배출하기 위해서는 이론과 실습이 통합적으로 이루어질 수 있도록 관련 교과 내용을 연계, 통합하기 위한 시도와 노력이 이루어져야 한다. 이와 같은 교수·학습 측면에서의 통합적 접근은 학습자들의 특정 지식이나 개념의 이해를 굳건하게 해 주며 활용 능력을 신장시켜 줄 것이다.

### 4) 가사·실업계열 전문 교과의 평가

가사·실업계열 교과의 평가는 가사·실업계열 교과의 기본 특성을 고려하면서 아울러 교수·학습의 기본 방향인 실제 생활과 연계된 학습, 협력적 학습, 활동 중심, 자기 주도적 학습, 통합적 학습을 강화시키는 방향으로 이루어져야 한다. 평가의 기본 방향을 제시하면 다음과 같다.

가) 실무에 활용할 수 있는 능력 평가 중시

교과의 특성상 평가는 배운 지식에 대한 기억을 확인하기보다는 앞으로 학생이 담당하게 될 직무에 적용하는 것을 중시하도록 한다. 교과의 성격, 내용에 따라 문제 해결 능력, 창의력, 자주적 생활 능력, 의사 결정 능력, 탐구력, 실천적 추론 능력 등을 기를 수 있는 내용과 과제를 선정하여 평가에 활용하여야 한다. 가사·실업계열 교과에서는 실제 생활과 연계된 학습, 활동 중심의 학습 등을 강화해 나가야 한다. 따라서, 평가도 가급적 이론적으로 배운 지식을 실무에 활용할 수 있는 내용을 중심으로 구성되어야 할 것이다. 이는 평가가 반드시 수행 평가로만 이루어져야 한다는 것을 의미하는 것은 아니다. 평가의 형식도 중요하지만 내용에 대한 고민과 설계도 필요하다. 단순하게 지식을 반복 암기하게 하고, 이를 단순 확인하는 형태의 학습 평가에서 벗어나 이를 어디에, 무엇에 활용할 것인지를 고민하게 하고, 실제 적용, 활용 능력을 파악할 수 있도록 평가 내용을 구성할 필요가 있다. 이는 교과의 내용, 특성에 따라서, 문제 해결 능력, 창의력, 직무 활용 능력 등을 시험 출제 형식으로도 파악할 수 있으며, 학습자들의 토론과 협력 과정 속에서도 이와 같은 평가가 가능할 수 있다. 한편, 어떻게 평가할 것인지도 중요하지만, 특히, 실무 활용 능력, 현장 적용 능력 등과 관련해서는 무엇을 평가할 것인지에 대한 고민이 선행되어야 할 것이다.

나) 사전 계획에 의한 평가 실시

평가는 시기, 방법, 기준 등을 사전에 계획하여 실시하여야 한다. 학생들은 평가 활동을 통해 이 교과에서 학습자가 갖추어야 할 능력(지식, 기술, 태도적 측면)이 무엇인지, 즉 교과의 목표와 성취 수준에 대한 안내를 받게 되어 있다. 따라서, 이러한 평가 활동은 교과의 목표, 특성, 내용을 체계적으로 반영하여야 하며, 이에 대한 구체적인 평가 활동 계획을 사전에 치밀하게 계획하는 것이 필요하다. 또, 평가 계획을 학생들에게 미리 알려 줌으로써 학생들이 이 교과의 성취 목표, 수준에 대한 지침으로 활용할 수 있도록 하여야 할 것이다. 아울러, 학생들에게 제시하는 학습 목표가 직접적으로 평가 활동과 연계되어야 하는데, 이는 학습 목표와 학습 평가의 일관성 확보를 통해 학생들이 교과의 핵심 내용과 활동에 초점을 맞추어 효과적 학습 활동이 이루어질 수 있기 때문이다.

다) 평가 결과 피드백 중시

평가는 결과에 대한 피드백이 중시되어야 한다. 단순 암기된 지식을 평가하는 경우, 결과에 대한 피드백이라는 것은 계량화된 점수, 정답 표시만으로도 충분하겠지만, 가사·실업 계열에서 중요시 하는 학습자들의 실제 적용, 활용 능력을 파악하는 평가 활동에서는 결과에 대한 피드백이 활성화 되어야 한다. 미흡한 점, 부족한 점 등에 대한 지적과 아울러 잘한 부분 등에 대한 정성적인 피드백 은 궁극적으로 교수자의 주요한 교수·학습 활동의 일부가 되어야 할 것이다. 한편, 이러한 피드백 은 학습자 간에도 가능하며, 수업에서의 학습자 간의 토론 활동을 활용하여, 학습 활동물에 대한 학습자의 의견과 피드백을 공유하도록 하는 활동도 고려될 수 있다. 이때, 교과의 특성, 수업 상황 등에 따라서는 학습자들의 의견을 평가에 반영할 수도 있는데, 평가 점수 반영이 학습자 간의 지나친 경쟁을 초래하지 않도록 신중한 배려와 고려가 필요하다.

## 5) 편제와 시간(단위) 배당 기준

### (1) 편제
① 고등학교 교육과정은 교과(군)와 창의적 체험활동으로 편성한다.
② 교과는 보통 교과와 전문 교과로 한다.
  a. 보통 교과 영역은 기초, 탐구, 체육·예술, 생활·교양으로 구성하며, 교과(군)는 국어, 수학, 영어, 사회(역사/도덕 포함), 과학, 체육, 예술(음악/미술), 기술·가정/제2외국어/한문/교양으로 한다.
  b. 전문 교과는 농생명 산업, 공업, 상업 정보, 수산·해운, 가사·실업, 과학, 체육, 예술, 외국어, 국제에 관한 교과로 한다.
③ 창의적 체험활동은 자율 활동, 동아리 활동, 봉사 활동, 진로 활동으로 한다.

표 2-3

| 구분 | 교과 영역 | 교과(군) | 필수 이수 단위 | | 학교자율과정 |
|---|---|---|---|---|---|
| | | | 교과(군) | 교과 영역 | |
| 교과(군) | 기초 | 국어 | 15 (10) | 45 (30) | 학생의 적성과 진로를 고려하여 편성 |
| | | 수학 | 15 (10) | | |
| | | 영어 | 15 (10) | | |
| | 탐구 | 사회 (역사/도덕 포함) | 15 (10) | 35 (20) | |
| | | 과학 | 15 (10) | | |
| | 체육·예술 | 체육 | 10 (5) | 20 (10) | |
| | | 예술 (음악/미술) | 10 (5) | | |
| | 생활·교양 | 기술·가정/ 제2외국어/ 한문/ 교양 | 16 (12) | 16 (12) | |
| 소 계 | | | 116(72) | | 64 |
| 창의적 체험활동 | | | 24 | | |
| 총 이수 단위 | | | 204 | | |

## (2) 단위 배당 기준

① 1단위는 50분을 기준으로 하여 17회를 이수하는 수업량이다.

② 1시간의 수업은 50분을 원칙으로 하되, 기후 및 계절, 학생의 발달 정도, 학습 내용의 성격 등과 학교 실정을 고려하여 탄력적으로 편성·운영할 수 있다.

③ 필수이수단위의 교과(군) 및 교과 영역 단위 수는 해당 교과(군) 및 교과 영역의 '최소 이수 단위'를 가리킨다.

④ 필수이수단위의 ( ) 안의 숫자는 전문교육을 주로 하는 학교, 예체능 등 교육과정 편성·운영의 자율권을 인정받은 학교가 이수할 것을 권장한다.

⑤ 총 이수 단위 수는 교과(군)과 창의적 체험 활동의 이수 단위를 합한 것으로, 고등학교 졸업에 필요한 '최소 이수 단위'를 가리킨다.

### (3) 보통 교과

① 각 과목의 기본 단위 수는 5단위이며, 각 과목별로 1단위 범위 내에서 증감 운영이 가능하며, 가능한 한 한 학기에 이수하도록 한다.

② *표 한 과목은 교과(군)별 학습의 위계를 고려하여 선택할 수 있도록 지도한다. 이 과목은 4단위 범위 내에서 증감하여 운영할 수 있다.

③ 위 표에 제시된 과목 이외에 전문교과의 과목을 편성·운영할 수 있다.

표 2-4

| 교과 영역 | 교과(군) | 과목 |
|---|---|---|
| 기초 | 국어 | 국어*, 화법과 작문I, 화법과 작문II, 독서와 문법I, 독서와 문법II, 문학I, 문학II |
| | 수학 | 수학*, 수학의 활용, 수학I, 미적분과 통계기본, 수학II, 적분과 통계, 기하와 벡터 |
| | 영어 | 영어*, 영어I, 영어II, 실용 영어 회화, 심화 영어 회화, 영어 독해와 작문, 심화 영어 독해와 작문 |
| 탐구 | 사회 (역사/도덕 포함) | 사회*, 한국사*, 한국 지리, 세계 지리, 동아시아사, 세계사, 법과 정치, 경제, 사회·문화 |
| | | 도덕*, 생활과 윤리, 윤리와 사상 |
| | 과학 | 과학*, 물리I, 물리II, 화학I, 화학II, 생명과학I, 생명과학II, 지구과학I, 지구과학II |
| 체육·예술 | 체육 | 체육*, 운동과 건강 생활, 스포츠 문화, 스포츠 과학 |
| | 예술 (음악/미술) | 음악*, 음악 실기, 음악과 사회, 음악의 이해 |
| | | 미술*, 미술과 삶, 미술 감상, 미술 창작 |
| 생활·교양 | 기술·가정/ 제2외국어/ 한문/ 교양 | 기술·가정*, 농업 생명 과학, 공학 기술, 가정 과학, 창업과 경영, 해양 과학, 정보 |
| | | 독일어I, 독일어II, 프랑스어I, 프랑스어II, 스페인어I, 스페인어II, 중국어I, 중국어II, 일본어I, 일본어II, 러시아어I, 러시아어II, 아랍어I, 아랍어II |
| | | 한문I, 한문II |
| | | 생활과 철학, 생활과 논리, 생활과 심리, 생활과 교육, 생활과 종교, 생활 경제, 안전과 건강, 진로와 직업, 보건, 환경과 녹색성장 |

### (4) 전문 교과

① 전문 교육을 주로 하는 고등학교에서는 표 2-5에서 필요한 전문 과목을 80단위 이상 이수한다.

② 전문 교육을 주로 하는 고등학교에서는 다음 과목을 필수로 이수한다.

    a. 농생명 산업 계열 : 농업 이해, 농업 기초 기술, 농업 정보 관리

    b. 공업 계열 : 공업 입문, 기초 제도, 정보 기술 기초

c. 상업 정보 계열 : 상업 경제, 회계 원리, 컴퓨터 일반

d. 수산·해운 계열 : 해양 일반, 수산·해운 정보 처리, 수산 일반 (수산 계열), 해사 일반 (해운 계열)

e. 가사·실업 계열 : 인간 발달, 컴퓨터 일반

f. 체육, 외국어, 국제계열은 시·도교육감이 정한 지침에 따르되, 과학, 예술 계열은 필수 이수과목을 별도로 정하지 않는다.

표 2-5

| 교과 | 과목 | | | | 기준 학과 |
|---|---|---|---|---|---|
| 농생명 산업 | 농업 이해<br>생물 공학 기초<br>산림 자원 기술<br>원예 기술 I<br>사육 기술 II<br>조경 기술 II<br>농업 토목 기술 II<br>농업 기계 기술 II<br>식품 가공 기술 II<br>환경 보전 | 농업 기초 기술<br>재배<br>원예<br>원예 기술 II<br>누에와 비단<br>농업과 물<br>농업 기계<br>식품 과학<br>농산물 유통<br>환경 관리 I | 농업 정보 관리<br>작물 생산 기술<br>생활 원예<br>동물 자원<br>조경<br>농촌과 농지 개발<br>농업 기계 공작<br>식품 위생<br>농산물 유통 관리 I<br>환경 관리 II | 농업 경영<br>숲과 인간<br>생산 자재<br>사육 기술 I<br>조경 기술 I<br>농업 토목 기술 I<br>농업 기계 기술 I<br>식품 가공 기술 I<br>농산물 유통 관리 II<br>농업과 관광 | 식물 자원과<br>동물 자원과<br>농업 토목과<br>식품 가공과<br>농업 기계과<br>조경과<br>농산물유통정보과<br>환경·관광 농업과<br>생물 공학과 |
| 공업 | 공업 입문<br>기계 일반<br>기계 공작법<br>기계 기초 공작<br>금형 제작<br>전자 기계 제어<br>금속 제조<br>전기 응용<br>전력 설비 II<br>전자·전산 응용<br>정보 통신<br>프로그래밍<br>토목 설계<br>지적 전산<br>건축 목공<br>색채 관리<br>시각 디자인<br>제조 화학<br>구조 세라믹<br>식품 분석<br>제포·봉제<br>평판 인쇄<br>자동차·건설 기계<br>건설 기계 구조·정비<br>선박 건조<br>항공기 장비<br>대기·소음 방지<br>컴퓨터 게임 그래픽<br>영화·방송 제작 | 기초 제도<br>전기 일반<br>원동기<br>공작 기계 I<br>전자 기계 이론<br>로봇 기초<br>재료 가공<br>전기 회로<br>전기·전자 측정<br>전자 회로<br>통신 시스템<br>디지털 논리 회로<br>토목 일반<br>지적 실무<br>건축 시공 I<br>조형<br>컴퓨터 그래픽<br>분석 화학<br>세라믹 디자인<br>식품 공업 기술<br>염색·가공<br>특수 인쇄<br>자동차 기관<br>자동차 차체 수리<br>항공기 일반<br>항공기 전자 장치<br>폐기물 처리<br>만화·애니메이션 기초<br>촬영·조명 | 정보 기술 기초<br>공업 영어<br>유체 기기<br>공작 기계 II<br>전자 기계 회로<br>로봇 제작<br>주조<br>전기 기기<br>자동화 설비<br>계측 제어<br>컴퓨터 구조<br>측량<br>토목 재료·시공<br>건축 구조<br>건축 시공 II<br>제품 디자인<br>공업 화학<br>기능성 세라믹<br>발효 공업<br>섬유 재료<br>인쇄 일반<br>사진·전자 제판<br>자동차 섀시<br>선박 이론<br>항공기 기체<br>환경 공업 일반<br>컴퓨터 게임 기획<br>애니메이션 제작<br>방송 시스템 | 전문 제도<br>기계 설계<br>공기 조화 설비<br>산업 설비<br>전자 기계 공작<br>재료 일반<br>금속 처리<br>전력 설비 I<br>전자 기기<br>통신 일반<br>시스템 프로그래밍<br>역학<br>수리·토질<br>건축 계획 일반<br>디자인 일반<br>공예<br>단위 조작·공정 제어<br>세라믹 원리·공정<br>식품 제조 기계<br>방적·방사<br>인쇄·사진 재료<br>사진<br>자동차 전기·전자 제어<br>선박구조<br>항공기 기관<br>수질 관리<br>컴퓨터 게임 프로그램<br>만화 창작 | 기계과<br>전자 기계과<br>금속 재료과<br>전기과<br>전자과<br>통신과<br>컴퓨터 응용과<br>토목과<br>건축과<br>디자인과<br>화학 공업과<br>환경 공업과<br>세라믹과<br>식품 공업과<br>섬유과<br>인쇄과<br>자동차과<br>조선과<br>항공과<br>컴퓨터 게임과<br>만화·애니메이션과<br>영상 제작과 |

| 교과 | 과목 | | | | 기준 학과 |
|---|---|---|---|---|---|
| 상업 정보 | 상업 경제<br>경영과 법<br>커뮤니케이션 실무<br>세무 회계<br>전자 무역과 국제 상무<br>프로그래밍 실무<br>멀티미디어 기획<br>인터넷 쇼핑몰 관리 | 컴퓨터 일반<br>마케팅과 광고<br>원가 회계<br>금융과 생활<br>유통 정보 관리<br>소프트웨어 개발<br>멀티미디어 실무<br>전자 상거래 실무 | 회계 원리<br>경영 정보 시스템<br>기업 회계<br>국제화와 기업 경영<br>물류 관리<br>사무 관리 실무<br>웹 프로그래밍<br>인터넷 마케팅 | 기업과 경영<br>기업 자원 관리<br>전산 회계<br>무역 영어<br>자료 처리<br>멀티미디어 일반<br>전자 상거래 일반<br>창업 일반 | 경영 정보과<br>회계 정보과<br>무역 정보과<br>유통 경영과<br>정보 처리과<br>멀티미디어과<br>전자 상거래과<br>응용디자인과<br>관광경영과 |
| 수산<br>·<br>해운 | 수산 일반<br>수산 생물<br>양식 생물 질병<br>해양 오염<br>열기관<br>잠수 기술<br>해사 영어<br>전자 통신 운용<br>해양 정보 관리 | 해사 일반<br>수산 경영 일반<br>수산 가공<br>냉동 일반<br>선박 보조 기계<br>항해<br>선화 운송<br>생선회 실무 | 해양 일반<br>해양 생산 기술<br>수산물 유통<br>냉동 기계<br>선박 전기·전자<br>선박 운용<br>전자 통신 공학<br>해양 레저·관광 | 수산·해운 정보처리<br>수산 양식<br>해양 환경<br>냉동 공조 실무<br>기계 설계·공작<br>해사 법규<br>전자 통신 기기<br>항만 물류 일반 | 해양 생산과<br>수산 양식과<br>자영 수산과<br>수산 식품과<br>해양 환경과<br>냉동 공조과<br>동력 기계과<br>항해과<br>전자 통신과<br>해양 레저과<br>항만 물류과<br>해양 정보과 |
| 가사<br>·<br>실업 | 인간 발달<br>동양 조리<br>패션 디자인<br>주거<br>영·유아 교육 원리<br>관광 일반<br>관광 영어<br>보건 간호<br>헤어 미용 | 식품과 영양<br>서양 조리<br>한국 의복 구성<br>실내 디자인<br>영·유아 교육 프로그램<br>관광 경영 실무<br>관광 일본어<br>기초 간호 임상 실무<br>피부 관리 | 급식 관리<br>제과 제빵<br>서양 의복 구성<br>가구 디자인<br>영·유아 놀이 교육<br>관광 서비스 실무<br>관광 중국어<br>기초 복지 서비스<br>메이크업 | 한국 조리<br>의복 재료·관리<br>자수와 편물<br>디스플레이<br>영·유아 생활 지도<br>관광 외식·조리<br>간호의 기초<br>노인 생활 지원<br>공중 보건 | 조리과<br>의상과<br>실내 디자인과<br>유아교육과<br>관광과<br>간호과<br>복지 서비스과<br>미용과 |
| 과학 | 물리 실험<br>과학사<br>고급 수학<br>고급 지구 과학<br>현대 과학과 기술 | 화학 실험<br>전자 과학<br>고급 물리<br>과제 연구 I<br>원서 강독 | 생명 과학 실험<br>정보 과학 I<br>고급 화학<br>과제 연구 II<br>워크숍 | 지구 과학 실험<br>정보 과학 II<br>고급 생명 과학<br>환경 과학<br>과학 철학 | |
| 체육 | 스포츠 개론<br>체조 운동<br>투기 운동<br>전문 스포츠 경기 체력<br>전문 스포츠 경기 실습<br>스포츠 경영·행정 | 스포츠 경기 과학<br>수상 운동<br>빙상·설상 운동<br>전문 스포츠 경기 초급<br>스포츠 교육<br>전공 실기 | 체육과 진로 탐구<br>개인·대인 운동<br>표현·창작 운동<br>전문 스포츠 경기 중급<br>코칭론<br>전공 실습 | 육상 운동<br>단체 운동<br>체력 운동<br>전문 스포츠 경기 고급<br>건강 관리 | 스포츠경기과<br>체육지도과 |
| 예술 | 음악 이론<br>합창<br>교양 실기 | 음악사·감상<br>합주 | 시창·청음<br>연주 | 음악 전공 실기<br>컴퓨터와 음악 | 음악과<br>미술과<br>무용과<br>문예창작과<br>연극영화과<br>사진과 |
| | 미술 이론<br>기초 조소<br>미술 감상과 비평 | 미술사<br>기초 디자인·공예 | 소묘<br>미술 전공 실기 | 기초 회화<br>영상 매체와 미술 | |

| 교과 | 과목 | | | | 기준 학과 |
|---|---|---|---|---|---|
| 예술 | 무용의 이해<br>무용 전공 실기 | 기초 한국 무용<br>무용 음악 | 기초 발레<br>안무 | 기초 현대 무용<br>무용 감상과 비평 | 음악과<br>미술과<br>무용과<br>문예창작과<br>연극영화과<br>사진과 |
| | 문학의 이해<br>시 창작 | 문장론<br>소설 창작 | 고전 문학의 감상과 비평<br>희곡 창작 | 현대 문학의 감상과 비평<br>매체와 문학 | |
| | 연극의 이해<br>연극 감상과 비평<br>영화 제작 실습 | 무대 기술<br>영화의 이해<br>영화 감상과 비평 | 연기<br>영화 기술 | 연극 제작 실습<br>영화 창작과 표현 | |
| | 사진의 이해<br>사진 편집 | 기초 촬영<br>디지털 사진 촬영 | 중급 촬영<br>디지털 사진 표현 기법 | 암실 실기<br>사진 감상과 비평 | |
| 외국어 | 심화 영어<br>영어 독해<br>영어 문법 | 영어 청해<br>영어 작문 | 영어 회화 I<br>영어권 문화 I | 영어 회화 II<br>영어권 문화 II | 영어과<br>독일어과<br>프랑스어과<br>스페인어과<br>중국어과<br>일본어과<br>러시아어과<br>아랍어과 |
| | 기초 독일어<br>독일어 독해<br>독일어 문법 | 독일어 청해<br>독일어 작문 | 독일어 회화 I<br>독일어권 문화 I | 독일어 회화 II<br>독일어권 문화 II | |
| | 기초 프랑스어<br>프랑스어 독해<br>프랑스어 문법 | 프랑스어 청해<br>프랑스어 작문 | 프랑스어 회화 I<br>프랑스어권 문화 I | 프랑스어 회화 II<br>프랑스어권 문화 II | |
| | 기초 스페인어<br>스페인어 독해<br>스페인어 문법 | 스페인어 청해<br>스페인어 작문 | 스페인어 회화 I<br>스페인어권 문화 I | 스페인어 회화 II<br>스페인어권 문화 II | |
| | 기초 중국어<br>중국어 독해<br>중국어 문법 | 중국어 청해<br>중국어 작문 | 중국어 회화 I<br>중국 문화 I | 중국어 회화 II<br>중국 문화 II | |
| | 기초 일본어<br>일본어 독해<br>일본어 문법 | 일본어 청해<br>일본어 작문 | 일본어 회화 I<br>일본 문화 I | 일본어 회화 II<br>일본 문화 II | |
| | 기초 러시아어<br>러시아어 독해<br>러시아어 문법 | 러시아어 청해<br>러시아어 작문 | 러시아어 회화 I<br>러시아 문화 I | 러시아어 회화 II<br>러시아 문화 II | |
| | 기초 아랍어<br>아랍어 독해<br>아랍어 문법 | 아랍어 청해<br>아랍어 작문 | 아랍어 회화 I<br>아랍 문화 I | 아랍어 회화 II<br>아랍 문화 II | |
| 국제 | 영어 강독<br>중국어 강독<br>국제 정치 I<br>세계 문제<br>국제법<br>한국의 현대 사회<br>예능 실습 | 독일어 강독<br>일본어 강독<br>국제 정치 II<br>비교 문화 I<br>지역 이해<br>한국어 | 프랑스어 강독<br>러시아어 강독<br>국제 경제 I<br>비교 문화 II<br>인류의 미래 사회<br>과제 연구 I | 스페인어 강독<br>아랍어 강독<br>국제 경제 II<br>정보 과학<br>한국의 전통 문화<br>과제 연구 II | |

## 6) 교육과정의 편성과 운영의 중점

### (1) 공통 지침

가) 고등학교 교육과정의 총 이수 단위는 204단위이며 교과(군) 180단위, 창의적 체험활동 24단위로 나누어 편성한다.

나) 교과의 이수 시기와 단위는 학교에서 자율적으로 편성·운영할 수 있다.

다) 교육 효과를 높이기 위해 학생의 학기당 이수 과목 수를 8개 이내로 편성하도록 한다.

라) 선택 과목 중에서 위계성을 갖는 과목의 경우 계열적 학습이 되도록 편성한다. 단, 학교의 실정 및 학생의 요구, 과목의 성격에 따라 탄력적으로 운영할 수 있다.

마) 선택 과목은 학교의 실정과 학생들의 요구를 반영하여 편성하되, 학교는 필요에 따라 이 교육과정에 제시되어 있는 과목 외에 새로운 과목을 개설할 수 있다. 새로운 과목을 개설하여 운영하고자 할 경우에는 시·도 교육청의 교육과정 편성·운영 지침에 의거하여 사전에 필요한 절차를 거쳐야 한다.

바) 일정 규모 이상의 학생이 이 교육과정의 편제에 있는 특정 선택 과목의 개설을 요청할 경우, 학교는 이를 개설해야 한다.

사) 학교에서 개설하지 않은 선택 과목 이수를 희망하는 학생이 있을 경우 그 과목을 개설한 다른 학교에서의 이수를 인정하도록 한다.

아) 학교 및 학생의 필요에 따라 지역 사회의 학습장에서 행하는 학습을 이수 과목으로 인정할 수 있다. 다만 이 경우 시·도 교육청이 정하는 지침에 따른다.

자) 학교는 필요에 따라 대학과목 선이수제의 과목을 개설할 수 있고, 국제적으로 공인받은 교육과정과 과목을 선택 과목으로 인정할 수 있다. 다만, 이와 관련된 구체적인 사항은 시·도 교육청의 지침에 따른다.

차) 학교는 필요에 따라 교과의 총 이수 단위를 증배 운영할 수 있다. 단, 전문교육을 주로 하는 학교는 전문 교과에 한하여 증배 운영할 수 있다.

카) 학교는 학생이 3년간 이수해야 할 학년별, 학기별 과목을 편성하여 안내해야 한다.

## (2) 일반계 고등학교

가) 교과(군)의 이수 단위 180단위 중 필수 이수 단위는 116단위 이상으로 한다.

나) 학생의 진로 과정을 고려하여 교과(군)별 최소 필수 이수 단위 수로 편성할 수 있으나, 교과 영역별로 제시된 단위 수를 편성·운영하여야 한다.

다) 일반계 고등학교에서 체육, 음악, 미술 등의 과정을 개설하거나 자율 학교로 지정된 학교의 경우 교과(군) 최소 이수 단위인 72단위로 편성·운영할 수 있다.

라) 학교는 학생의 요구 및 흥미, 적성 등을 고려하여 진로를 적절히 안내할 수 있는 진로 집중 과정을 편성·운영하도록 한다. 이를 위해 학교는 이 교육과정에 제시하는 '학교자율과정'에서 진로 집중 과정과 관련된 과목의 심화학습이 이루어질 수 있도록 편성·운영한다.

마) 과학, 수학, 사회, 영어, 예술, 체육 등 교과를 중심으로 중점 학교를 운영할 수 있으며 이 경우, 학교자율과정의 50% 이상을 관련 교과목으로 편성할 수 있다.

바) 체육, 음악, 미술 등의 과정을 개설하는 학교의 경우, 필요에 따라 지역 내 중점 학교 및 지역 사회 학습 장 등을 활용할 수 있다.

사) 일반계 고등학교에서 직업에 관한 과정을 운영할 수 있으며, 이와 관련된 세부 지침은 시·도 교육청에서 정한다.

아) 학교에서 제2외국어 과목을 개설할 경우, 2개 이상의 과목을 동시에 개설하도록 노력해야 한다.

## (3) 전문교육을 주로 하는 고등학교

가) 교과(군)의 이수 단위 180단위 중 보통 교과 필수 이수 단위는 72단위 이상으로 편성 하며, 전문 교과의 과목은 80단위 이상 편성한다.

나) 전문 교과의 각 과목에 대한 이수 단위는 시·도 교육감이 정하되, 외국어와 국제에 관한 교과의 각 과목별 이수 단위는 5단위를 기본으로 하되, 3단위 범위 내에서 증감 편성할 수 있다.

다) 전문 교과의 기초가 되는 과목을 선택하여 이수할 경우, 이를 해당 보통 교과의 이수로 간주할 수 있다.

라) 내용이 유사하거나 관련되는 보통 교과의 과목과 전문 교과의 과목은 교체하여 편성·운영할 수 있다.

마) 농생명산업, 공업, 상업정보, 수산·해운, 가사·실업 계열의 고등학교는 다음과 같이 편성·운영 할 수 있다.

    a. 전문 교과는 필요한 경우 다른 계열의 전문 과목을 선택하여 편성·운영할 수 있다.

    b. 학과별 필수 과목은 필요한 경우 학교장이 정할 수 있으며, 2개 이상의 계열을 운영하는 경우, 해당 학과가 속한 계열의 필수 과목을 이수한다.

    c. 교육과정 내용과 관련이 있는 현장 실습을 운영하여야 한다. 이 경우 다양한 형태로 운영할 수 있으며, 이와 관련된 구체적인 사항은 시·도 교육청이 정한 지침에 따른다.

바) 국제계열 고등학교는 전공 관련 교과군과 외국어에 관한 교과의 과목에서 80단위 이상 이수하되, 전공 관련 교과군에서 50% 이상 편성한다.

사) 외국어 계열 고등학교에서는 전문 교과 총 이수 단위의 60% 이상을 전공 외국어로 하고, 전공 외국어 포함 2개 외국어로 전문 교과를 편성해야 한다.

아) 이 교육과정에 명시되지 아니한 계열의 교육과정은 유사 계열의 교육과정에 준한다. 부득이 새로운 계열의 설치 및 그에 따른 교육과정을 편성할 경우와 학교의 실정에 따라 새로운 과목을 설정하여 운영하고자 할 경우에는 시·도 교육청의 교육과정 편성·운영 지침에 의거하여 사전에 필요한 절차를 거쳐야 한다.

# 4. 미용 교육과정의 구분

## 1) 고등학교 미용 교육과정

**고등학교의 형태에 따른 교육과정 비교**

**(1) 초·중등 교육법에 의한 고등학교**

교육과학기술부(2012)의 분류기준에 따르면 미용관련 고등학교는 특성화 고등학교, 통합형 고등학교, 가사고등학교로 분류되어 있다.

특성화 고등학교는 농업, 공업, 상업, 임업, 정보통신, 수산·해운, 가사·실업 등 각종 분야를 특성화하여 해당 분야에 소질과 적성, 관심을 가진 학생들이 해당 분야의 전문가로 성장해 나갈 수

표 2-6 고등학교와 가사·실업계열의 목표 비교

| 고등학교 교육목표 | 가사·실업계열의 목표 | 차이점 |
|---|---|---|
| - 학생의 적성과 소질에 맞는 진로를 개척<br>- 평생 학습의 기본역량과 태도를 갖춤<br>- 세계시민으로서의 자질 함양 | - 가사·실업분야의 산업과 직업세계에 대한 올바른 이해<br>- 가사·실업 분야의 기초 지식과 기술의 습득<br>- 가사·실업 분야의 산업발전에 이바지함. | - 고등학교의 교육목표는 학생의 적성과 소질을 바탕으로 평생학습과 세계시민으로서의 자질함양을 목표로 하였으나, 가사·실업계열의 교육목표는 가사·실업 산업분야에 국한되어 기초지식과 산업 발전에 이바지할 것을 목표로 함. |

있도록 기초적인 전문교육을 자율적으로 실시하여 직업인력 양성을 목적으로 교육과정을 운영하는 고등학교를 말한다. 전공학과에 따라 교육과정을 달리하며 해당분야의 이론과 실습에 많은 시간을 할애하고 있고, 총 이수해야 할 단위는 204단위이며 교과(군) 180단위, 창의적 체험화동 24단위로 나누어 편성한다. 교과(군)의 이수단위 180단위 중 보통교과 필수 이수단위는 72단위 이상으로 편성하며 전문 교과의 과목은 80단위 이상 편성한다.

통합형 고등학교는 일반계·전문계 계역 구분 없이 취업이나 진학을 희망하는 학생에게 1학년은 공통과목을 이수하고 2~3학년에서는 전문교과를 이수할 수 있게 교육과정을 편성하여 그들의 진로를 발전시켜 나가는데 적절한 교육을 제공하는 통합적 교육과정을 운영하고 있다. 가사 고등학교는 전문계 고등학교 중 가사 계열 학과만 설취하고 운영하는 고등학교를 말한다(초·중등 교육법 시행 규칙 제2조).

### (2) 평생 교육법에 의한 학력인정 시설

학교형태 평생교육시설은 교육과정 및 시설·설비 등이 초등학교, 중학교 또는 고등학교와 유사한 시설로서 경제적 이유 등 개인사정으로 정규학교 미진학자 및 탈락자, 근로청소년, 성인 등을 대상으로 해당 교육과정을 운영하는 교육시설이다. 교육감에게 등록한 학교형태 평생교육시설 중 일정기준 이상의 요건을 갖춘 경우, 교육감이 이를 고등하교 졸업이하의 학력이 인정되는 시설로 지정하며, 이 시설의 학습자가 소정의 과정을 이수하면 초·중·고등학교 졸업자와 동등한 학력이 인정되는 시설을 학력인정 시설이라도 한다. 현재 학력인정학교의 경우 관할관청의 승인을 얻어 매학년도를 3학기로 나누어 운영할 수 있고, 이는 고등학교과정의 경우 1년의 범위 내에서 단축할 수

**표 2-7 학력인정시설 이수단위**

| 구분 | 1년 2학기제 | | 1년 3학기제 | |
|---|---|---|---|---|
| | 이수교육과정 | 주5일 수업제 | 이수교육과정 | 주5일 수업제 |
| 수업연한 | 3년 | 3년 | 2년 | 시행보류 |
| 총 이수단위 | 216단위 이상 | 210단위 이상 | 180단위 이상 | |
| 수업일수 | 연 220일 | 연205일 전후 | 연270일 | |
| 학기당 수업주수 (주당 평균수업시수) | 17주 (36시간) | 17주 (35시간) | 15주 (30시간 이상) | |
| 총 수업시구 | 3672시간 | 3570 시간 | 2700 시간 | |

참조 : 서울특별시 교육청 (2007)

있다. 학력의 수준과 질을 일정한 수준으로 유지할 수 있도록 초·중등 교육법에서 요구하는 최저 수준(교육과학기술부 고시 제 2004-85호)의 교육과정의 운영을 명시하였으나 교육과정의 운영에 있어서는 단위 학교별 교육과정 운영의 자율성을 제고하였고, 일반학교와 같은 교육과정을 이수하도록 하는 것보다는 기본교과를 중심으로 교과목 수를 줄이는 등 융통성 있게 운영하도록 권장하고 있다. 또 평생교육법 제10조 2항의 규정에 근거하여 1년 2학기제와 3학기제로 운영할 수 있고 그에 따른 교육과정의 총 이수단위는 다음과 같다.

## 2) 전문대학 미용 교육과정

전문대학의 교육목적은 고등교육법 제3장 47조에 명시되어 있는바 '전문대학은 사회 각 분야에 필요한 전문적인 지식과 이론을 교수 연구하고 재능을 연마하여 국가사회의 발전에 필요한 전문 직업인을 양성함을 목적으로 한다'라고 되어 있다. 따라서 2년제 대학은 중견직업인의 양성을 주된 교육 목적으로 하면서 고등교육 대중화에 일익을 담당, 특별과정 등을 통한 성인교육실시, 지역사회봉사, 그리고 4년제 대학으로의 편입준비 등의 역할을 수행하면서 성장을 하여왔다. 1991년 부산의 동주여자전문대학과 강릉의 영동전문대학에 국내 최초로 미용관련학과가 개설되면서 전문대학 미용교육 시대의 문을 열게 되었다. 그 뒤 미용관련학과는 꾸준한 인기 속에 발전을 거듭하여 1997년에는 18개 대학이던 것이 2012년 현재 전국 99여개 대학으로 급격한 증가세를 보이고 있다. 미용관련학과 2년제 대학은 미용 현장에서 요구되는 기술 인력을 교육하여 현장에서 즉시 수행할 수 있는 전문인을 양성하고 4년제에 비해 시간적, 경제적 부담을 경감시키고 전문적인 직업교육을 실시하는 단기 고등 교육제도로서 정착되어 가고 있다. 또한, 중견직업인 양성이라는 뚜렷한 교육목표를 가지고, 전문 미용교육의 이론과 실제를 과학적으로 학습 연구하고 피부, 헤어, 메이크업, 네일아트 등 변해가는 미용계의 흐름에 발맞추어 예술적이며 미적인 실기능력을 갖춘 유능한 전문 미용인과 산업체에서 요구되는 전문 미용인력 양성을 위해 철저한 현장 중심의 교육체제 도입이 필요하다(김순옥, 2007). 미용관련학과 2년제 대학 교육과정은 크게 헤어전공과 피부미용전공, 메이크업 전공으로 나뉘는데 한국직업 능력 개발원 학과 사전에는 '현대는 직업의 다양성과 전문성을 필요로 하는 시대로서 미용은 인간과학과 예술에 바탕을 둔 하이테크분야로 과학적 기초위에 미용기술의 다양한 응용분야를 습득하게 하여 미용예술을 창조할 수 있는 능력을 배양하고 미적능력을 갖춘 전문기술인 양성을 목표로 한다'고 명시되어 있다. 따라서 전문 과정을 이수하여 미용사 면허증을 취득하게 되고 직종에 이를 소지하여야만 관련 직종에 근무하거나 경영을 할 수 있게 된다. 또한 실기교육 방법론 및 교육학 개론을 이수함으로 실기교사 자격증을 취득한다면, 학원관련 산업체 및 학교 등에서 실기교사로 활동할 수 있다. 현재 미용관련학과 대학의 교육과정은 1학년에는 다양한 기초 학문과 주변 학문으로 전공 분야의 미용 기초 학문이 구성되었고 2학년에는 전문 연구 심화과정으로 구성되어 있음을 알 수 있다. 또한 미용분야는 순수학문이면서 실용학문으로 실습이 이론이고 이론이 실습이 될 수 있는 특수한 학문으로 2년제 대학의 교육은 산업현장에서 직접 응용될 수 있어야 하며 다양한 학문의 특수성을 좀 더 이해하고 전문인 양성과 더불어 전문 연구 인력으로서 실습과 이론이 겸비된 교육과정이 필요하다. 특히, 전문지식과 기술을 가르치는 미용관련학과의 2년제 대학의 교육과정은 전공과목과 교양과목은 서로 조화로운 상보적인 균형을 유지하여야한다. 전공은 실제를 다루고 경험적이지만 교양은 이론을 다루고 관념적이라고 구분하고 있으므로 교양과목과 전공과목을 학부와 대학원 수준의 교육으로 독립시켜 역할을 분담케 하고자 하는 것이다. 전체 이수학점에 대해 교양학점이 차지해야 될 비율이 어느 정도이어야 되는가에 대한 합리적인 기준이나 합의된 정도는 없지만 대학별 교양학점 비율간의 불균형은 미용관련학과 영역의 전체 교육과정에 중요한 고려사항으로 간주된다. 전문대학의 교육방향은 중견직업인을 양성하기 위해 해당 분야의 지식이나 기능을 습득하는데 중점을 두고 있지만, 궁극적으로 학생들이 졸업 한 후 훌륭한 교양인으로 살아갈 수 있는 태도를 길러주는 것이 필요하다.

### 3) 4년제 대학교 미용 교육과정

21세기 4년제 대학은 지식기반 사회의 도래로써 그 어느 때보다도 대학의 중요성이 강조되고 있다. 대학교육은 끊임없는 연구 활동을 통하여 지식을 창조하고, 새로운 기술을 생성해내는 핵심적인 역할을 담당하는 곳이기 때문이다. 4년제 대학의 교육목적은 고등교육법 제28조에서 명시되어 있듯이 '대학은 인격을 도야하고, 국가와 인류사회의 발전에 필요한 학술의 심오한 이론과 그 응용방법을 교수 연구하며, 국가와 인류사회에 공헌함을 목적으로 한다'라는 취지를 가진다. 이에 따라 4년제 대학에서의 교육은 사회 저변에 응용될 수 있는 학술적인 내용과 사회발전의 선도적 역할을 담당할 수 있는 인재의 양성에 초점이 맞추어 진다(구광조, 1998). 전문적인 학문적 지식과 리더쉽 그리고 원만한 대인관계의 형성 등이 대학교육이 지녀야 하는 의미가 된다(전용식, 이종호, 2007). 미용관련학과 4년제 대학의 교육과정은 1, 2학년에는 전공 필수, 전공 선택, 교양 필수, 교양 선택 등 다양한 미용 기초 학문과 미용 주변 학문이 구성되어 있고 3, 4학년에는 전공 선택으로 학습자가 선택할 수 있도록 전문 연구 과정으로 구성되어 있다. 미용관련학과 4년제 대학의 교육과정 중 실습교육은 전문대학과 차별화된 교육과정으로 구성되어야함에도 불구하고 전문대학의 교육과정을 모방하거나 산업 직업인 과정에서 요구하는 중견직업인을 육성하는 실습위주의 교육과정으로 대부분이 구성되어 있다. 또한, 교육과정에서 교육을 담당하는 비전공자로서 현장 직무능력이 뛰어난 외래강사에 의존하고 있는 실정이다. 이는 학문적으로 미용관련학과를 담당할 수 있는 전문 전공교수를 임용하기가 사회 체제 면에서 어려움과 함께 교육 정책적으로 미용관련학과의 부재로 인한 전문 연구 인력의 부족으로(안영희, 2004), 지식생산 및 고급인력양성이라는 틀 아래 교육이 이루어져야 함에도 불구하고 2년제 교육의 틀에서 벗어나고 있지 못하고 있는 실정이다. 미용관련학과 4년제 대학은 졸업 후 전문연구인력인 교육자로서의 미용교사와 산업 직업인으로 전문 미용지도자를 양성하는데 있다. 정통성과 정체성을 가진 순수 실용예술학문으로써의 시대적 사회적 의도와 학적(學的) 현상으로써 학문의 틀을 잡아간다는 것은 미용교육에 대한 차별화 된 교육과정을 요구하고 있음을 반영한다. 또한, 다양한 주변 학문을 비롯하여 미용기초학문이 필요하나 미용 주변 학문이 다양하지 못하고, 전공에서도 4년제 대학의 교육목표인 학문적 지식과 사회발전의 선도적 역할을 할 수 있는 학술적인 전공 이론 교육이 미흡하다. 현재 미용관련학과 4년제 대학의 교육과정은 학문적 탐구보다 전문직 취업 준비에 매달리는 실정이다. 따라서 사회에서 요구하는 학문을 기초로 하여 체계적이고, 과학적인 미용관련 학문이 발전하기 위해서는 4년제 대학 교과과정의 개선이 시급하며 개선안으로서 4년제 대학 교육과정을 심층적으로 분석하여 전공교과의 체계를 구성하는 것이 필요하다. 앞에서 살펴 본 바와 같이 2년제 대학과 4년제 대학은 그 설립의 취지에서부터 차이를 지니고 있음으로 해서 교육목적과 학생들에게 교수하는 내용의 차이들을 가지게 된다. 물론 사회의 기반을 형성하는 중요 인력을 양성한다는 취지에서는 2년제 대학과 4년제 대학이 같은 목적을 가지게 되지만, 4년제 대학의 교육목적은 고등교육법 제3장 28조에 의거 졸업생들은 사회저변에 확대, 응용될 수 있는 학술적인 내용과 국가와 사회발전의 선도적 역할을 담당할 수 있는 인재의 양성이라는 측면에서, 또 2년제 대학의 졸업생들은 전문 직종에서 각자의 영역을 확립하고 산업현장의 일선에서 선도적 역할을 담당하는 중견직업인의 양성이라는 측면에서 차별성을 가지게 된다. 다시 말해 4년제 대학은 중간관리자로서의 실무교육으로 초점을 맞추어 고급인력 양성에 목표를 둔다면, 2년제 대학은 인력양성 목표가 현장 기능인으로 현장실무자를 양성하는 것으로 볼 수 있다.

### 참고문헌

- 권낙원, 김민환, 한승록, 추광재 (2011). 교사를 위한 교육과정론. 서울: 공동체.
- 김민환 (2004). 실제적 교육방법론. 서울: 양서원.
- 김종백, 김정희, 최희준 (2009). 교육과정 및 교수학습 이론과 실제. 서울: 학지사.
- 배장오 (2011). 교육학 교과 교육론. 서울: 서현사.
- 윤팔중 (1980). 인간중심 교육과정이론. 서울: 교육과학사.
- 이자영 (2012). 미용관련 고등학교의 교육과정 연구. 성결대학교 석사학위논문
- 임하윤 (2013). 특성화 미용고등학교 교사의 교육과정 운영에 관한 개선방안. 광주여자대학교 석사학위논문.
- 추광재, 최화숙 (2010). 교육과정의 이해. 서울: 강현출판사.
- 한국교육과정학회 (2002). 교원과정: 이론과 실제. 서울: 교육과학사.
- 홍후조 (2011). 알기쉬운 교육과정. 서울: 학지사.
- Alberty, H. B & Alberty, E. L (1963). Reorganizing the highschool curriculum. New York: The Macmillan.
- Apple. M (1979). Ideology and curriculum. London, England: Routledge.
- Bruner. J. S (1960). The process of education. Cambridge. Mass: Harvard University Press.
- Hirst, P. H (1974). Knowledge and the curriculum. London: RKP.
- Peters, R, S (1966). Ethics and education. London: Allan and Unwin.
- Taylor, P. H (1970). How teachers plan their courses. London: The National Foundation for Educational Research in England and Wales.

·Taylor, P. H & Johnson, M (1974). Curriculum development: A comparative study. Windsor: National
 Foundation for Educational Research.
·교육과학기술부
·서울시 교육청
·http://www.google.com
·http://www.naver.com

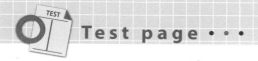

Test page · · ·

**01. 교육과정의 어원적 의미에 대한 설명 중 옳지 않은 것은?**

① 교육과정의 어원은 'currere(쿠레레)'라고 하는 라틴어에서 유래되었다.

② 교육과정은 '학교에서 학생들이 배우게 되는 정해진 내용과 과정'의 밖으로는 나갈 수 없음을 의미한다.

③ 정해진 체제(학교 등)내에서 교육과정이 제시한 목표를 달성한 사람에게는 졸업장이나 수료증이 주어진다.

④ 교육과정은 가르쳐야 할 목표와 내용의 의미가 강하며, 가르치는 이유와 방법의 의미와는 관계가 없다.

**02. 교육과정에 대한 다양한 정의에 대한 설명으로 옳은 것은?**

① 교육과정에서 교사와 학생과의 상호작용보다 교사의 태도가 중요하다.

② 교육과정이란 특정 목적을 위하여 숙달되어야 할 일련의 과업을 말한다.

③ 학생을 교육하기 위해 학교 안팎으로 세운 모든 계획을 교육설정이라고 한다.

④ 교육과정이란 교사와 학생 간의 대화에서 야기되는 의미와 방향성을 경험하는 과정이다.

**03. 다음 중 교육과정의 구성요소가 아닌 것은?**

① 교육목표          ② 교육내용          ③ 교육평가          ④ 교육행동

**04. 교육의 과정 중에서 마지막 단계에 이루어지는 활동으로 교육목표의 실천 여부를 점검하고 그 내용과 방법 면에 새로운 시사점을 제공해 주는 역할을 하는 단계는?**

① 교과과정          ② 교육평가          ③ 교육내용 선정          ④ 교육목표 설정

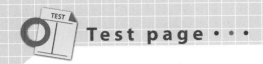

**05.** 아래의 내용은 어떤 교수·학습활동의 유형인가?

> ·한 학급의 학생을 7~8명씩 집단으로 나누어 학습하도록 하는 방법이다
> ·다인수의 토의에서 몇 학생만이 토의를 좌우함으로써 발생하는 폐단을 없애고, 참가자 전원이 자아관여를 체험하여 적극적인 태도로 토의에 참여하게 하는 데에 의의가 있다.

① 구안학습        ② BUZZ학습        ③ 집단학습        ④ 문제해결학습

**06.** 학습의 능률과 기능적 편리를 위하여 학생들의 집단을 몇 개의 소집단으로 나누어 학습하게 하는 형태를 무엇이라 하는가?

① 분단학습        ② 공동학습        ③ 현장학습        ④ 협동학습

**07.** 문제해결학습의 단점을 보완하기 위하여 고안된 것으로 교사의 지도와 동시에 학생이 생활에 가치 있다고 생각되는 문제를 설정·계획하고 문제를 해결해 가는 학습방법은 무엇인가?

① 강의법        ② 문답법        ③ 구안학습        ④ 문제해결학습

**08.** 다음 설명에 알맞은 교육과정은 무엇인가?

> ·학교와 같은 교육기관의 공식적 교육과정에서 의도, 계획하지 않았으나 수업이나 학교교육의 관행으로 학생들이 은연중에 배우는 가치, 태고, 행동양식과 같이, 교육결과로서 경험된 교육과정이다.
> ·이 교육과정은 의도를 가지고 계획하거나 공식적으로 실천하기보다 우리가 흔히 비교육적·반교육적이라고 칭하는 잘못된 교육의 결과이기 쉽다.

① 영 교육과정        ② 잠재적 교육과정        ③ 공식적 교육과정

④ 비공식적 교육과정

**09. 교과중심 교육과정의 장점에 대한 설명으로 틀린 것은?**

① 교육이 지식의 전달이라는 교육관과 일치한다.

② 학생들의 지적 능력을 발전시키는데 가장 적합하다.

③ 학생들의 흥미나 필요, 능력을 고려한 교육과정이다.

④ 새로운 지식이나 사실을 설명하고 조직하는데 효과적이다.

**10. 경험중심 교육과정에 대한 설명으로 맞는 것은?**

① 교과과정 교육과정을 비판하며 그 대안으로 제시된 것이다.

② 학생들에게 교과내용 그 자체를 중요하게 생각했던 교육과정이다.

③ 모든 학생에게 일률적인 학습이 이루어지며 다수를 중시한 교육과정이다.

④ 경험중심 교육과정은 아동학습보다는 성인학습에 더 효과적인 교육과정이다.

**11. 다음 중 학문중심 교육과정의 단점으로 알맞은 것은?**

① 법칙이나 원리를 학습하는 단계에서 부적합하다.

② 흥미나 필요 및 능력을 고려하지 않은 교육과정이다.

③ 인간교육과 같은 정의적 영역의 교육에 집중하였다.

④ 학문이나 교과 간의 관련성이나 통합성에 간과하였다.

**12. 학생들의 주체적 지식의 구성과 학습 참여를 강조하며 교사는 학생을 도와주는 동반자 관계를 유지하도록 요구하고, 학습자중심 평가와 학습과정 평가를 강조하는 교육과정은 무엇인가?**

① 인본중심 교육과정     ② 행동주의 교육과정     ③ 인지주의 교육과정

④ 구성주의 교육과정

**13.** 중앙 집권형 교육과정의 장점이 아닌 것은?

① 풍부한 전문 인력을 활용할 수 있다.

② 학습자의 자발적 학습 기회가 촉진된다.

③ 전국적으로 통일된 교육과정을 가진다.

④ 학교 간 교육과정의 연계성을 충족시킨다.

**14.** 한 국가의 초·중등 교육의 기본 설계도이며, 교육에 대한 국가의 의도를 담은 문서 내용을 말하는 교육과정은 무엇인가?

① 국가수준의 교육과정        ② 지역수준의 교육과정        ③ 학교수준의 교육과정

④ 지방분권형 교육과정

**15.** 미용의 제도권 교육의 형성 시기 중 국내 최초로 미용관련 학과가 신설된 년도는 언제인가?

① 1990년        ② 1991년        ③ 1992년        ④ 1993년

**16.** 몇 차 교육과정이 도입되면서 미용과를 가사·실업계열에 신설하였는가?

① 4차 교육과정        ② 5차 교육과정        ③ 6차 교육과정        ④ 7차 교육과정

**17.** 2010년 고등학교 유형이 개편되어 일반고, 특목고, 특성화고, 자율고 4개 유형으로 단순화되었는데 미용관련 고등학교는 어떤 유형으로 일원화되었는가?

① 일반고등학교        ② 특성화고등학교        ③ 자율형고등학교

④ 특수목적고등학교

**18.** 우리나라 교육과정 중 전문교과인 미용교과(헤어미용, 피부미용, 메이크업, 네일아트)는 어느 계열에 포함되는가?

① 공업계열        ② 상업계열        ③ 예술계열        ④ 가사·실업계열

**19.** 가사·실업계열 고등학교 교육과정 개정의 주요 중점 내용이 아닌 것은?

① 기초 능력 중심의 교육과정

② 평생 교육과 연계된 교육과정

③ 산업 현장을 더 중시하는 교육과정

④ 산업과 직업세계의 변화에 부응하는 교육과정

**20.** 가사·실업계열 관련 분야의 교과 목표로 틀린 것은?

① 경쟁사회에 대비한 지식과 능력을 기른다.

② 산업과 직업세계에 대한 이해를 바르게 한다.

③ 미래 사회의 변화에 대처할 수 있는 능력을 기른다.

④ 기초 지식을 바탕으로 관련분야의 실무를 창의적으로 수행한다.

**21.** 교육 내용이 실무에서 어떻게 적용 될 수 있는지를 알려 주고 제시해 주어 학생들에게 학습에 대한 동기부여를 증진시킬 수 있는 교수·학습 방법은 무엇인가?

① 통합적 교수·학습 방법

② 협력 중심의 교수·학습 방법

③ 체험 활동 중심의 교수·학습 방법

④ 실제 생활과 연계된 교수·학습 방법

**22.** 다음 편제에 대한 내용으로 괄호 안에 들어갈 말은?

> · 고등학교 교육과정은 교과(군)과 창의적 체험활동으로 편성한다.
> · 교과는 보통교과와 전문교과로 한다.
> · 창의적 체험활동은 자율 활동, 동아리 활동, 봉사활동, (        )으로 한다.

① 체험 활동          ② 진로 활동          ③ 기초 활동          ④ 직업 활동

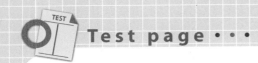
**23.** 보통 고등학교의 1단위는 몇 분을 기준으로 하며 한 학기 당 몇 회를 이수하는 수업량을 말하는가?

① 50분, 17회      ② 45분, 16회      ③ 40분, 17회      ④ 50분, 16회

**24.** 다음 교과 이수 단위에 대한 내용으로 괄호 안에 들어갈 말은?

> 교과(군)의 이수 단위 180단위 중 보통교과 필수 이수 단위는 72단위 이상으로 편성하며, 전문교과 의 과목은 (    ) 단위 이상 편성한다.

① 70단위      ② 75단위      ③ 80단위      ④ 85단위

**25.** 다음 중 미용 관련과의 직업 세계에 대한 설명으로 틀린 것은?

① 이·미용사는 아름다운 머리를 가꾸는 일을 도와주는 사람을 말한다.
② 피부 미용사는 피부를 건강하고 청결하게 관리해 주는 사람을 말한다.
③ 체형 관리사는 머리뿐 아니라 피부를 아름답게 가꾸는 일을 수행한다.
④ 메이크업 아티스트는 화장을 통해 아름다움을 만드는 사람을 말한다.

**26.** 전문계 고등학교는 어떤 교육을 바탕으로 산업 사회에서 요구하는 숙련된 기능 인력을 배출하는 것이 최종 목표로 인식하고 있는가?

① 직업교육      ② 현장교육      ③ 실무교육      ④ 서비스교육

**27.** 다음 괄호 안에 들어갈 말로 알맞은 것은?

> 가사·실업계열 고등학교 교육과정은 각 분야의 전문 교육을 통해 학생 개개인의 발달을 지원하고 가 사·실업 관련 산업 분야의 (       )에 초점을 두고 있다. 이를 위해 과목 구성에서 자격과의 연계 를 강화하고, 학생들의 졸업 후 관련 분야로의 취업, 진학, 취업 후 계속 교육 등의 다양한 진로 보장 이 가능하도록 분야별 현장성에 기초한 전문 교육 내용으로 구성하였다.

① 직업능력      ② 실무교육      ③ 기초이론수업      ④ 전문인력 육성

**28.** 학생들이 단편적으로 배운 지식들을 서로 관련지어 만들어 나가는 지도 또는 망을 의미하는 것은 무엇인가?

① 지식도　　　　② 개념도　　　　③ 마인드맵　　　　④ 브레인스토밍

**29.** 교육과정의 편성과 운영의 중점 중 공통지침에 대한 설명으로 틀린 것은?

① 교과의 이수 시기와 단위는 학교에서 자율적으로 편성, 운영할 수 있다.

② 교육효과를 높이기 위해 학생의 학기당 이수과목 수를 8개 이내로 편성한다.

③ 선택과목 중에서 위계성을 갖는 과목의 경우 계열적 학습이 되도록 편성한다.

④ 학생의 필요에 따라 지역사회의 학습장에서 행하는 학습은 이수과목으로 인정할 수 없다.

**30.** 가사 · 실업계열의 고등학교 교육과정의 편성과 운영에 대한 설명으로 옳은 것은?

① 학과별 필수 과목은 필요한 경우 교사가 정할 수 있다.

② 교육과정 내용과 관련이 있는 현장 실습을 운영하여야 한다.

③ 3개 이상의 계열을 운영하는 경우, 해당학과가 속한 계열의 필수 과목을 이수한다.

④ 전문교과는 필요한 경우 다른 계열의 전문 과목을 선택하여 편성, 운영할 수 없다.

┌─ 문제 답안 ─

| 1. 4 | 2. 2 | 3. 4 | 4. 2 | 5. 2 | 6. 1 | 7. 3 | 8. 2 | 9. 3 | 10. 1 |
|------|------|------|------|------|------|------|------|------|-------|
| 11. 4 | 12. 4 | 13. 2 | 14. 1 | 15. 2 | 16. 4 | 17. 2 | 18. 4 | 19. 3 | 20. 1 |
| 21. 4 | 22. 2 | 23. 1 | 24. 3 | 25. 3 | 26. 1 | 27. 4 | 28. 2 | 29. 4 | 30. 2 |

# 미용
# 교육학
# 개론

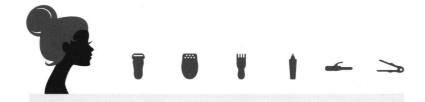

# 3장
# 미용
# 교육내용

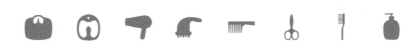

# 1. 헤어디자인 베이직

## 1) 미용도구의 개요

### (1) 미용도구의 기능과 관리

가) 미용도구

헤어디자이너의 손이나 손가락의 움직임을 실제적·구체적으로 돕는 기능을 갖고 도구로서 빗·가위·아이론·브러시·컬러 레이저·클럽·로드·핀 등이 있다.

나) 미용기구

물건을 넣거나 담아서 정리, 정돈하는데 필요한 용구를 말한다(소독기, 샴푸볼, 미용용의자, 두발용 용기, 컵 등).

다) 미용기계

동력을 응용해서 움직이는 장치를 말한다(바이브레이터, 헤어드라이어, 종합미안기 등).

### (2) 미용도구의 사용법

― 미용도구는 항상 청결하게 유지하여야 한다.
― 미용도구 사용 후 변질을 막을 수 있게 충분히 손질해야 한다.
― 미용도구의 보관은 케이스나 소독장에 정리·보관해야 한다.

## 2) 모발 및 두피 관리

### (1) 모발의 생성과 주기

가) 모발의 개요

모발은 Keratin이라는 경단백질로 구성되어 있고 하루에 13~135mm자란다. 계절적으로 는 가을과 겨울보다 봄과 여름이 훨씬 빨리 자라고 있다. 하루 가운데에서는 밤보다는 낮에, 특히 오전 10

시에서 정오 사이가 가장 **빠르게** 자란다고 하지만, 또 다른 학설에서는 낮보다 밤에, 특히 수면 후 2~3시간 이후에 호르몬 분비량이 많아서 더 많이 자랄 수 있다고 한다.

나) 모발주기

모발은 어느 정도 자라고 나서는 쉬고 다시금 **빠지는** 과정을 되풀이 한다. 이것을 모발 주기 또는 모주기라 하며 이처럼 모발은일정한 주기를 지닌 채 생사를 되풀이하는 특성을 가지고 있다.

## (2) 모발의 구조

가) 개요

모발의 구성요소는 털, 모낭, 모유두 그리고 부속기관으로 이루어져 있다. 모발은 크게 나누며 피부 속에 있는 부분과 피부 밖에 있는 부분으로 나눌 수 있다. 이때 털구멍 밖에 나와 있는 부분을 모간이라고 하고, 피부 속에 들어 있는 부분을 모근이라고 한다. 그리고 모발뿌리를 살펴보면 모근과 이를 감싸고 있는 모낭으로 이루어져 있고 밑부분에 모유두가 있다.

나) 모간
— 모표피 : 친유성으로 화학적 저항성이 강한 층이다. 제일 바깥층으로 각화작용을 한다.
— 모피질 : 대부분 85~90%를 차지하고 있다. 친수성으로 화학적 저항이 약한 층이다. 멜라닌 색소를 함유하며 모발색을 형성한다.
— 모수질 : 모근을 둘러싼 부분이다.

다) 모근·모유두·모낭
— 모근 : 피부 안의 털 부분이며 모낭으로 둘러싸여 있다.
— 모유두 : 혈관이 많고 모근에 영양 공급을 함으로써 모발의 성장을 담당한다. 모유두는 모구 밑부분의 함몰된 곳에 자리잡고 있으며, 모유두는 모발의 생성은 물론이고 발육에 있어 매우 중요한 역할을 담당하고 있다.
— 모낭 : 모근을 둘러싼 부분으로 모포라고도 불리는 모낭은 털 주머니 또는 털을 싸고 있다는 뜻을 지니고 있다.

## (3) 모발의 개요와 종류

### 가) 모발의 개요

털은 처음에 한 개가 난 뒤 곧바로 두 개가 따라서 난다. 이렇게 세 개가 한 조가 된 것을 기본으로 하여 국소적으로 집결한다. 이것을 모군이라 하는데 사람에게서는 거의 발견할 수 없다.

사람의 체모는 약 500만개로써 이중 모발이 차지하는 수는 약 10만개 정도에 해당한다. 물론 이 모발의 수는 인종에 따라 약간의 차이를 발견할 수 있다.

### 나) 모발의 미세한 구조

피부 바깥으로 나와 있는 모발은 가장 외측부터 큐티클, 피질, 수질의 3부위로 이루어져 있으며, 큐티클은 모발의 내부를 외부로부터 보호하기 위해서 딱딱한 각질층이며 7~8겹으로 되어있다.

### 다) 모발의 종류

— 연모 : 수질이 없고 부드러우며, 멜라닌 색소가 작은 갈색의 색상을 띄고 있다.

— 장모 : 모발, 수염, 겨드랑이털 등

— 단모 : 눈썹, 속눈썹, 귀털 등

### 라) 모발손상의 원인

— 일상적인 원인

일상생활에서 샴푸를 하거나 빗으로 빗을 때, 그리고 드라이를 할 때마다 조금씩 모발이 손상이 된다.

— 미용학적인 원인

영성들은 정기적으로 미용실에서 퍼머나 염색 또는 탈색을 하는데 이런 미용 행위에 의하여 모발은 많은 손상을 입게 된다.

—환경적인 원인

실외에서 모발에 쪼이는 자외선에 의하여 순상을 받는데 모발이 가는 사람은 햇빛을 많이 쪼인 후에는 모발의 멜라닌 색소가 파괴되어 모발의 색깔이 옅어지는 것을 느끼는 경우도 있다.

— 두피의 염증 및 여성형 탈모

두피의 염증이나 여성형 탈모가 있는 경우에는 건강한 모발이 자라지 못하고 가늘고 약한 모발이 자라게 되어 모발 손상에 취약해 지는데 어떤 원인에 의한 경우라도 훨씬 쉽게 그고 손상된다.

### (4) 모발 질환

모발 질환의 대표적인 것으로는 탈모를 들 수 있다. 탈모에는 생리적으로 발생하는 자연 탈모와 병적으로 일어나는 이상탈모가 있다.

### (5) 모발손실

건조모, 다공성모, 살상모, 퍼머넌트웨이브, 블리치, 염색머리 등 시술직후에 필요하다.
손상된 모발의 상태에 다라 적당한 모발손질과 약품으로 처리하여 정상적인 모발로 회복시킨다.

### (6) 모발과 영양

가) 영양소

건강한 두피와 모발관리를 위한 식품을 구성하는 영양소는 탄수화물, 단백질, 지질, 비타민, 무기질로 분류할 수 있으며, 이것을 5대 영양소라고 한다. 또한 물도 인체에 중요한 영양소이다. 그래서 6대영양소라고도 한다.

― 탄수화물

당질은 가수분해되었을 때 단당류의 수에 따라 단당류, 이당류, 그리도 다당류로 나눈다.

― 지방

지방은 힘과 열을 내는 에너지의 원료로 체지방이 되거나 호르몬 등의 생리활동에 관여한다.

― 단백질

단백질은 아미노산으로 구성되어 있으며 체조직을 유지하고 인체의 성장에 관여한다.

― 비타민

인체의 정상적인 생리기능에 필수적인 영양소로 체내합성이 되지 않기 때문에 충분한 섭취가 필요하다.

― 무기질

신체의 구성요소인 모발과 손톱, 신경조직 등을 형성하고 대사활동의 촉매역할을 하며 인체의 항상성유지와 생식활동을 하는데 있어 중요한 역할을 한다.


나) 모발건강을 위한 식습관

— 탈모 예방과 모발의 발육을 돕는 식품 : 모발의 주성분은 단백질 식품으로 기름기가 제거 된 육류와 어패류, 콩류 등을 많이 섭취하고 그 외에 과일류, 채소류, 해조류를 많이 섭취한다.

— 모발건강을 위해 피해야 할 식습관 : 술과 담배, 카페인은 최소화하고, 인스턴트 식품 및 튀긴 음식을 피하고, 자극적인 음식과 감미가 많이 되니 가공식품, 밀가루음식 등을 피한다.


### (7) 아로마테라피와 모발

아로마테라피는 약 5,000년의 역사를 가지고 있으며 고대부터 아로마오일을 향수나 시체의 부패 방지, 피부미용 등 다양하게 사용하였다.


가) 아로마오일의 특성

— 에센셜오일과 캐리어오일

•에센셜오일 : 식물의 꽃과 줄기 등에서 추출한 오일로 두피의 혈액순환과 모근에 영양을 공급 하고 윤기있고 건강한 모발로 만들어준다.

•캐리어오일 : 일명 베이스오일이라고도 하고 에센셜오일을 흡수시키기 좋게 도움을 주고 에센셜 오일의 증발을 막아준다.


— 아로마오일의 사용방법

에센셜오일은 점막층과 피부를 통해 혈액에 쉽게 흡수되기 때문에 전체적인 신체의 순환에 미치 고 내부 장기에도 영향을 준다.


— 아로마오일 사용시 주의사항

•아로마오일의 성분을 파악하고 용량을 반드시 지켜야 한다.

•예만한 피부는 반드시 패치테스트 하고 사용한다.

•아로마오일은 열과 빛에 약하기 때문에 암갈색 유리병에 담아 그늘에 보관한다.

•고혈압환자나 임산부 등은 반드시 성분을 확인하여 사용할 수 있는지 파악해야 한다.

나) 아로마오일의 분류
　— 휘발성에 따른 분류 : 아로마오일은 천연에서 얻어 오기 때문에 시간이 지날수록 향이 사라진다. 향이 사라지는 정도에 따라 탑노트, 미들노트, 베이스노트 등이 있다.
　— 계열에 따른 분류 : 시트러스계, 후로랄계, 허브계, 수모계, 스파이시계 등으로 분류한다.

다) 아로마를 활용한 헤어제품
에센셜오일은 오이로가 알코올에 대한 수용성을 지니고 있기 때문에 샴푸나 린스, 트리트먼트 제품에 혼합하여 다양하게 사용할 수 있다.

라) 모발과 두피에 사용하는 아로마오일
그레이프푸르트, 네롤리, 라벤더, 레몬 클라리 세이지, 사이프러스, 베르가못 등

### (8) 두피손실
가) 의의
두피는 건강두피, 지성두피, 건성두피로 나누어지는데 두피의 따라 두피의 손실이 달라진다. 헤어크림이나 헤어오일 등을 두피에 발라 마사지하거나 스티머 및 히팅캡을 사용하여 손질하는 것을 말한다.

나) 목적
　— 일단 두피에 염증이 생기면 비듬과 각질이 많이 생기는데 염증에 의하여 표피세포의 분열 및 증식 속도가 빨라져 각질이 비정상적으로 많이 새기기 때문에 비듬을 제거하고 방지하는 것은 중요한다.
　— 혈액순환을 왕성하게 하여 두피의 생리기능을 높인다.

다) 방법

— 물리적 방법 : 빗, 브러시, 스팀타월, 전류, 헤어스티머적외선, 자외선, 스캘프 머니플에이션에 의한 방법이다.

— 화학적 방법 : 헤어로션, 헤어토닉, 베이럼, 오드 키니네, 헤어크림 등의 양모제에 의한 방법이다.


라) 트리트먼트

— 트리트먼트의 이해 : 트리트먼트란 모발에 수분과 유분을 보급하여 두피나 모발을 튼튼하게 유지하고 열모, 절모, 지모, 비듬방지의 효과를 지닌 것으로 린스제, 토닉, 헤어 크림 등이 있다.

— 헤어트리트먼트의 종류 : 헤어트리트먼트제에는 그 사용목적, 사용방법, 형태에 따라 몇가지로 나눈다.


## (9) 두피관리 프로그램

가) 두피관리의 개념과 목적

— 두피관리의 개념 : 두피 및 모발건강을 저해하는 내적 또는 외적 이상 현상들에 대한 문제점이 발생하기 전에 advice와 care를 통하여 예방과 개선을 하는 관리를 말한다.

— 두피관리의 목적

두피도 피부의 한 부분으로 세포분열과정을 통한 일정한 각화주기가 존재한다.


나) 두피손상의 원인

— 내적인 요인 : 두피손상의 원인 중 가장 문제시 되어지는 부분으로 호르몬의 이상현상과 불규칙한 식생활, 소호기관이상, 스트레스가 있으며 이런 내적인 요인으로 인한 문제성두피는 두피관리만 을 통해서 효과를 보기는 어렵다.

— 외적인 요인 : 외적인 요인에 의한 두피손상의 원인은 크게 물리적인 요인과 화학적인 요인, 환경적인 요인을 들 수 있다.


다) 두피 스케일링

두피스케일링이란 두피 진정과 노폐물, 피지, 이물질, 산화 각질을 깨끗이 제거함으로서 두피의 모공세척과 제품 흡수를 도와주는 준비단계를 말한다.

라) 두피관리과정

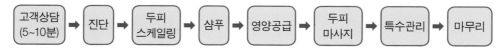

마) 두피프로그램

## 3) 헤어샴푸와 린스

### (1) 헤어샴푸

두피나 모발에는 피부의 분비물로서 피지와 땀이 분비되게 된다. 그러나 두발을 청결하게 유지하기 위해서 세정효과가 뛰어난 샴푸제와 손의 자극을 이용하여 두발을 깨끗이 하는 것을 모발의 샴푸를 의미한다.

가) 샴푸제의 기능
　─ 항상 청결하고 아름답게 유지시켜준다.
　─ 모발시술을 용하하게 한다.

나) 샴푸제의 선정
샴푸제는 모발과 두피의 상태와 목적에 적합한 것을 선정하도록 해야 한다.

다) 헤어샴푸의 일반적 사항
　─ 샴푸에 사용하는 물 : 합성세제를 주제로 한 샴푸제는 경수에도 세정력이 있고 거품을 잘 낸다.
　─ 샴푸의 횟수 : 대체로 일주일에 1~2회 하나, 피지가 과다 분비되는 사람은 일주일에 2회 이상 하거나 매일 해야 하는 경우도 있다.

라) 헤어샴푸의 종류와 특징

— 웨트 샴푸 : 물을 사용하는 샴푸 방법이다.

— 드라이 샴푸 : 물을 사용하지 않고 머리를 감는 방법으로 병상에 있을 때나 영할 때 하기 쉬운 샴푸법이다.

### (2) 헤어린스

가) 목적

— 샴푸 후 두발에 남아있는 금석성 피막과 불용성 알칼리 상분을 제거 시킨다.

— 두발이 엉키는 것을 막아주고 윤기를 더해준다.

— 건조해진 두발에 유분을 보급하고 대전성을 방지한다.

나) 종류와 특징

— 플레인 린싱 : 보통 물이 따뜻한 물로 두발을 헹구는 방법을 린싱에 사용하는 물은 38~40℃ 정도의 여수가 좋고 콜드퍼머넌트 웨이브 시에 제 1액을 씻어 내기 위한 중간 린스로서도 행해진다.

— 유성린싱 : 오일린스와 크림린스가 있다.

— 산성린스 : 비누의 불용성 알칼리 성분과 금속성 피막을 용해시켜서 두발을 엉키지 않게 하고 두발에 광택을 준다.

— 약용린스 : 염화 벤질 코늄, 라우릴 이소퀴놀리늄, 브로마이드, 징크, 피리티온, 살리실릭산 등과 같이 살균, 소독작용이 있는 물질 등을 배합해서 만들어진 약용린스제를 이용한 린스방법이다.

## 2. 헤어커트

### 1) 헤어커트

### (1) 헤어커트의 개념

일반적으로 커트는 '자른다'라는 뜻으로 쓰여 지지만 헤어디자인에 있어서는 오히려 반대로 '남긴다'라는 개념으로 이해하는 것이 알기 쉽다.

디자인이란 라틴어로 '계획을 명시하다'는 의미로써 남기기 위해서는 계획이 필요하다. 하나의 스타일과 목적을 가지고 계획적으로 라인이나 형을 만들어 나가는 것이다. 데생을 하기위해서는 먼저 점과 선, 그리고 면과 입체의 구도와 직선으로만 선과 선을 연결하여 형과 명암을 표현하는 것을 배운다.

### (2) 헤어커팅의 종류와 특징

웨트커트나 드라이커트는 장단점을 잘 파악한 후 스타일과 커트 진행상황에 맞춰 적용하면 좋을 것이다. 대체로 직선을 이용한 블런트커트나 클래식한 커트는 웨트상태에서 정확하게 시술하고, 질감커트나 마무리 정리 컷은 드라이상태에서 자연스럽게 시술한다.

가) 웨트커팅

두발에 물을 적셔서 레이저로 커트하는 방법이다. 정확한 커트에 용이하다. 두발의 결을 매끄럽게 하고 두발을 잡아당길 때 아픔을 방지하기 위해 두발에 물을 적셔서 사용한다.

나) 드라이커팅

두발에 물을 적시지 않고 가위나 클리퍼를 사용한다. 퍼머넌트 웨이브 등의 시술 전과 후로 나눠서 하는 프레커트와 에프터커트가 있다.

### (3) 헤어커팅의 방법

가) 테이퍼링

페더링이라고도 한다. 모발 끝을 점차 가늘게 커트하는 방법으로 자연스러운 정단을 만들며 모발의 양을 쳐내서 모발 끝으로 나갈수록 붓끝처럼 가늘게 하는 방법이다.

나) 커트 시 주의사항
― 모발의 성장 방향
― 카우릭의 성장 방향

— 두부의 고력구조와 형태, 특히 후두골은 모발의 길이를 결정짓는 중요한 요소이다.

### (4) 헤어커트의 원리

디자인의 구성요소에는 점, 선, 면, 형, 움직임, 방향, 명암, 색 등이 있고, 직선과 곡선, 길고 짧음, 선의 방향과 각도의 차이, 무거움과 가벼움 등의 조합으로 원하는 형태와 이미지를 구사하고 표현한다.

※ 커트의 3요소

— 이미지 : 관찰력, 비주얼의 형태감, 시작과 결과의 시나리오를 작성하고 완성된 결과를 미리 짐작한다.

— 남긴다 : 왼손에 의한 길이와 각도의 설정

— 자른다 : 오른손의 테크닉에 의한 불필요한 부분의 제거와 동시에 질감의 부여

# 3. 헤어컬러

## 1) 헤어컬러링

헤어컬러링은 착색이나 탈색에 의해 두발을 원하는 색조로 변화시키는 기술이다.

### (1) 헤어블리치(탈색)

가) 목적

두발을 원하는 색조로 밝거나 엷게 해줌으로써 피부색과 의복, 화장과 조화를 이루도록 하려는 데 있다.

나) 원리

두발의 자연적인 색은 멜라노사이트에서 생성되어지는 멜라닌 색소에 의한 것으로서, 모피질 속에 함유되어 있는 멜라닌 색소는 알칼리, 산, 산화제, 환원제 등의 약품에 의해서 분해되어 색을 잃는 성질이 있다.

다) 성분

과산화수소수에 암모니아수를 더하여 이때 발생하는 산소의 힘을 이용해 멜라닌 색소를 파괴함으로써 헤어블리치가 이루어지도록 한다.

라) 종류와 특징

블리치제의 상태에 따른 분류를 하면 액상블리치, 호상블리치로 구분한다.

### (2) 헤어틴트(염색)

두발이 자여적인 색에 인공적인 색을 착색시키거나 블리치된 두발에 인공적인 색을 착색시키는 것이다.

### (3) 헤어 염색의 조건

① 염색은 손님의 체온도, 모발상태, 기후에 따라 시간이 결정된다.

② 온도 : 바람이 없는 상태에서 22~30℃

③ 시간 : 정상모일 경우 20~30분이 소요되며, 발수성모일 경우 35~45분, 손상모일 경우 15~25분이 소요된다. 모발이 건조하고 손상될수록 시간은 단축된다.

# 4. 헤어세팅

## 1) 헤어세팅

### (1) 오리지널 세트

가) 헤어파팅

— 센터파트 : 코 중심으로부터 두정부를 향해서 직선으로 나눈다.

— 카우릴파트 : 두정부의 가마로부터 방사상으로 나눈 파트이다.

— 사이드파트 : 두정부의 가마로부터 방사상으로 나눈 파트이다.

나) 헤어세이핑

헤어스타일 구성의 기초이며 헤어스타일을 고려해서 업세이핑과 다운 세이핑이 있다.

다) 헤어컬링

한 묶음의 두발이 환상이나 소용돌이 모양을 이루어 말린 것을 말한다.

라) 롤러 컬

원통상의 롤러를 사용해서 만든 컬로서 자연스럽고 부드러운 웨이브를 형성하는 동시에 볼륨을 살려 준다.

마) 헤어 웨이빙

－ 웨이브 각부의 명칭 : 웨이브는 물결상을 이루는 두발의 부분을 웨이브라고 한다.
－ 웨이브의 분류 : 웨이브를 만드는 방법, 웨이브의 형상, 웨이브의 위치에 따라 달리 분리한다.
－ 핑거웨이브 : 빗과 손가락의 작업으로 웨이브가 만들어지기 때문에 핑거웨이브라고 한다.
－ 스킵웨이브 : 핑거웨이브와 핀컬이 교대로 조합되어진 것으로 컬의 말린 방향은 동일하다. 폭이 넓고 부드럽게 흐르는 형이며 두발이 지나치게 가늘거나 곱슬곱슬한 퍼머넌트 두발은 효과가 없다.

# 5. 퍼머넌트 웨이브

## 1) 퍼머넌트 웨이브

### (1) 퍼머넌트 웨이브의 정의

자연적 상태에서 쉽게 절단되지 않는 시스틴 결합을 물리적, 화학적 방법으로 절단하여 모발에 웨이브를 형성시킨 다음, 그대로 산화제를 이용하여 다시 시스틴 결합시킴으로써 반영구적인 웨이브로 정착시키는 것을 말한다.

### (2) 퍼머넌트 웨이브의 역사

고대 이집트인들이 나뭇가지에 모발을 말아서 알칼리토양과 알칼리열을 이용해서 태양에 의해 컬을 형성시킨 것이 기원이다.

### (3) 모발의 구조와 성질

모발의 피질부는 주로 케라틴이라고 하는 탄력성이 풍부한 섬유질의 경단백질로 되어 있다.

### (4) 퍼머넌트 웨이브의 원리와 방법

물에 적셔진 모발은 건조한 상태의 모발보다 부드럽게 잘 늘어나게 되는데 이것은 물이 쇠사슬 모양의 폴리펩타이드 결합부분을 절단되기 쉬운 상태로 만들어 주어 a-케라틴에서 $\beta$-케라틴으로 바뀌는 과정에서 생기는 현상이다.

### (5) 히트 퍼머넌트 웨이브의 종류

가) 머신웨이브 : 전기나 증기 등의 열을 기계적으로 응용해서 행하는 방법이다.

나) 프리히트 웨이브 : 열을 이용하여 퍼머넌트 웨이브를 만드는 원리이며 전기를 사용하지 않고 특수한 금속으로 만든 히팅 클립을 이용하여 가열한다.

다) 머신린스 웨이브 : 엑소더믹 퍼머넌트 웨이브라고 한다.

### (6) 콜드 퍼머넌트 웨이브의 종류

가) 1욕법

― 1종류의 설류선만 사용하여 행하는 방법

― 공기와 접촉을 일으켜 공기 중의 산소를 흡수하게 됨으로써 촉매작용을 하여 자연적으로 중화작용이 이루어지게 하는 방법이다.

나) 2욕법

― 2종류의 설류선을 이용하여 행하는 방법

― 형성된 웨이브정착

다) 3욕법

— 1액 : 모발을 팽윤, 연화시키기 위한 와인딩 전용액

— 2액 : 와인딩 후에 바른다.

— 3액 : 2욕법의 2액과 동일하다.


### (7) 콜드 2욕법의 제 1애과 제 2액의 성분 및 작용

가) 제 1액

— 시스틴 결합을 환원시키고 시스틴의 구조를 변화시켜 절단시킨다.

— 제 1액의 주제는 티오글리콜사염의 상태로 알칼리성이다.


나) 제 2액

— 환원된 두발에 작용하여 시스틴을 변형된 상태대로 결합시키고 구조상 원래의 자연적 두발 상태로 되돌아오게 하여 형성된 웨이브를 고정시켜 준다.

— 과산화수소는 두발을 표백시키는 작용을 하므로 주로 취소산염류가 많이 사용된다. 수용액의 pH는 4~9로 되어 있다.


다) 취급상 유의할 점

— 제 1액의 작용이 저하되지 않도록 깨끗이 샴푸하도록 한다.

— 샴푸를 할 때 제 1액의 자극을 강하게 받아 피부염을 일으키는 경우가 있으므로 손톱으로 두피를 상하지 않도록 한다.


### (8) 콜드 웨이브 시술의 조건

가) 모발 및 두피의 진단

— 두피상태 : 두피에 상처나 염증 및 이상성 질환이 있는지를 주의해서 살펴본다.

— 모발의 다공성: 다공성모, 저항성모 등이 있다.


나) 사전처리

콜드 웨이브 용액을 사용하기 전에 두발의 손상을 방지하고 웨이브가 균일하게 이루어지도록 모빌의 개선을 꾀하기 위해서 행하는 특수한 처리를 말한다.

### (9) 콜드 웨이브 시술

가) 콜드 웨이브 시술순서

전처리→웨이브 프로세싱→후처리 순으로 행한다.

나) 블로킹과 와인딩

— 블로킹 : 모발을 로드에 말기 쉽도록 하기 위해서 구분하는 것을 뜻하며, 블로킹의 크기는 로드의 크기, 모발의 질, 모발의 밀집도에 의해서 정해진다.

— 와인딩 : 컬링 로드에 모발을 마는 기술로 적당한 텐션으로 설류션의 침투가 잘 이루어지도록 해야 한다.

## 2) 펌의 개요

### (1) 펌 이전 과정

가) 펌 이전 과정의 개요

— 상담 : 상담은 짧게 몇 분간만 하는 것이 좋다.

— 시술 전 조치사항 : 본 시술에 앞서서 행한다.

나) 펌에서의 커팅

손님의 현재와 같은 형태의 커트를 원한다면 가위와 레저를 이용해서 자란 길이만큼 커트해서 같은 형태로 만들어 주면 된다.

### (2) 펌의 중요 용어

가) 펌 로드

정확한 펌 로드를 선택해야 성공적인 펌을 이끌어 낼 수 있으며, 로드 크기는 웨이빙 과정에서 컬의 사이즈를 결정한다.

**나) 와인딩**

와인딩이란 로드에 두발을 감는 작업을 말한다. 와인딩 시에는 반드시 텐션을 주어야 한다. 좌우로 흔들거나 텐션이 일정하게 주어지지 않으면 이상적인 컬을 얻을 수 없다.

**다) 파지**

파지는 머리 손상을 최소화하고 웨이브를 부드럽게, 와인딩을 쉽게 해준다.

**라) 안전 규칙**

— 손님의 옷을 보호할 수 있는 가운을 입힌다.

— 손상을 막기 위해 귀걸이, 목걸이, 안경 등을 따로 보관한다.

— 펌 알레르기가 있는 사람은 시술하지 말아야 한다.

## (3) 펌과 마무리

**가) 펌 절차**

펌 전에 준비해야 하는 장비와 주의 사항은 다음과 같다.

— 펌 제품, 타월, 로드, 클립, 파지, 고리 빗, 솜, 장갑 등

— 펌 로션 적용은 헤어밴드 적용 전에 헤어라인에 보호용 크림을 바른다.

— 모발을 로션에 적시면 텐션 없이도 컬이 만들어지는 것을 볼 수 있다.

**나) 프로세싱**

— 펌 로션이 머리카락에 스며드는 시간을 프로세싱 타임이라 한다.

— 환원은 열에 의해서 빨리 진행되며, 플라스틱 캡을 씌우는 것은 몸의 열을 이용하기 위해서이다.

**다) 콜드 웨이브**

콜드 웨이브시 환원 때까지는 이황화물 연결 수와 산화 때 재형성되는 수가 적절하게 맞아야 한다.

라) 얼굴형에 맞는 펌 디자인

얼굴과 헤어 디자인은 형태와 색채를 다루는 조형적 측면에서 접근해야 한다. 헤어 디자인 연출은 얼굴의 이목구비와 크기, 형태의 분석을 통한 조형의 미를 추구해야 한다.

## 3) 기본 펌

### (1) 펌의 기본 원칙

기초 펌 웨이브 기법을 마스터해야만 여러 가지 다양한 펌을 시술 할 수 있다.

### (2) 시술 과정

펌을 할 때 가장 먼저 실시하는 것이 블로킹이다.

### (3) 마무리

미온수로 깨끗이 헹군 뒤에 산성 린스로 알칼리화된 모발을 중화시켜 준다.

## 4) 스트레이트 펌

### (1) 기본 원칙

이전에 웨이브 펌을 하였는데 다시 웨이브를 풀어서 정돈 펌을 하고 싶을 때 또는 자연모발 상태를 유지하면서 단정하고 손질이 쉬운 펌을 하고 싶어하는 고객에게 주로 권하는 것이 바로 스트레이트 펌이다.

### (2) 시술 과정

제 1제 도포 및 와인딩→프로세싱 타임→제 2제 도포→마무리 단계로 실시한다.

### (3) 롤 스트레이트

모발의 끝부분만 C컬이 되도록 하는 펌으로 손질하기 쉽고 자연스러움이 강조된다.

## 5) 블로킹과 랩핑 펌

### (1) 블로킹

가) 벽돌 쌓기

이 테크닉은 시술 후 로도 자국이 남지 않아 모발 숱이 적은 사람이나 짧은 머리에 좋다. 세계적으로 많이 쓰는 테크닉이지만 현재 우리나라에서는 이보다 가로 와인딩 테크닉이 더 많이 사용되고 있다.

나) 가로 와인딩

로드를 가로로 와인딩 하는 것으로 강한 볼륨과 강한 컬을 형성하므로 가는 모질이나 숱이 적은 모발에 효과적이다.

다) 세로 와인딩

모질이 굵고 모발 숱이 많고 긴 헤어에 적당한 와인딩으로 볼륨감 보다는 아래로 처지는 듯 웨이브를 얻을 수 있어서 두상이 큰 여성에게 잘 어울리는 와인딩이다.

라) 사선 와인딩

아래로 처질 듯 내려오는 웨이브에 볼륨감을 주고 싶을 때 사용하면 효과를 얻을 수 있다.

### (2) 랩핑

랩핑은 컬을 만들기 위해서 로드나 롤로 머리카락을 마는 것이다. 파팅의 각도나 로드가 놓이는 위치에 따라서 랩핑 방향이 다를 수 있다.

## 6) 세팅 펌

### (1) 열 펌의 역사

가) 성분 분석

환원제 0.8%, 수산화암모늄 20%, 알칼리 붕소 5%, 알칼리염, 중화나트륨 또는 황화칼륨 25, 물 73%

나) 특징

세팅을 한 것처럼 부드러운 웨이브로 우아하고 여성tm러움을 한껏 연출할 수 있는 기법이다.

**(2) 기본 원리**

세팅을 3회 이상하거나 손상도가 높은 매직 스트레이트나 블리치를 하면 컬뿐만 아니라 염색도 되지 않는다.

**(3) 시술 과정**

시술 전 모발 진단 → 커트 → 열처리 유화 → 헹굼 → 와인딩 및 전원 공급 → 제 2도포 → 약 산성 린스로 헹구어낸다. → 후처리 영양 후 마무리 단계로 실시한다.

## 7) 롱 헤어와 숏트 헤어의 펌

**(1) 롱 헤어**

롱 헤어스타일은 웨이브의 효과를 내기 우해서 단차가 나는 헤어스타일이 많다. 이렇게 단차가 나고 틴닝이 들어간 스타일 연출이 많기 때문에 와인딩 첫 단P가 어려울 수 있다.

**(2) 숏트 머리 펌**

가) 하이 로우 펌

두상이 작고 모발의 숱이 적은 고객에게 알맞은 펌이다.

나) 부분 펌

특정 부위에 볼륨을 주기 위해 부분적으로 와인딩하는 펌을 말한다.

다) 드라이 펌

이 펌은 두정부와 후두부에만 조금 강한 웨이브를 주고, 앞부분은 롤 스트레이트로 처리해 주는 기법이다.

라) 로드를 사용하지 않는 펌

a. 매직 스트레이트

매직 스트레이트는 곱슬머리와 같은 과도한 컬을 펴주는 것이다. 일반적으로 펌과 유사한 원리이나 웨이브 펌은 자연 모발에 웨이브를 만들어 주는데 반해서 이 펌은 결합을 절단해서 원래 갖고 있는 컬을 펴준다.

b. 땋기 펌

로드를 사용하지 않고 땋아서 펌 하는 기법이다.

c. 핀컬 펌

① 기본 원리

— 핀컬은 웨이브, 롤 등 헤어스타일을 만드는데 있어서 기초가 되며, 자연스러운 웨이브를 만들어 준다.

— 로드를 사용하기에 너무 짧은 모발에 시술하며 로드 대신에 핀컬 핀을 사용한다.

② 시술 과정

— 로션 적용

— 핀컬 들어가는 곳에 패널을 뜬다.

## 9) 모발의 형태에 따른 펌

### (1) 드롭 랩

네이프 부분을 풍성하게 하고자 할 때 주로 이 펌으로 시술한다. 네이프 부분부터 작업에 들어간다.

### (2) 캐들 스틱

섹션을 피봇 포인트에서부터 밑으로 갈수록 넓어지는 파이 형태로 만들어서 와인딩한다.

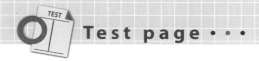

**Test page** • • •

**01. 미용도구의 사용법이 아닌 것은?**

① 미용도구는 항상 청결하게 유지하여야 한다.

② 미용도구 사용 후 변질을 막을 수 있게 충분히 손질해야 한다.

③ 한 번에 여러사람이 사용한다.

④ 미용도구의 보관은 케이스나 소독장에 정리. 보관해야 한다.


**02. 모발의 주성분은?**

① 케라틴 단백질      ② 신장 단백질      ③ 수연 단백질      ④ 전두 단백질


**03. 모발주기의 순서는?**

① 성장기-퇴행기-휴지기-발생기

② 퇴행기-성장기-발생기-휴지기

③ 성장기-휴지기-발생기-퇴행기

④ 퇴행기-발생기-성장기-휴지기


**04. 모간부의 종류가 아닌 것은?**

① 모표피      ② 모수질      ③ 모피질      ④ 전두부


**05. 모발 중에서 대부분 85~90%를 차지하고 있으며, 친수성으로 화학적 저항이 약한 층이며, 멜라닌 색소를 함유하고 있는 층은?**

① 모수질      ② 모피질      ③ 모표피      ④ 모근


**06. 모발 중에서 친유성으로 화학적 저항성이 강한 층으로 제일 바깥층에 있는 층은?**

① 모수질      ② 모피질      ③ 모표피      ④ 모근

**07.** 모근부에 없는 것은?

　① 모낭　　　　　　② 모유두　　　　　　③ 모구　　　　　　④ 후두

**08.** 혈관이 많고 모근에 영양 공급을 함으로써 모발의 성장을 담당하는 곳은?

　① 모낭　　　　　　② 모유두　　　　　　③ 모구　　　　　　④ 후두

**09.** 모근을 둘러싼 부분으로 모포라고도 불리는 곳을?

　① 모낭　　　　　　② 모유두　　　　　　③ 모구　　　　　　④ 후두

**10.** 모발손상의 원인이 아닌 것은?

　① 일상적인 원인　　② 미용학적인 원인　③ 환경적인 원인　④ 계절적인 원인

**11.** 실외에서 모발에 쪼이는 자외선에 의하여 순상을 받는데 모발이 가는 사람은 햇빛을 많이 쪼인 후에는 모발의 멜라닌 색소가 파괴되어 모발의 색깔이 옅어지는 것을 느끼는 경우는 어떤 원인인가?

　① 일상적인 원인　　② 미용학적인 원인　③ 환경적인 원인　④ 계절적인 원인

**12.** 일상생활에서 샴푸를 하거나 빗으로 빗을 때, 그리고 드라이를 할 때마다 조금씩 모발이손상이 되는 원인은?

　① 일상적인 원인　　② 미용학적인 원인　③ 환경적인 원인　④ 계절적인 원인

**13.** 아미노산으로 구성되어 있으며 체조직을 유지하고 인체의 성장에 관여하는 물질은?

　① 탄수화물　　　　② 지방　　　　　　③ 단백질　　　　　④ 비타민

**14.** 인체의 정상적인 생리기능에 필수적인 영양소로 체내합성이 되지 않기 때문에 충분한 섭
취가 필요한 물질은?

① 탄수화물　　　　　② 지방　　　　　③ 단백질　　　　　④ 비타민

**15.** 아로마의 사용시 주의사항이 아닌 것은?

① 예민한 피부는 반드시 패치테스트를 하고 사용한다.

② 아로마오일은 열과 빛에 약하기 때문에 암갈색 유리병에 담아 그늘에 보관한다.

③ 아로마오일의 성분을 파악하고 용량을 반드시 지켜야 한다.

④ 고혈압환자나 임산부 등은 반드시 성분을 확인하여 사용하지 않아도 된다.

**16.** 아로마오일의 사용방법에는 에센셜오일은 점막층과 (　　　)를 통해 혈액에 쉽게 흡수되기
때문에 전체적인 신체의 순환에 미치고 내부 장기에도 영향을 준다. 여기에서 (　　　)의 내
용은?

① 피부　　　　　② 근육　　　　　③ 혈관　　　　　④ 인대

**17.** 모발과 두피에 사용하는 아로마오일이 아닌 것은?

① 로즈마리　　　　　② 클라리세이지　　　　　③ 라벤더　　　　　④ 펜넬

**18.** 두피손실의 의의가 아닌 것은?

① 두피는 건강두피, 지성두피, 건성두피로 나눈다.

② 두피에 따라 두피의 손실이 달라진다.

③ 헤어크림이나 헤어오일 등을 두피에 발라 마사지한다.

④ 스티머 및 히팅캡을 사용하여 손실해도 되고 안해도 된다.

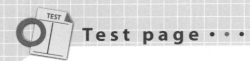

**19.** 두피손상의 원인 중 가장 문제시 되어지는 부분으로 호르몬의 이상현상과 불규칙한 식생
활, 소호기관이상, 스트레스가 있으며 이런 내적인 요인으로 인한 문제성두피는 두피관리
만을 통해서 효과를 보기는 어렵다. 이러한 요인은 어떤 원인인가?

① 내적인 요인       ② 외적인 요인       ③ 환경적인 요인       ④ 화학적인 요인

**20.** 샴푸의 의미가 아닌 것은?

① 두피나 모발에는 피부의 분비물로서 피지와 땀이 분비되게 된다.

② 두발을 청결하게 유지하기 위해서 세정효과가 뛰어난 제품이 있다.

③ 손의 자극을 이용하여 두발을 깨끗이 한다.

④ 린스와 같은 기능을 한다.

**21.** 착색이나 탈색에 의해 두발을 원하는 색조로 변화시키는 기술을?

① 컬러링       ② 펌       ③ 커트       ④ 도구

**22.** 헤어블리치를 하기 위하여 과산화수소수에 암모니아수를 더하여 기체가 발생하는데 이
기체의 힘을 이용해 멜라닌 색소를 파괴함으로써 이루어지도록 한다. 이 때 이 기체의 이
름은?

① 탄소       ② 수소       ③ 산소       ④ 질소

**23.** 헤어 염색의 조건이 아닌 것은?

① 염색은 손님의 체온도, 모발상태, 기후에 따라 시간이 결정된다.

② 온도: 바람이 없는 상태에서 22~30℃이다.

③ 시간: 정상모일 경우 20~30분이 소요되며, 발수성모일 경우 35~45분, 손상모일 경우
15~25분이 소요된다.

④ 모발이 건조하고 손상될수록 시간은 길어진다.

**24.** 손가락의 작업으로 웨이브가 만들어지는 것을 무엇라고 하는가?

① 핑거웨이브      ② 링웨이브      ③ 풋웨이브      ④ 페이스웨이브

**25.** 콜드 웨이브 시술순서는?

① 전처리→웨이브 프로세싱→후처리 순으로

② 후처리→웨이브 프로세싱→전처리

③ 전처리→후처리→웨이브 프로세싱

④ 웨이브 프로세싱→후처리→전처리

**26.** 로드에 두발을 감는 작업을 말한다. 와인딩 시에는 반드시 텐션을 주어야 한다. 좌우로 흔들거나 텐션이 일정하게 주어지지 않으면 이상적인 컬을 얻을 수 없다. 이러한 기술을 무엇라고 하는가?

① 텐션      ② 와인딩      ③ 블로킹      ④ 파트

**27.** 웨이브, 롤 등 헤어스타일을 만드는데 있어서 기초가 되며, 자연스러운 웨이브를 만들어 주는 것을 무엇라고 하는가?

① 와인딩      ② 블로킹      ③ 텐션      ④ 핀컬

**28.** 모질이 굵고 모발 숱이 많고 긴 헤어에 적당한 와인딩으로 볼륨감 보다는 아래로 쳐지는 듯한 웨이브를 얻을 수 있어서 두상이 큰 여성에게 잘 어울리는 와인딩 기술은?

① 세로 와인딩      ② 가로와인딩      ③ 사선 와이딩      ④ 랩핑

**29.** 아래로 쳐질 듯 내려오는 웨이브에 볼륨감을 주고 싶을 때 사용하면 효과를 얻을 수 있는 기술은?

① 세로 와인딩      ② 가로와인딩      ③ 사선 와이딩      ④ 랩핑

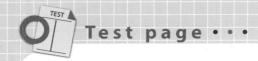

**30.** 컬을 만들기 위해서 로도나 롤로 머리카락을 마는 것이다. 파팅의 각도나 로드가

놓이는 위치에 따라서 방향이 다를 수 있는 기술은?

① 세로 와인딩　　　② 가로와인딩　　　③ 사선 와이딩　　　④ 랩핑

┌─ 문제 답안 ─────────────────────────────────
│ 1. 3　　2. 1　　3. 1　　4. 4　　5. 2　　6. 1　　7. 4　　8. 2　　9. 1　　10. 4
│ 11. 3　11. 1　13. 3　14. 4　15. 4　16. 1　17. 4　18. 4　19. 1　20. 4
│ 21. 1　22. 3　23. 4　24. 1　25. 1　26. 2　27. 4　28. 1　29. 3　30. 4
└────────────────────────────────────────────

Introduction to
Cosmetology Education

# 미용
# 교육학
# 개론

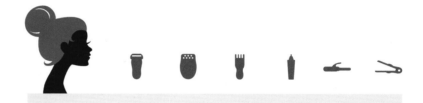

# 4장
# 교수 · 학습
# 방법

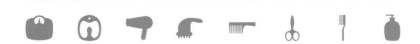

교수·학습의 방법을 통하여 효율적인 교육에 영향을 미치게 되며 이러한 학습효과에 대한 변인을 이해하는 것은 매우 중요하다. 특히 미용교육에 있어서는 효과적인 학습과정을 통한 학습기억의 강화방안에 대한 재고와 함께 단계별로 일정기간의 반복연습을 통한 체화과정은 필수적이라 하겠다. 이러한 학습과정이 없이는 결코 학습자의 자기효능감은 기대할 수 없게 되며 이러한 준비된 학습방법에 의하여 학습자가 단계별로 충분한 동기부여로 작용될 수 있어야 할 것이다. 이러한 체계적인 학습방법에 의하여 융합 및 창조의 자발적인 학습전이효과가 나타나게 될 것이다.

# 1. 수업 설계의 필요성

교수·학습 과정안은 한 마디로 수업의 설계도이다. 또한 교사가 구상하고 있는 수업의 장면들을 담아내는 것이며, 수업 방법에 대한 고민의 결과이다. 교사 중심의 수업에서 벗어나 어떻게 학생들을 활동시키고, 어떤 자료들을 만들어서 활용하며, 어떤 학습목표를 가지고 수업을 하고, 어떻게 발문할 것인가를 담아내는 것이다.

교수·학습 과정안 작성의 필요성을 제시하면 1) 계획적인 수업 운영이 가능하다, 2) 수업에 일관성을 유지할 수 있다, 3) 수업을 할 때 자신감을 가질 수 있다, 4) 시간 관리를 잘 할 수 있다.

(1) 오늘날 학교수업을 통해서 달성하려고 하는 수업목표나 내용이 너무나 많아지고 있기 때문이다.

(2) 수업 설계는 내용 전문가나 교사의 입장이 아닌 학습자의 입장에서 학습자에게 적합한 수업을 계획함으로써 학습자의 적극적인 수업 참여를 유도하고 궁극적으로 수업의 효과를 높이게 해준다.

(3) 수업설계는 설정된 목표와 교육내용, 교육방법, 수업매체, 평가간의 유기적인 통합을 통해 학습효과를 극대화시킬 수 있도록 해준다.

(4) 수업설계는 수업과정에서 일어날 수 있는 오류나 잘못을 사전에 찾아내고 이를 교정할 수 있게 해주나, 이러한 과정을 거치지 않고 실제 수업에서 나타난 오류나 실패는 쉽게 교정하거나 되돌리기 어렵다.

(5) 수업의 경제성이라는 측면에서도 수업은 충분히 계획되어야 한다. 불필요한 낭비를 막아 산출을 최대한 높이기 위해서는 어떠한 방법과 자료를 이용하여 어떠한 절차에 따라 수업이 진행되어야 할 것인가를 비용·효과 측면에서 최대의 효과를 올릴 수 있도록 사전에 치밀하게 계획하는 과정이 있어야 할 것이다.

## 1) 좋은 수업을 하는 교사들의 특징

(1) 투철한 교육관과 교육철학을 가지고 있다.
(2) 교직(수업)에 대한 사명감과 애정이 남다르다.
(3) 학생에 대한 폭넓은 이해를 위해 노력한다.
(4) 수업 준비에 많은 시간과 노력을 투입한다.
(5) 배움에 욕심이 많고 자기연수를 통해 전문성 신장을 꾀한다.
(6) 바람직한 교육(수업) 여건 개선에 적극적으로 노력한다.
(7) 가르치는 일에 열성을 다하며 교실수업 개선을 위해 끊임없이 노력한다.

## 2) 좋은 수업의 방향

(1) 수업 목표를 명확히 하고 학습목표 달성도를 계속적으로 확인하는 수업이 되어야 한다.
(2) 학생들의 흥미·경험을 고려한 다양한 방법으로 학습동기를 유발하여 학생들이 지적·정서적으로 만족하는 수업이 되어야 한다.
(3) 교사와 학생간의 상호작용이 활발하고, 학생들이 주도적으로 참여하는 역동적인 수업이 되어야 한다.
(4) 학생 개개인의 능력과 적성을 살리고 그들의 눈높이(수준)에 맞춘 수업이 되어야 한다.
(5) 항상 의문을 갖고 사고하며 문제해결을 위한 탐구심을 충족하여 창의성이 신장되는 수업이 되어야 한다.
(6) 학생 개인의 지식과 경험을 살려 수업에 활용하는 것은 물론 협동적 경험이 중시되는 수업이 되어야 한다.

(7) 현재 다루어야 할 교과목, 단원 학습목표, 학습자의 능력에 가장 적합한 학습 방법을 선택·적용하여 효과를 극대화시키는 수업이 되어야 한다.

(8) 교과 교육을 통해 인지적인 것뿐만 아니라 정서적·정의적·신체적 발달과 사회성, 협동성 등 인성교육 차원에서 바람직한 인간을 육성하는 총체적 수업이 되도록 한다.

### 3) 좋은 수업의 원칙

(1) 수업의 목표에 따른 수업의 설계과정을 어떻게 구성할 것인지에 대한 적정성과 단계별로 전략적인 내용의 연관성이 고려되어야 한다.

(2) 학습자들의 특성을 고려하여 충분한 동기부여를 할 수 있는 단계별 학습프로그램이 되어야 한다.

(3) 교육과정의 사회적 요구에 대한 상호연계성이 확보되어 장차 사회의 구성원으로써 동참하여 사회발전에 기여할 수 있어야 한다.

## 2. 수업설계의 과정

"교수·학습의 목표를 효과적으로 달성하기 위하여 학습의 목표, 내용, 과정, 행동, 자료, 평가 등을 구체적이고 주도면밀하게 조직적으로 구안한 계획서"

### 1) 수업 설계 시 고려 사항

(1) 학습은 대중의 변화라기보다는 각 개인이 어린에서 성인이 되기까지 일생을 통하여 변화되어 가는 과정을 더 중시하기 때문에 수업 설계는 개인의 필요, 흥미, 적성, 자아 개년 등의 개인차를 충분히 고려하여 설계되어야 한다.

(2) 수업 설계에 있어서 개인차를 고려해야 하지만 특정한 수업설계로 인해 그 어느 누구도 교육적인 피해를 입지 않아야 하기 때문에 학습자에게 강제적인 방향 제시는 곤란하다. 강제적인 방향제

시보다는 방향제시라는 틀 안에서 학습자 개개인이 자신이 가지고 있는 자질과 가능성을 창조적으로 발휘할 수 있도록 하고, 목표 도달에 있어서도 개인마다 정도의 차이에 색깔을 인정해야 한다.

(3) 사업가들에게 장기 계획과 단기 계획이 있듯이 수업 설계에서도 몇 개의 단원이나 교과를 설계하는 장기적인 것과 한 두 시간분의 수업을 준비하는 단기적인 것이 있다. 특히 장기적인 설계를 시도할 때는 단기수업 설계처럼 혼자 작업하는 것보다 여러 분야의 전문가들이 모여서 교육과정과 각종 학습자료 선정 및 개발 등의 작업을 하는 것이 바람직하다.

(4) 수업설계는 인간이 학습하는 방법에 대한 깊고도 넓은 지식 위에서 이루어져야 하며, 학습자료를 선정하거나 개발하는 과정도 단순히 교사의 지식위주로 이루어지기 보다는 학습자의 입장에서 학습자가 어떠한 의도에서 이러한 지식을 원하느냐를 고려하여 이루어져야 한다.

(5) 수업설계를 하는데 있어서 교육공학이 본격적으로 발달하기 전에는 공학적인 시각에 의거하지 못했으나, 첨단 교육공학이 발달한 오늘날에는 교육공학 적인 원리를 최대한 활용하여 수업설계가 이루어져야 하며, 실제수업에서도 교육공학적인 방법이 적용되어야 할 것이다.

## 2) 좋은 수업설계의 원칙

(1) 반복의 원리로써 어떤 과정에 대한 지속적인 반복과정이 단계적으로 수립되어 있어야 한다.

(2) 범위의 다양성의 원리로써 수평적인 확대성과 수직적인 심화성이 균형있게 설계되어 편협되지 않고 넓은 범위에서 풍부하고 다양하게 설계되어야 한다.

(3) 통합성의 원리로써 개인의 타고난 선천적인 재능과 후천적인 노력, 그리고 한 영역에 대한 전문성과 다른 분야와의 융합과 매칭을 통하여 상호 연결을 이루어 창조적인 학습의 발전을 촉진할 수 있어야 한다.

## 3) 실천지식으로의 수업설계방향

(1) 이론과 가상연습, 그리고 실제 현장학습으로의 프로세스의 설계가 중요하다.

(2) 반복하는 습관에서 피부로 느끼며 체험해야만 한다.

(3) 현장에 대한 정확한 이해와 구체적 방법이 명시되어야 한다.

(4) 단계별로 적당한 난이도와 함께 학습과제는 시행착오와 피드백이 전제되어야 한다.

(5) 기존의 방법에서 보다 창조적인 방향으로 차별화되어야 한다.

(6) 고정되고 반복된 과정을 통하여 독창적인 실천지식을 습득할 수 있어야 한다.

(7) 주제별 이해에서 종합적 주제의 이해를 지향해야 한다.

# 3. 한국교육개발원의 수업 과정 일반 모형

## 1) 수업 과정의 일반 모형

| I. 계획 단계 | II. 진단 단계 | III. 지도 단계 | IV. 발전 단계 | V. 평가 단계 |
|---|---|---|---|---|
| ·학습과제분석<br>·수업계획<br>·실천계획 | ·진단평가실시<br>·분류<br>·교정 ·심화학습 | ·도입<br>·전개<br>·정착 | ·형성평가실시<br>·평과결과토의<br>·분류<br>·보충 ·심화학습 | ·총괄평가실시<br>·결과검토<br>·결과활용 |

## 2) 계획 단계

| 학습 과제 분석 | 수업 계획 | 실천 계획 |
|---|---|---|
| ·최종목표확인<br>·종속적 목표의 확인<br>·내용 구조의 확인 | ·학생활동<br>·교사활동<br>·학습계열<br>·매체<br>·평가<br>·잠재적 교육과정 | ·일정<br>·교실<br>·인력<br>·교재교구<br>·지도 ·발전 단계에서의 유의점 |

## 3) 진단 단계

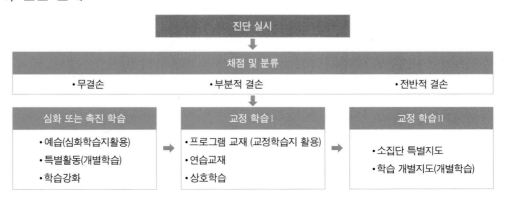

## 4) 지도 단계

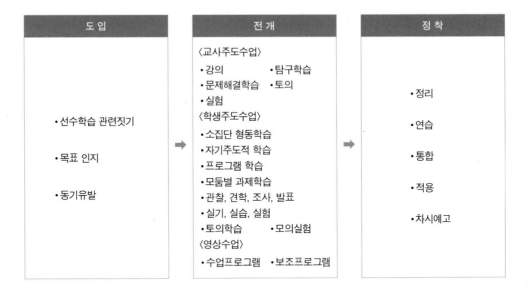

## 5) 발전 단계

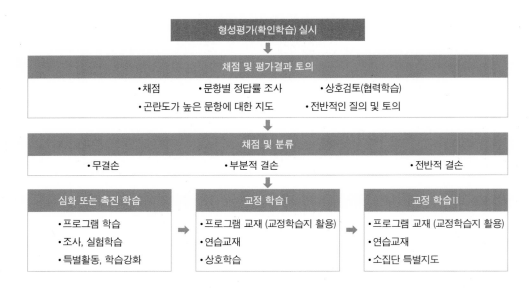

## 6) 평가 단계

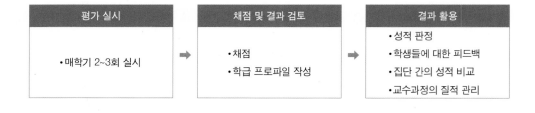

# 4. 교수·학습 지도안의 기능과 의의

(1) 학습 지도안은 교사의 수업 활동의 방향을 가르쳐 준다.

(2) 학습 지도안은 학습자가 도달해야 할 학습 목표가 무엇인가를 가르쳐준다.

(3) 학습 지도안은 교사의 수업활동과 학습의 학습 활동을 예측하고 안내하는 지침서이다.

(4) 학습 지도안은 대단원과 각 수업간의 전체적인 흐름을 가르쳐준다.

(5) 학습 지도안은 학습자의 학습지도 상황을 가르쳐 준다.

(6) 학습 지도안은 수업 및 학습에 유용한 보조 자료는 어떤 것인가를 사전에 가르쳐 준다.

(7) 학습 지도안은 학습 내용과 학습 경험의 제시 순서와 계열을 안내한다.

## 1) 교수·학습 과정안 계획 수립 원칙 및 요소

(1) 과정안은 학습 내용과 학습활동의 선택과 조직이 합리적으로 되어 있어야 한다.

(2) 과정안에는 미리 예상했던 달성 결과에 대한 설명이 되어 있어야 한다.

(3) 기존의 학습과 연결이 되어있지 않으면 안 된다.

(4) 과정안에는 학습에 합당한 지도기술이 나타나 있어야 한다.

(5) 과정안에는 목표실현의 성공도에 대하여 적절한 평가가 되어있지 않으면 안 된다.

(6) 과정안은 다음 학습에 관련되도록 계획되지 않으면 안 된다.

(7) 교사는 학습내용이나 교실 경험의 중핵이 되는 모든 활동에 정통하고 있어야 한다.

(8) 교사는 학급 전원에게 영향을 주는 환경에 대하여 충분히 알고 있어야 한다.

(9) 교사는 예상되는 교실조건과 학습의 법칙과의 관계를 이해하고 학습과정에 대한 심리학적 기초를 충분이 알고 있어야 한다.

(10) 교사는 면밀한 안을 세우고 이것을 과정안 중에서 간결하게 정리해야 한다.

(11) 가급적이면 같은 것은 피하고 언제나 새로운 분위길 만들어야 한다.

## 2) 좋은 교수·학습 과정안의 구비 조건

(1) 수업의 결과 도달 목표의 기준이 마련되어야 한다.

(2) 교재의 핵심이 분명하게 파악되어야 한다.

(3) 전시 및 차시 학습과의 관계를 맺어야 한다.

(4) 학습요소의 시간적 배려가 적절하여야 한다.

(5) 알맞은 학습 과정이 선택되고 바르게 적용되어야 한다.

(6) 학생의 활동이 활발히 될 수 있는 형태가 적용되어야 한다.

(7) 학생의 개인차와 흥미, 선수학습 능력이 고려되어야 한다.

(8) 적절한 자료가 적절한 시기에 적절한 방법으로 활용되게 계획되어야 한다.

(9) 판서 계획이 분절마다 고려되고, 학생의 실태가 제시되어야 한다.

(10) 단원 전체의 구조와 전개 계획이 명료하게 나타나야 한다.

(11) 수업을 보지 않고도 수업의 흐름을 파악할 수 있게 짜여져야 한다.

(12) 목표 달성의 성취도에 대하여 적절한 평가 방법이 준비되어야 한다.

(13) 본시 수업을 통하여 해결하고자 하는 연구 과제가 제시되어야 한다.

## 3) 교수·학습 과정안의 형식(한국교육개발원 수업과정 단계별 내용체계)

### (1) 계획

가) 단원 개관

　① 학습문제

　② 발전 계통

　③ 지도상 유의점

나) 과제 분석

다) 단원 목표

라) 단원 전개 계획(수업 실천 계획)

### (2) 진단

가) 진단 학습

　① 진단학습 문제

　② 분류 및 대책

나) 교정·심화학습

### (3) 지도

가) 본시 교수·학습 과정

나) 본인 확인학습

## (4) 발전

가) 확인학습(형성평가)

　① 확인학습 문제　② 분류 및 대책

나) 보충·심화학습

## (5) 평가

가) 이원분류표

나) 총괄평가 문제(*대부분 중간고사, 기말고사로 대체)

# 5. 교수학습 지도안 작성의 실제

표 4-1 미용과 교수·학습 과정안(예시)

| 지도일시 | 2014. 3. 5.(화). 3교시 | 대상 및 장소 | 3-3 (교실) | 지도교사 | ○○○ |
|---|---|---|---|---|---|
| ① 단원명 | V. 피부관리의 이해 | | | ④ 차시 | 1/ 2 |
| ② 학습주제 | 1. 피부의 구조 | | | ⑤ 교수·학습 모형 ※ | |
| ③ 학습목표 | ·피부의 구조를 설명할 수 있다.<br>·피부의 부속기관의 기능을 말할 수 있다. | | | | |

| ⑥ 단계<br>(시간) | ⑦ 학습과정<br>(학습내용) | ⑧ 교수·학습 활동 | | ⑪ 유의점<br>및 학습자료 |
|---|---|---|---|---|
| | | ⑨ 교사 활동 | ⑩ 학생 활동 | |
| 도입<br>(6') | ·전시학습상기<br>·동기유발<br>·학습목표제시 | | | |
| 전개<br>(39') | ·본 수업 | | | |
| 정리 및<br>평가<br>(5') | ·요약 정리<br>·형성평가<br>·차시학습예고 | | | |

교수학습지도안은 학습자의 자발적인 창의성이 바탕이 되어야 하며, 개인별 능력과 특성에 따른 개별적인 학습방안이 고려되어야 한다. 아울러 사회의 문제와 요구에 대한 관계성과 통합적이고 전인적인 능력을 조화시켜 나갈 수 있는 전인교육이 이루어져야 한다.

또한 학습목표에 맞는 직접적인 체험학습으로 현장실무교육의 증진을 궁극적인 목적이 되어야 한다.

## 1) [① 단원명] 과 [② 학습주제]

단원명은 일반적으로 교과서의 중단원 정도의 단원명을 적고, 학습주제는 본시학습의 소단원이나 학습주제를 적는다.

학습주제는 교과서에 나와 있는 소단원명이 아닐 수도 있으며, 교사가 교육과정과 교과서의 내용을 토대로 별도의 주제를 만들 수도 있다.

표 4-2 단원명과 학습주제의 예

| 구분 | 단원명 | 학습주제 |
|---|---|---|
| 기록 내용 | 중단원 정도의 단원명 | 소단원명이나 별도의 주제 |
| 작성 예 | 1. 피부 바로 알기 | 1. 피부의 구조 |
| | | 2. 피부의 생리적 기능 |
| | | 2. 피부 부속 기관과 기능 |

## 2) [③ 학습목표]

학습목표는 학습 후에 나타날 학생 행동이나 학습결과를 명시적 동사로 진술하는 것으로서 해당 수업 시간의 Key Word이며 핵심개념이다. 따라서 학습 과정에서 수행할 성취 행동 및 수행할 조건, 도달 기준의 3요소가 포함되는 것이 좋다.

### (1) 학습목표 작성 시 유의사항

가) 학습 후에 기대되는 학습결과를 진술한다.

· <u>실크익스텐션의</u> <u>순서를 쓸 수 있다.</u>
　　(학습내용)　　　　(학습행동 결과)

·<u>피부의 부속기관의 기능</u>을 <u>설명할 수 있다.</u>
　　　　(조건)　　　　　　　　(학습행동 결과)

나) 가능한 조건, 상황, 준거를 포함시킨다.

·<u>겨울메이크업</u>을 <u>60분 안</u>에 <u>완성할 수 있다.</u>
　(학습내용)　　　(준거)　　　(학습결과)

·<u>3개의 이차 방정식</u>을 <u>10분 안</u>에 <u>정확히 풀 수 있다.</u>
　　(학습내용)　　　　　(조건)　　　　(학습결과)

다) 구체적이고 행동적인 용어로 진술한다.

·말할 수 있다. 구분할 수 있다. 설명할 수 있다. 표현할 수 있다. 구할 수 있다. 쓸 수 있다. 지적할 수 있다. 구별할 수 있다. 열거할 수 있다. 비교할 수 있다. 대조할 수 있다.

라) 하나의 학습목표에 하나의 학습결과를 진술한다.

·합의 기호 Σ의 성질을 이용하여 <u>수열의 합</u>을 구할 수 있다.
·근대 문물 수용의 <u>역기능</u>을 2가지 이상 말할 수 있다.

## (2) 학습 목표 진술상의 오류

가) 지나치게 포괄적이고 막연한 진술

·함수의 최댓값과 최솟값을 구할 수 있다.
·다양한 글을 적절한 읽기 방법을 활용하여 읽는다.(국어)

나) 학습 결과가 아니라 학습과정을 진술

·신라의 삼국통일에 관하여 토론한다.(역사)
·정확한 슈팅능력을 배양한다.(체육)
·클렌징을 한다.

다) 학습내용이나 제목을 기술

• 멘델의 독립 유전 법칙(생물)

• 공식을 이용한 인수분해(수학)

• 피부미용기기를 이용한 얼굴 클렌징(미용)

라) 하나의 학습목표에 여러 가지의 학습 결과를 포함

• 미래 가족형태에 대한 문제점과 해결방안을 제시할 수 있다.(가정)

• 얼굴의 경혈점 명칭을 알고 얼굴 마사지에 적용할 수 있다.(미용)

## 4) [④ 차시]

사선의 윗부분에는 본시 차시를, 아랫부분은 단원지도의 총 시수를 기록한다.

## 5) [⑤ 학습모형]

해당 수업시간에 활용할 교수·학습모형을 기록한다.(모둠학습, 탐구학습, 문답학습, 실험실습 등)

※ 이 부분은 교수·학습 모형뿐만이 아니라, 학교별 합의나 과목의 특성 또는 교사의 개별적인 목적에 따라 기본학습요소, 필수학습요소, 교수·학습자료 등의 내용들의 작성 공간으로 활용할 수 있다.

## 6) [⑥ 단계(시간)]

표 4-3 도입 단계의 작성 예

| ⑥ 단계 (시간) | ⑦ 학습과정 (학습내용) | ⑧ 교수·학습 활동 | | (11) 유의점 및 학습자료 |
| --- | --- | --- | --- | --- |
| | | ⑨ 교사 활동 | ⑩ 학생 활동 | |
| 도입 (6') | • 수업준비확인<br>• 동기유발<br>• 전시학습상기<br>• 학습목표제시 | • 아름다운 스타일링을 완성하기 위해서 커트가 얼마나 중요한지 서로 이야기 해보자.<br>• 헤어디자인의 원리와 요소에 대해 말해보자<br>• 학습 목표를 제시한다. | • 커트가 왜 중요한지 자유롭게 자신의 생각을 말해보자.<br>• PPT그림을 보고 전시간에 배운 헤어디자인의 원리와 요소에 대해 말해보자.<br>• 학습목표를 확인한다. | • PPT자료 |

수업시간을 3단계(도입 ⇒ 전개 ⇒ 정리 및 평가)로 구분하여 차례로 기록하고, 단계별 예정 시간을 기록한다.

※ '단계'와 '시간'을 함께 기록하는 것은 교수·학습과정안의 작성공간을 최적화하기 위함('시간'을 별도의 칸을 두어 작성할 경우, 전체적으로 작성공간이 줄어들기 때문)

## 7) [⑦ 학습과정(학습내용)]

### (1) 도입단계 : 다음의 4가지를 모두 기술

가) [수업준비 확인] : 출석 확인, 준비물(교과서, 학습활동지 철 등), 수업분위기 조성

나) [전시학습 상기] : 발문 등을 통해 전시학습의 핵심내용에 대한 인지 정도를 확인

다) [학습동기 유발] : 다양한 방법으로 학습동기를 유발

라) [학습목표 제시] : 학습목표 제시 방법을 기술

※ 도입단계에서는 학생들의 학습동기를 유발하고, 학습목표를 각인시키는 것이 가장 중요한 것이기 때문에 사전 준비가 필요하다. 특히 학습동기 유발은 참신한 발문이나 자료 제시 등을 통해 학습내용에 대한 호기심을 유발하는 내적 동기 유발과, 시험문제나 교과내용의 비중 등을 들어 관심을 갖도록 하는 외적 동기 유발 방법이 있다.

### (2) 전개단계 : [학습내용] 또는 [학습방법]을 기록함

가) [학습내용] : 주로 학습 소주제를 기록

• 헤어 커트의 도구, 두부의 구분

나) [학습방법] : 학습모형 또는 학습방법을 기록

• 탐구학습, 토론학습, 역할학습, 모둠학습

• 확산적 사고 발문, 평가적 사고발문

• 실습, 자료 분석, 문제 풀기

• 교과서 읽기, 영상자료 시청, 학습지 작성

※ 위 학습내용과 학습방법은 별도로 작성할 수도 있고, 다음과 같이 학습내용과 학습방법을 함께 작성할 수도 있음

- 토론학습
- 문제풀기
- 동영상 시청

**표 4-4 전개단계의 작성 예**

| ⑥ 단계 (시간) | ⑦ 학습과정 (학습내용) | ⑧ 교수·학습 활동 | | (11) 유의점 및 학습자료 |
| --- | --- | --- | --- | --- |
| | | ⑨ 교사 활동 | ⑩ 학생 활동 | |
| 전개 (39') | ·헤어커트의 도구 | ·헤어 커트의 도구에 대해 설명한다.<br>-가위 : 커트가위, 틴닝가위<br>-빗 : 명칭, 잡는법<br>-레이져<br>-클립퍼<br>-분무기 | ·제시된 멀티미디어 자료를 통하여 커트가위, 빗, 클립퍼, 분무기등의 역할과 기능을 이해한다. | ·PPT자료 |
| | ·두부의 구분 | ·두부의 구분<br>-두부의 포인트(이어포인트, 센터포인트, 탑포인트, 골든포인트 등) | ·PPT 자료를 보며 두부의 포인트별 사진을 확인한다.<br>- 이해되지 않는 두부의 포인트 위치가 있으면 질문한다. | |
| | ·협동학습 | ·헤어 커트의 도구의 역할과 두부의 포인트에 대해 모둠별로 문제를 내어 상대 모둠과 서로 바꿔 정답을 맞추는 게임을 하고 결과에 따라 지도한다. | ·헤어 커트의 도구별 역할과 기능, 두부의 포인트에 대해 문제를 내고 상대 모둠과 바꿔 정답을 맞추는 게임을 한다. | 모둠별 순회하면서 문제 및 정답 확인 |

**표 4-5 정리 및 평가단계의 작성 예**

| ⑥ 단계 (시간) | ⑦ 학습과정 (학습내용) | ⑧ 교수·학습 활동 | | (11) 유의점 및 학습자료 |
| --- | --- | --- | --- | --- |
| | | ⑨ 교사 활동 | ⑩ 학생 활동 | |
| 정리 및 평가 (6') | 학습내용 정리 | ·멀티미디어를 사용하여 이번 차시에 배운 내용을 정리해 준다.<br>-헤어 커트의 도구<br>-두부의 구분 | ·교사의 정리를 살펴보고 자신이 이해한 내용을 토대로 교사의 질문에 확실한 답을 한다. | ·PPT자료 |
| | 차시학습 예고 심화학습 과제물 제시 | ·다음 차시의 헤어커트 기법에 대하여 알아본다.<br>·이번 차시와 관계된 심화학습 과제물을 제시한다. | ·차시학습을 숙지한다.<br>·심화학습 과제물을 확인한다. | |

**(3) 정리 및 평가단계 : 다음의 3가지를 모두 기술**

가) 학습내용 정리 : 본 수업 요약 정리

나) 형성평가 : 형성평가 내용 및 확인

다) 차시학습 예고 : 차시학습 주제

## 8) [⑧ 교수·학습 활동] – [⑨ 교사활동]

— 학습과정(학습내용)을 어떻게 학습시킬 것인가를 생각하여 교사활동을 구체적으로 작성한다.

— 주로 설명, 지시, 제시, 발문, 시범, 순회 등 교사의 계획적인 활동을 기록한다.

•커트의 도구들을 PPT활용 및 실제로 보여주며 설명

•두부의 구분에서 위치를 PPT 그림을 통해 설명

•각자 유인물의 자료를 읽도록 하고 핵심 사항을 발문

•두부의 포인트를 활용하는 방법을 설명

•학생들의 모둠별 문제를 내고 푸는 과정을 순회하며 확인

•인터넷을 활용하여 실생활에서 적용된 예를 탐색하도록 지도

•TV모니터로 자료 동영상을 보여줌

## 9) [⑧ 교수·학습 활동] – [⑩ 학생활동]

— 교사의 지시에 따른 활동, 학생 스스로 예상되는 활동을 기록

•심화학습지 풀어보고 정답을 확인

•교과서 읽고 학습지의 빈칸 채우기

•각자 문제풀이 후 정답 발표

•조별 학습과제 탐구 및 발표

•인터넷을 탐색하여 관련 자료를 찾아내고 내용을 요약정리

•모둠별 발표내용을 경청하면서 주요내용을 요약정리

## 10) [⑪ 유의점 및 학습자료]

### (1) [유의점] : 수업 중 교사가 유념해야 할 사항을 기록

· 토의에 모두 참가하도록 지도

· 학생들이 내용을 정확하게 이해하고 있는지 발문으로 확인

· 토론시간이 10분이 넘지 않도록 유의

· 정숙한 상태에서 이루어지도록 지도


### (2) [학습자료] : 수업 중 활용할 자료를 기록

· 개별학습지, 형성평가지, ppt(지도), 커트도구, 학습지


## 11) 교수·학습 과정안 작성의 오류


### (1) 단계별 기본 요소가 누락된 경우

도입단계의 수업준비 확인, 전시학습 상기, 동기유발, 학습목표 제시나 정리 및 평가 단계의 요약
정리나 형성평가, 차시 예고 등이 누락되어 있다.


### (2) 학습 과정란이 생략된 경우

학습과정(학습내용)란이 아예 없이 교수·학습활동만 있어 단계별 교수·학습활동이 계획되어 있
지 않다.


### (3) 교사 활동란에 학습내용을 기록한 경우

교사활동란에 교사의 교수활동이 아닌 학습내용이나 판서내용을 기록하여 교사의 교수활동이
계획되어 있지 않다.


### (4) 교사활동이 지극히 단조로운 경우

교사활동이 '설명한다', '지도한다' 등 단조로워 다양한 학습활동이 불가능하다.

### (5) 학생활동이 정적이고 수동적인 경우

학생활동이 '듣는다', '이해한다' 등 지극히 정적이고 수동적인 내용일색이다.

### (6) 교사활동과 학생활동의 구분 없이 묶어서 작성한 경우

교사 활동란과 학생 활동란의 구분이 없어 상호 유기적인 관계를 확인하기 어렵다.

### (7) 지나치게 간략화 된 경우

구체적인 계획이 없이 간단한 제목만 나열되어 있거나 무성의하게 작성되었다.

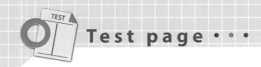

**01.** 교수학습방법에 있어서 수업 설계의 필요성에 해당되지 않는 것은?

① 학교수업을 통해 달성하고자 하는 수업목표나 내용이 너무 많기 때문에

② 학습자에게 적합한 수업을 계획함으로써 학습자의 수업참여 유도하기 위해

③ 수업과정에서의 불필요한 오류나 미리 예방하기 위하여

④ 학습자의 자율성을 강조하기 위하여


**02.** 다음 중 좋은 수업을 하는 교사들의 특징과 상관없는 것은?

① 투철한 교육관과 교육철학을 가지고 있다

② 수업을 통하여 자기발전을 계획한다

③ 수업준비에 많은 노력과 시간을 투자한다

④ 교육여건의 개선에 적극적으로 노력한다


**03.** 다음 중 좋은 수업의 방향과 상관이 없는 것은?

① 수업목표를 명확히 하고 학습목표 달성도를 계속적으로 확인한다

② 교수와 학생과의 상호작용으로 학생들이 주도하는 역동적인 수업이 되게 한다

③ 학생개개인의 적성위주의 수업을 한다

④ 문제해결을 위한 탐구심을 충족하여 창의성이 신장되게 한다


**04.** 교수학습의 목표를 효과적으로 달성하기 위하여 필요한 것 중 아닌것은?

① 학습목표          ② 학습내용          ③ 학습과정          ④ 학습철학


**05.** 다음 중 수업설계 시 고려사항이 아닌 것은?

① 학습은 대중의 변화라기보다는 개인의 일생을 통하여 변화되어가는 과정이 중요하다

② 수업설계에 있어서 학습자에 대한 강제적인 방향제시가 필요하다

③ 첨단 교육공학적인 원리를 최대한 활용하여야 한다

④ 장기적인 수업설계는 여러 명이 공동으로 진행하는 것이 좋다

**06.** 다음 중 좋은 수업설계의 원칙이 아닌 것은?

① 지속적인 반복과정이 단계적으로 수립되어 있어야 한다

② 수평적인 확대성과 수직적인 심화성이 균형있게 설계되어야 한다

③ 다른 영역에 대한 융합과 매칭은 되도록 피한다

④ 통합성의 원리로써 창조성을 촉진할 수 있어야 한다

**07.** 다음 중 실천지식으로써의 수업설계방향이 아닌 것은?

① 이론과 가상연습과 실제현장학습의 프로세스설계가 중요하다

② 종합적 이해보다는 주제별 이해를 중심으로 설계한다

③ 고정되고 반복된 과정을 통하여 실천지식을 습득한다

④ 단계별 적정한 난이도와 피드백이 필요하다

**08.** 학습의 원리에서 학습시기의 4단계에 속하지 않는 것은?

① 모방단계             ② 모방을 이해하는 단계       ③ 응용단계

④ 내재화단계

**09.** 다음 중 어느 정도의 기본기에 익숙해지고 나서 형식을 깨뜨리고 실전에 적용하는 단계는?

① 모방단계       ② 창작단계       ③ 응용단계       ④ 준비단계

**10.** 다음 중 효율적인 실전학습단계에 속하지 않는 것은?

① 기본적인 순서를 기억한다

② 순서마다 방법을 정리한다

③ 실제적인 모델을 통하여 연습해 본다

④ 클레임을 의식하지 않는다

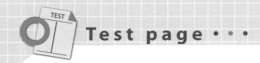

**11. 다음 중 강의법의 장점이 아닌 것은?**

① 학습자가 사전지식을 갖추지 못한 상태에서 유익하다

② 교육내용의 전반에 대하여 설명할 때 유익하다

③ 주요 사안에 대하여 직접적인 언급이 필요 없을 때 유익하다

④ 교육내용에 대한 맥락을 강조할 때 유익하다


**12. 다음 중 문답법의 장점이 아닌 것은?**

① 질문과 답변을 통하여 학습자의 상태를 파악할 수 있다

② 학습자의 의견과 견해가 학습과정에 전달되기 용이하다

③ 학습자의 주의력을 향상시킬 수 있다

④ 학습내용에 대한 지각력을 높이기 어렵다


**13. 다음 중 문답법의 단점이 아닌 것은?**

① 장소와 시기에 따라 수업진행이 달라질 수 있다

② 일부 질문자에 의해 수업분위기가 흐려질 수 있다

③ 상호간에 친밀감을 유지하기가 어렵다

④ 학습문화가 성숙되지 못한 상태에서는 갈등을 야기할 수 있다


**14. 다음 중 토의법의 장점이 아닌 것은?**

① 공개적으로 특정한 의제에 대해 참여가 가능하다

② 대집단의 문제해결방법을 보다 구체화할 수 있다

③ 구성원의 관심사에 대하여 의견을 모을 수 있다

④ 보다 깊이 있는 문제접근이 가능하다

**15.** 다음 중 체험학습에 대하여 설명한 것 중 타당하지 않는 것은?

① 직접방문을 통하여 실제 작업현장을 체험할 수 있다

② 사전조사와 철저한 기획이 필요하다

③ 현장학습의 목표를 미리 주지시킬 필요는 없다

④ 관련 자료를 충분히 습득해야만 한다

**16.** 다음 팀프로젝트 학습에 대하여 설명한 것 중 타당하지 않은 것은?

① 한 사람 이상이 팀별로 나누어 진행하는 교육방법이다

② 지나친 경쟁심과 열등감을 조장하기가 쉽다

③ 각 부문에 대한 보다 심화된 전문성을 추구할 수 있다

④ 프로그램의 단계별로 보다 체계적인 단계를 경험할 수 없다

**17.** 다음 데몬스트레이션 학습에 대하여 설명한 것 중 타당하지 않은 것은?

① 일정한 프로세스나 메커니즘이 필요가 없다

② 교사가 직접 시범을 보임으로써 학습자가 시각적인 관찰이 용이하다

③ 단계별로 충분히 모방이 가능해야만 한다

④ 보다 창조적인 상호작용이 어렵다

**18.** 다음 현장실습교육의 장점에 대하여 설명한 것 중 틀린 것은?

① 현장의 생생한 변화과정을 직접 경험할 수 있다

② 학교교육과 산업현장과의 가교역할을 해 준다

③ 충분한 보수를 지급 받을 수 있다

④ 학교의 부족한 실습공간을 보완해줄 수 있다

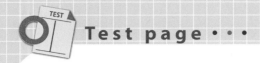

**19. 다음 중 현장실습교육의 단점이 아닌 것은?**

① 학교와 산업체 현장 간의 상호협력이 전제되어야 한다

② 명확한 교육목표가 흘려질 수 있다

③ 전공과 상관관계가 높은 현장발굴이 어렵다

④ 학습자의 미래직업에 대한 다양한 선택의 기회가 없다


**20. 다음 중 현장학습교육에 대한 평가사항으로 부적절한 것은?**

① 학습자의 현장교육에 임하는 자세와 태도

② 작업과정의 자율성

③ 작업수행 및 시간관리에 대한 사항

④ 학습자 개인의 창의적인 활동


**21. 다음 학생주도 수업에 대한 내용 중 맞지 않는 것은?**

① 탐구학습　　　② 자기주도적 학습　　　③ 프로그램학습　　　④ 관찰 및 견학


**22. 다음 교수-학습 지도안의 기능에 대한 내용 중 틀린 것은?**

① 수업활동의 전반적인 방향을 제시해준다

② 수업에 필요한 유용한 보조 자료에 대해 사전에 제시할 수 있다

③ 학습자가 도달해야할 목표를 가르쳐 준다

④ 학습활동을 예측하기는 어렵다


**23. 다음 중 교수-학습 과정안의 계획 수립 원칙에 어긋나는 것은?**

① 반드시 기존의 학습과 연결될 필요는 없다

② 목표실현에 대한 적정한 평가가 포함되어야만 한다

③ 교사는 학습 과정안을 되도록 간결하게 정리해야 한다

④ 학급전체에 미치는 영향을 미리 파악해야 한다

**24.** 다음 중 좋은 교수학습 과정안의 구비조건이 아닌 것은?

① 수업의 결과와 목표가 마련되어 있어야 한다

② 교재의 핵심이 분명하게 제시되어 있어야 한다

③ 반드시 판서가 전제되어야만 한다

④ 학생의 개인차와 흥미, 선수학습능력 등이 고려되어야 한다

**25.** 다음 교수학습 과정안의 형식을 계획함에 있어 고려될 사항이 아닌 것은?

① 단원개관　　　　② 단원진단　　　　③ 과제분석　　　　④ 단원목표

**26.** 교수학습지도안의 작성에 있어서 고려되어야 할 사항이 아닌 것은?

① 사회문제에 대한 이해도

② 학습자의 자발적인 창의성

③ 전인교육의 필요성

④ 현장실무교육의 증진

**27.** 학습목표의 설정 시 필요한 사항이 아닌 것은?

① 하나의 학습목표에 다양한 내용의 결과를 진술한다

② 학습 후에 기대되는 학습결과를 진술한다

③ 가능한 조건, 상황, 준거를 포함시킨다

④ 구체적이고 행동적인 용어로 진술한다

**28.** 다음 중 학습목표 진술에 대해 바람직한 것은?

① 지나치게 포괄적이고 막연한 진술

② 학습결과가 아니라 학습과정을 진술

③ 학습내용이나 제목을 진술

④ 미래에 대한 문제점과 해결방안에 대한 진술

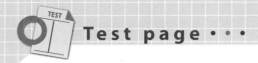

**29.** 해당수업시간에 활용할 교수,학습모형이 아닌 것은?

① 모둠학습        ② 현장학습        ③ 탐구학습        ④ 문답학습

**30.** 수업시간의 단계에 대하여 적절한 것은?

① 도입 - 평가 - 전개 - 정리

② 평가 - 전개 - 도입 - 정리

③ 도입 - 전개 - 정리 - 평가

④ 전개 - 도입 - 정리 - 평가

┌ 문제 답안 ─────────────────────
| 1. 4 | 2. 2 | 3. 3 | 4. 4 | 5. 2 | 6. 3 | 7. 2 | 8. 4 | 9. 3 | 10. 4 |
| 11. 4 | 12. 4 | 13. 3 | 14. 2 | 15. 3 | 16. 4 | 17. 1 | 18. 3 | 19. 4 | 20. 2 |
| 21. 1 | 22. 4 | 23. 1 | 24. 3 | 25. 2 | 26. 1 | 27. 1 | 28. 4 | 29. 2 | 30. 3 |

# 미용
# 교육학
# 개론

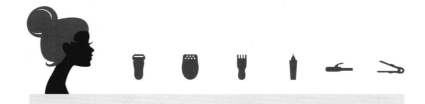

# 5장
# 미용
# 교육평가

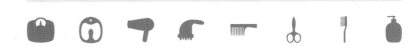

# 1. 교육평가의 개념

평가란 어떤 현상이나 대상의 가치나 질을 판단하는 과정으로, 가치를 매기기 위한 척도를 통하여 가치판단을 하는 행위를 말한다. 이러한 관점에서 보면 어떤 사물이나 과정의 가치나 장점을 판단하는 과정이지만 그 개념 안에는 진단(assess), 비평(critique), 검사(examine), 등급매기기(grade), 조사(inspect), 테스트(test), 판단(judge) 등과 같은 다양한 의미를 포함한다.

교육평가란 교육과 관련된 대상의 가치를 판단하는 행위로서 교육활동 전반에 걸쳐 필요한 정보를 수집하고 분석하여 의사결정을 하는 일련의 체계적인 과정을 의미한다. 즉, 학생의 학습과 행동 및 여러 교육조건을 교육목적에 비추어 측정하고, 교육적인 가치를 판단하는 행위이다.

교육평가의 대상이 무엇인가에 대해서는 여러 가지 관점이 있지만 교육과정, 학생, 교사, 환경, 각종 프로그램과 정책 등 교육을 이루는 모든 요소를 포함한다. 문서화된 교육과정뿐만 아니라 잠재적 교육과정도 포함된다. 그러나 교육의 목적이 의도적인 학습자의 바람직한 행동 변화에 있기 때문에 학습자에 대한 평가가 중요한 부분을 차지한다고 볼 수 있다.

교육평가의 목적은 교육효과의 향상을 꾀하는 데 있다. 학생의 인격 전체를 평가하기 위해서는 포괄적이어야 하고, 교육의 과정은 장기간에 걸치는 것이므로 평가도 계속적으로 행해져야 한다. 또한 개별 학생이나 학급, 또는 학교의 특성에 따른 적절한 평가를 내리기 위해서는 획일적이거나 고정적이어서는 안 된다. 평가는 교육과정의 중요한 일환이므로 평가결과가 적절한 교육실천과 결부될 수 있도록 분석적이고 진단적이어야 한다.

이러한 새로운 시각의 교육평가의 기본전제는 인간에 대한 규정이 아니라 인간에 대한 이해이다. 이러한 인간 이해의 평가 개념은 계속성과 종합성을 갖는다.

첫째, 인간의 잠재적 가능성은 무한하므로 현재 능력보다는 그것을 극복하고 개발할 수 있는 미래의 능력에 더 큰 의미를 부여해야 한다. 따라서, 교육평가는 특정한 장면이나 시간에 국한되는 것이 아니라 언제, 어디서나 지속적으로 이루어지는 계속적인 과정이어야 한다.

둘째, 평가는 학습자의 특정한 행동 특성 보다는 학생의 학업성적, 생활 태도, 성격, 신체발달 등 전인적 영역을 고려해야 한다. 또한, 교육평가의 자료는 다양하며, 다양한 평가 자료를 활용하여 종합적으로 학생을 이해하려는 교사의 역할이 매우 중요하다.

교육평가는 Tyler가 측정이론의 미비점을 지적하면서 처음 사용한 이후 학술용어로 일반화되었다. 교육현장에서 교육활동과 관련되어서 측정, 평가, 총평가 혼용되고 있으나 개념적 포괄범위의 관점으로 보면 측정/검사〈평가〈총평 순이지만, 현실적 적용범위의 관점에서 보면 총평〈평가〈측정/검사이다. 이들 개념 간의 차이점은 다음과 같다.

## 1) 측정

교육평가는 관찰된 교육활동 전반에 관한 정보와 평가기준의 2가지 요소가 포함된다. 관찰이나 측정방법에 따라서 평가 자료를 수집하고 분석하여 평가의 근거를 만들어내는 것은 교육측정과 관련이 있다.

측정은 평가대상에 대하여 일정한 규칙에 따라 사물 속성에 수치를 부여하는 것으로서 측정점수는 측정 대상의 상태 또는 특성을 어떤 척도로 잰 결과를 수량화한 값이므로 측정을 통한 수량화를 위해서 척도의 사용이 불가피하다. 수치를 나타내는 척도에는 명명척도, 서열측도, 동간측도, 비율척도 등이 있다.

측정은 일정한 법칙에 따라 대상에 수치를 매기기 때문에 주어진 어떤 준거를 확인할 때 손쉽고 간편하게 이용할 수 있다는 장점이 있으며, 다음과 같은 특성을 갖고 있다.

첫째, 측정은 측정 대상이 되는 실재의 안정성을 전제로 한다. 측정의 대상인 실재는 인간이 관찰할 수 있는 객관적인 형태로 존재하며, 인간의 행동 특성도 고정 불변하므로 정확하게 측정할 수 있다고 본다.

둘째, 안정성을 전제로 하여 특정한 시점의 개인 반응을 표본으로 하기 때문에 반응점수의 신뢰성과 객관성 유지를 중시한다. 따라서 측정에서는 타당도보다는 신뢰도를 더 중요하게 여긴다. 신뢰성과 객관성이 보장된 측정을 하기 위해서는 평가자나 평가 시기에 관계없이 항상 같은 결과를 얻을 수 있도록 해야 하기 때문에 측정 절차나 방법에 있어 표준화를 선호한다.

셋째, 실재의 안정성에 영향을 미치는 외부 요인은 측정의 정확성을 저해하는 존재로 보기 때문에 환경을 오차 변인으로 간주하여 환경의 통제를 강조한다.

넷째, 측정 결과는 선발, 분류, 예언 등에 활용하는데 목적이 있으므로 유용하고 정확한 측정단위를 요구하며 가능하면 단일점수나 지수로 표시하여 능률성을 높이고자 한다.

## 2) 평가

평가는 평가대상에 대해 가치판단을 하는 것으로서, 측정이나 검사를 통해 얻은 자료에 가치판단을 내리는 과정이다. 교육평가는 교육측정으로 얻어진 수량적 결과를 교육목적에 비추어 해석하고, 그 결과를 교육문제 해결에 활용하는데 목적을 둔다. 따라서 교육평가는 객관적인 측정을 배제하지는 않지만, 평가기준에 따라 자료를 해석하여 의미를 추출하는데 중점을 두는 것으로, 교육측정을 포함한 더 포괄적인 개념이다.

평가는 평가 대상인 모든 실재나 인간의 행동 특성은 시간의 흐름에 따라 변한다는 불안정성을 전제로 한다. 그러므로 교육평가란 학습자에게 일어나는 다양한 변화를 판단하는 일련의 과정으로 보며 다음과 같은 특성을 갖는다.

첫째, 평가도구의 신뢰성과 객관성도 중요하게 고려하지만 평가도구의 타당성을 가장 중요하게 여긴다. 평가도구가 의도한 교육목표를 잘 나타내고 있는지 내용의 타당도를 가장 우선적으로 고려한다.

둘째, 평가에서는 학생의 행동 변화뿐만 아니라, 그러한 변화를 일으키는 요인으로 투입된 교육과정, 교사, 교수방법, 운영체제의 효과를 평가하는 것도 목적으로 삼는다. 환경을 변화를 일으키는 요인으로 여기며 개인은 환경과의 상호작용에 의해 변한다고 보기 때문에 환경을 중요한 변화의 자원으로 여긴다.

셋째, 평가에서는 여러 증거를 합산한 단일 총점을 사용하지만 그 수치보다는 반응의 형태, 오류 유형, 실패의 원인 등을 밝힐 수 있는 질적 증거도 유효한 증거로 활용한다.

넷째, 평가 결과는 평점, 자격 판정, 배치, 진급 등을 위해 개인을 분류하고 판단하는 데 주안점을 둔다. 그러나 교사, 교수 방법이나 교수 프로그램, 수업 과정, 교육과정의 효율성을 판단하기 위한 자료로도 활용한다.

## 3) 총평

총평(assessment)은 Murray가 '인성의 탐구'(1938)라는 저서에서 처음 사용하였으며, 평가의 대상뿐만 아니라 환경을 포함한 평가 대상 전체를 조망하여 총체적이고 전인적인 평가다. 이러한 관점은 평가는 평가 대상의 전체를 이해하는 것이지 부분을 이해하는 것이 아니라는 가정에서 출발한다. 총평은 개인의 행동특성을 특별한 환경과 특별한 과업 및 특별한 준거상황에 관련시켜 의사

결정을 하려는 전인적 평가로서 다음과 같은 특징을 갖는다.

첫째, 총평에서는 개인과 환경에 상호작용에 주안점을 둔다. 따라서 총평의 분석방법은 개인이 달성해야 할 어떤 준거의 분석과 개인이 생활하고, 학습하고, 작업해야 할 환경의 분석에서 출발한다.

둘째, 총평에서는 환경을 개인의 행동 변화를 강요하는 압력으로 간주하기 때문에 환경이 강요하는 심리적 압력이나 요구하는 역할이 무엇인지를 결정해야 하며, 그 사이에 존재하는 단계적 순서, 일관성 및 갈등을 분석 결정하는 일이 중요한 목표가 된다. 그런 다음, 이 환경 속에서 생활하고 학습해야 할 개인에 관한 증거, 예컨대 취약점과 장점, 욕구, 인성특성, 능력 등을 결정하게 된다. 따라서 분석순서는 먼저 환경이 요구하는 압력이나 역할을 분석하는 과정을 거친 후에 개인의 특성이 이에 적합한지를 분석, 결정하게 된다.

셋째, 총평의 관점은 임상에 임하는 의사의 임상적 평가방법(clinical evaluation)과 유사하다. 측정방법에 있어서는 계량적인 측정 방법 이외에 전체적, 직관적인 판단, 질적인 평가방법 등을 동시에 사용하여 필요한 정보를 수집하여 종합적으로 판단하고자 한다. 총평에서 개인에 관한 정보의 수집은 구조화된 객관식 검사 방법, 비구조화된 투사적 방법, 자기보고방법, 관찰, 면접, 장면검사, 역할연출, 자유연상법 등의 다양한 형태를 통해 이루어진다.

넷째, 총평에서는 구인 타당도(construct validity)를 활용하여 개인과 환경 간의 상호작용을 분석한다. 구인타당도란 어떤 검사도구가 재려고 하는 심리적 특성에 대해 조작적 정의를 내린 후, 조작적 정의를 기준으로 하여 검사가 재고자 하는 심리적 특성의 구인을 얼마나 제대로 측정하고 있는가를 나타내는 타당도 유형이다. 즉, 개인과 환경 간의 상호작용에 관해 수집된 증거가 설정된 구인으로 어느 정도 설명되는지를 따진다.

다섯째, 총평은 환경이 요구하는 준거나 역할을 기준으로 하여 개인을 진단하므로 그 결과는 예언이나 실험, 분류 등에 활용된다.


## 2. 교육평가의 기능


교육평가의 일차적인 목적은 행동증거를 수집하여 얻은 결과를 분석하여 현재 상황을 진단하고 반성하여 다음 단계의 목표를 설정하기 위한 자료를 제공함으로써 교육을 개선하는 데 있다. 교육평가의 기능을 보는 관점은 다양하나 교육활동과 관련하여 교육평가의 기능은 다음과 같다.

첫째, 학습자의 학업 성취도를 평가하여 학습결과를 진단·확인하고 그에 관한 치료와 처방을 제공해 주는 기능이 있다. 즉, 교육의 목표의 달성도에 관한 증거와 정보를 수집하여 교육목표가 얼마나 잘 달성되었는지를 확인하여 개별학습자가 느끼는 제반 문제점을 진단할 수 있다. 학습자의 현 상태나 결점을 파악하여 장점을 더욱 강화시키거나 약점을 보완해주는 방안을 강구할 수 있는 기준을 제공해 주는 것이다. 그리고 총합평가 결과에 따라 자격 인정, 합격이나 불합격 등 선발의 기능도 갖고 있다.

둘째, 교육프로그램의 교육적 효과를 평가하여 교육의 질을 향상시키고 책무성을 높일 수 있다. 교육프로그램은 교육과정, 수업계열과 절차, 수업자료, 학급 조직 등이 포함되는 매우 복합적인 개념이다. 평가를 통해 교육과정의 목표와 내용 및 학습 지도 방법 등의 개선과 평가 그 자체의 개선을 위한 자료를 제공해 준다. 교사 자신을 반성하고 평가하는 기능도 있다. 중간점검을 통하여 교육의 제반 요소에 대한 수정, 보완이 가능하도록 해 준다.

셋째, 생활지도와 상담을 위한 다양한 자료를 제공한다. 개별 학습자의 진학, 직업지도 등 진로지도와 생활지도 및 개별 상담을 위해서는 학습자의 가치관, 태도, 흥미, 지능, 적성뿐만 아니라 가정, 학급, 사회 등 환경에 대한 폭넓은 정보와 정확한 이해가 필수적이다.

넷째, 교육의 제반문제를 이해하고 올바른 교육정책 및 일반정책의 방향을 수립하는데 도움을 준다. 평가를 통해서 교육계획의 타당성 여부를 판단하는 근거를 확보할 수 있기 때문에 학교 교육뿐만 아니라 일반 사회교육을 평가하는 것도 교육평가의 기능이다.

그리고, 교육평가는 과도한 경쟁을 유발하는 등의 여러 가지 문제점을 갖고 있다. 평가를 통한 차별, 과도한 경쟁유발로 인한 스트레스, 평가자의 피평가자에 대한 부당한 간섭과 통제로 작용할 수 있다는 점이다. 또한 평가의 전략적 기능을 강조하다보면 인간에 대한 이해를 위한 평가가 아니라 평가를 위한 평가가 되어버리는 역기능도 가지고 있다.

# 3. 교육평가의 유형

교육평가 유형은 검사 점수에 가치를 부여하기 위해 필요한 참조준거가 무엇인지에 따라 규준참조평가, 준거참조평가, 능력참조평가, 성장참도평가로 나뉜다. 어느 시점에 어떤 목적을 갖고 평가를 시행하느냐에 따라 진단평가, 형성평가, 총합평가로 구분할 수 있다.

## 1) 규준참조평가

규준(norm)은 특정검사 점수의 해석에 필요한 기준이 되는 자료로서 비교하고자 하는 집단의 검사점수의 분포를 말한다. 한 검사에서 얻어진 원점수는 그 자체로는 아무런 의미를 지니지 못하며, 특정 비교집단의 검사결과와 비교하였을 때 검사점수에 대한 의미가 부여된다. 이때 비교하는 집단의 검사결과를 규준이라고 한다.

한 개인의 점수는 어떤 규준에 비교하느냐에 따라 그 의미가 달라지기 마련이다. 규준은 대개 상대적 위치를 밝히는 척도로 모집단을 대표하기 위해서 추출된 표본에서 산출한 평균과 표준편차로 만들어진다. 한 검사의 규준이 적절한지의 여부는 그 규준집단의 대표성과 사례 수, 검사의 목적에 비추어 판단할 수 있다. 규준의 형태로는 학년, 성별에 따른 규준과, 백분위, 표준점수 규준, 그리고 국가적 규모의 규준, 지역적 규모의 규준 등이 있다.

규준참조평가란 이 규준에 맞추어 규준에서 얼마나 멀리 떨어져 있는가를 통해 성취수준을 평가하는 것으로 어떤 학습자의 성취 수준을 그가 속한 집단에서의 상대적인 위치에 비추어 해석하는 것이다. 규준참조평가는 집단 내에서 개인의 상대적인 위치에 관심을 가지고 개인 간의 차이를 중시한다. 즉, 학습자의 평가결과를 그가 속한 집단에 비추어 상대적인 위치를 밝히는 것으로 학습자의 상대적인 능력이나 기술을 비교해보고 그것에 대해 어떤 결정을 내리는 학습자 선발기능이나 우열을 가리는 기능이 크게 강조되는 평가방법으로 상대비교평가라고도 한다.

규준참조평가는 선발적 교육관에 바탕을 두고 있다. 선발적 교육관은 학습자 간의 학습능력 차이를 인정하고 교육을 통하여 달성하고자 하는 목표나 수준에 도달 할 수 있는 사람은 소수에 지나지 않는다는 전제에서 출발한다. 학습의 성공이나 실패의 책임은 학습자에게 있는 것으로 보는 관점이다.

따라서 학습자가 '무엇을 얼마나 성취하였는가?' 보다는 '다른 학생과 비교하여 얼마나 잘했는지, 아니면 못했는지'에 초점을 둔다. 평가의 목적이 개인들 간의 상대적 서열을 판단하여 우수한 인재를 선발하는데 있으므로 등위나 퍼센타일(percentile)로 표시한다.

규준참조평가의 특징은 다음과 같다.

첫째, 학습자들의 개인차를 오차 없이 정확하게 측정하였는가에 중점을 두기 때문에 검사 도구의 신뢰도를 강조하며, 검사도구로는 '표준화 검사'를 많이 활용한다.

둘째, 검사 점수가 어느 한 쪽에 편포되기 보다는 좌우 대칭적이고 중앙이 높은 정상 분포를 기대한다.

셋째, 학습자 간의 학습능력 차이를 인정하고 우수한 인재를 선발하는데 관심을 두기 때문에 학습자의 개인차를 극대화하는 선발적 기능을 강조한다.

규준참조평가의 장점과 단점은 다음과 같다.

규준참조평가는 측정이론의 발전에 기여하였다. 즉, 개인차의 변별이 가능하며, 객관적인 검사의 제작기술을 통해 성적을 표시하고 있기 때문에 교수자의 편견을 배제할 수 있고, 학습자들의 경쟁을 통하여 동기를 유발하는 데 유리하기 때문이다. 또한, 규준참조평가는 객관적인 평가가 가능하여 학생의 상대적 서열을 분명히 나타낼 수 있으며, 경쟁을 통한 외발적 학습동기의 형성에 도움이 된다.

반면에, 규준참조평가는 학생들의 학력분포를 일정한 범위에 짜 맞춘다는 점에서 비교육적이라는 비판을 받고 있다. 교육목표의 달성도를 정확하게 파악할 수 없기 때문에 진정한 의미의 학습효과 판정이 어렵고 교수·학습의 개선에 의미 있는 시사점을 주지 못한다.

그리고, 교수·학습이론에 부적절하다. 또한 쓸데없는 서열화로 과다한 경쟁을 조장하며, 소수의 우등생을 제외한 다른 학습자들에게 열등감을 느끼게 하여 인성교육을 방해할 우려가 있다는 비판을 받고 있다.

## 2) 준거참조평가

준거(criterion)란 사물의 정도나 성격 따위를 알기 위한 근거나 기준을 말하는데, 준거참조평가에서의 준거는 교육목표에 이미 진술되어 있으며 이것이 평가의 준거가 된다. 준거참조평가는 준거를 토대로 준거로의 도달여부를 판단하는 것이 중심이 되는 평가다.

이는 학습자의 현재 성취 수준이나 행동목표의 도달 정도를 알아보기 위한 것으로 학습목표를 설정해 놓고 그 목표에 비추어 학습자 개개인의 학업성취 정도를 평가하는 방법이다. 다른 학습자와 비교를 하는 것이 아니라 단순히 교육목표의 성취기준에 비추어 학습자가 무엇을 얼마나 성취하였느냐에 관심을 두는 것이다. 학습 후 학습결과에 대한 평가에서도 학습자 간의 개인차보다는 수업목표를 어느 정도 달성하였는지에 관심이 집중된다. 학습자가 성취해야 할 과제나 행동에 대하여 얼마만큼 알고 있는지와 정해진 목표나 준거에 도달하였는지를 판단하기 때문에 절대비교평가, 목표지향평가라고도 한다.

준거참조평가는 발달적 교육관에 바탕을 두고 있다. 발달적 교육관은 교육의 목적을 학생 개개인의 잠재 가능성 실현에 두고 있으며, 모든 학습자가 정해진 학습목표에 도달할 수 있다고 보는 관점이다. 이러한 관점은 학습목표 도달 여부는 학습능력의 차이가 아니라 학습 속도의 차이에 기인한 것으로 보기 때문에 각 학습자에게 맞는 개별 학습조건을 제공하면 학습능력의 차이에 따른 개인차를 없앨 수 있으며 누구나 정해진 학습목표에 도달할 수 있다고 본다.

따라서 학습의 실패에 대한 책임은 학습자에게 있는 것이 아니라 교사와 학교에 있으며, 모든 학습자가 설정된 수업목표를 달성할 수 있도록 적절한 학습방법을 제공하고 배치를 위해 평가를 한다.

준거참조평가는 모든 학습자가 설정된 교육목표를 성취할 수 있다고 보기 때문에 평가 점수대가 정상분포에서 우측으로 치우쳐 정상 분포에서 벗어난 부적 편포를 지향한다. 또한 교육의 목표를 얼마나 충실하게 측정하고 있느냐에 중점을 두기 때문에 검사의 타당도를 강조한다.

준거참조평가의 장점은

첫째, 준거참조평가는 학습목표를 절대적인 기준 또는 준거로 삼아 학생들의 목표달성의 정도를 비교하기 때문에 교수·학습이론에 적절하고, 교육목표·교육과정·교수법의 개선에 용이하다.

둘째, 탐구정신의 발휘와 지적 성취감을 맛볼 수 있으며 정의적 영역의 평가도 가능하다.

셋째, 상대평가에 치중하지 않으므로 이해·비교·분석·종합 등의 고등 정신능력을 배양할 수 있다.

넷째, 준거참조평가는 기초학습능력을 평가할 때나 교과 내용이 위계적으로 조직되어 있어 선수 학습 성취에 대한 확인이 필요한 경우에 활용할 수 있다. 또한 윤리적 영향력이 큰 가격여부를 판정하는 경우에도 활용되는데 이 때에는 엄격한 준거의 설정이 필요하다.

준거참조평가의 단점은

첫째, 개인차의 변별이 어렵다. 개인차를 인정하지 않고 교육목표의 달성여부나 도달정도를 판단하는데 관심을 두기 때문에 상대적 비교가 불가능하여 우열을 판정하기가 어렵다.

둘째, 평가의 준거를 설정하는데 어려움이 있다. 교육의 절대기준인 교육목표를 누가, 어떻게 정하느냐는 어려운 문제이기 때문이다. 준거참조평가는 학생의 현 상태를 파악하는데 유용하지만 성취수준의 설정이 임의적이고, 준거 설정에 있어 평가자의 주관적 판단에 따른 객관성을 유지하기 어렵다는 단점이 있다. 준거의 타당성만 확보된다면 이 준거에 대한 도달여부를 평가하는 일은 당위적인 것이 된다. 따라서 교사는 규준 설정 방법에 대한 전문적인 식견을 갖추는 것이 필요하다.

셋째, 검사 점수의 통계적 활용이 불가능하다. 즉, 정상분포를 부정하므로 검사 점수의 통계적 활용이 어렵다는 것이다.

준거참조평가의 발달배경을 살펴보면 다음과 같다.

첫째, 준거참조평가는 규준참조평가의 개념에 근거한 표준화검사에 대한 비판에서 비롯되었다. 이는 규준참조평가에 근거한 학교의 점수체제에 대한 혐오감이 주된 원인으로 작용했다. 즉, 좋은 성적을 받기 위해서는 동료들보다 조금이라도 더 앞서야하기 때문에 동료들과 치열한 경쟁을 벌여야 하다는 점과, 좋은 성적을 받았다고 해서 진정한 교육목표를 달성한 것은 아니라는 것이다.

둘째, 교수 공학의 발달이 준거참조평가를 지지하였다. 교수공학의 관심은 교수목표의 구체적인 진술에 있었고, 이 목표는 곧 수행의 표준이 된다. 따라서 성공과 실패 여부는 미리 설정한 분명한 목표에 비추어 판단한다는 것이다.

셋째, 학생들의 학업성취의 실패는 그들의 선천적 능력의 탓이 아니라, 교수방법의 실패에 있다는 반성이 준거참조평가의 신념을 지지했다.

그러면 규준참조평가와 준거참조평가의 차이점은 무엇일까?

규준참조평가와 준거참조평가의 근본적인 차이점은 개별적인 학습자의 성격을 결정하는 과정에서 찾아볼 수 있다. 규준참조평가에서는 한 학생이 아무리 주어진 목표를 달성하였다고 해도 그 보다 더 잘한 학생이 있으면 그의 성적은 상대적으로 떨어진다. 하지만 준거참조평가에서는 그가 주어진 목표를 얼마나 달성하였느냐에 달려 있지, 주어진 집단의 성적 분포와는 아무런 관계가 없다. 즉, 규준참조평가에서는 개별학습자의 성적이 소수집단의 결과에 따라 결정된다. 하지만 준거참조평가에서는 다른 학생들의 성적 분포와는 관계없이 해당 학생에게 주어진 목표달성의 정도에 따라 결정된다는 것이다.

그리고, 평가목적을 살펴보면 규준참조평가는 반드시 잘한 사람과 못한 사람을 구분하려는 상대적인 입장에서의 개인차의 변별이 그 목적이다. 반면에 준거참조평가는 목표의 달성도를 평가하는데 목적이 있다.

또한, 검사제작의 과정에 있어서도 차이가 있다. 규준참조평가는 개인차의 변별을 목적으로 하기

개인차를 잘 변별해 주는 어려운 문항과 쉬운 문항을 골고루 표집하여 검사에 포함시킨다. 이렇게 하여 가능한 한 점수분포를 크게 하여 교수목표에 충실하기보다는 개인차를 뚜렷하게 내고자 한다. 반면에 준거참조평가에서는 학습과제를 분석하여 요소별로 구조화한다. 그 후 각 하위요소들이 가장 잘 대표하는 문항으로 검사제작을 한다. 따라서 주어진 교수목표를 충실하게 재어주는 문항에 관심이 집중될 수밖에 없다.

마지막으로 검사결과의 활용에 있어서도 차이가 있다. 규준참조평가에서는 한 개인의 등급적인 평가분류에 관심을 갖고 있다. 준거참조평가에서는 주어진 목표의 달성 여부를 확인하고 목표달성에 결손이 있을 때에는 이를 보충 지도하는 등 수업을 평가하고 개선하는데 더 많은 관심이 집중된다. 한 개인의 평가나 성적을 매기는데 관심을 두고 있지 않다는 것이다.

규준참조평가나 준거참조평가는 어느 한 가지 방법이 더 좋다거나 나쁘다고 단정하기 어려운 문제이다. 규준참조평가는 선발을 목적으로 하는 경우에 유리하고, 준거참조평가는 인정이나 확인에 목적을 둘 때에 적용하는 것이 좋다. 보다 효율적인 평가 활동을 위해서는 주어진 상황과 교육 목적에 따라 이를 적절히 활용할 수 있어야 한다.

### 3) 능력참조평가

능력참조평가는 학생의 능력이 참조준거가 된다. 이는, 각 학생의 능력과 노력에 의하여 평가되는데 학생이 지니고 있는 능력에 대비하여 학생이 얼마나 최선을 다하였는가를 평가하는 것이다.

학생이 얼마나 많은 능력을 발휘할 수 있는가에 초점을 맞추는 것으로서, 개인을 위주로 하는 평가방법이다. 우수한 능력을 가지고 있지만 최선을 다하지 않은 학생보다는 능력이 부족하더라도 최선을 다한 학생이 성취수준이 낮더라도 더 좋은 평가 결과를 얻게 된다.

이 평가의 장점은 개별적 평가가 가능하다는 것이며, 표준화 적성검사에서도 사용될 수 있다.그러나, 학생의 능력이 어느 정도인지 측정하기가 어렵고, 정확한 측정이 가능한 특정기능과 관련된 능력에 제한되어 학습자의 수행을 해석하는데 한계가 있다는 단점을 갖고 있다.

### 4) 성장참조평가

성장참조평가는 학생의 성장, 즉, 교육이 진행되기 전과 후의 '차이'에 중점을 둔다. 이는 교육과정을 통하여 학생이 얼마나 성장하였느냐에 초점을 두는 평가로서 개인을 위주로 하는 평가이다.

준거참조평가는 최종 성취 수준에 관심을 가지는데 반해 성장참조평가는 초기능력 수준에 비하여 얼마나 능력의 향상을 보였느냐를 강조하므로 사전 능력 수준과 평가한 시기에 측정된 능력 수준 간의 차이에 관심을 두고 있다. 즉, 측정 결과가 몇 점인가 혹은 어느 수준인가가 중요한 것이 아니라 개인이나 집단별 학습에서의 향상도를 기준으로 평가를 하는 것이다. 이와 같은 성장참조평가는 평가의 계속성 지속성을 강조하는 평가이녀 학생들에게 학업 증진의 기회를 부여하고 개인화를 강조하는 특징을 지니고 있다.

표 5-1 참조준거에 의한 평가 유형별 특징 〈출처 : 현대교육평가(2000) - 성태제〉

|  | 규준참조 | 준거참조 | 능력참조 | 성장참조 |
|---|---|---|---|---|
| 강조점 | 상대적인 서열 | 특정영영의 성취 | 최대능력 발휘 | 능력의 변화 |
| 교육신념 | 개인차 인정 | 완전학습 | 개별학습 | 개별학습 |
| 비교대상 | 개인과 개인 | 준거와 수행 | 수행정도와 소유능력 | 성장, 변화의정도 |
| 개인차 | 극대화 | 극대화하지 않으려고 함 | 고려하지 않음 | 고려하지 않음 |
| 이용도 | 분류, 선별, 배치 행정적 기능 강조 | 자격부여, 교수적 기능강조 | 최대능력 발휘, 교수적 기능강조 | 학습 향상, 교수적 기능강조 |

## 5) 진단평가

진단평가는 수업이 시작되기 전에 수업 설계에 도움이 되는 정보를 수집하고 파악하기 위한 평가다. 선수학습의 정도나 준비도, 흥미와 동기 상태 등의 학습자의 특성은 교수의 효율성과 학습의 능률을 높이는데 중요한 역할을 한다.

진단평가는 학습자들의 특성을 사전에 파악하여 교육목표와 계획을 수립하기 위해 교수·학습이 시작되기 전에 학습자의 특성을 체계적으로 측정하는 행위를 말한다. 즉, 교수활동이 시작되는 초기 단계에 학습자의 기초 능력을 진단하여 수업전략을 위한 기초 자료를 얻고, 적절한 교수·학습 방법을 선택하기 위한 평가이다.

진단평가는 학습자들의 기본적인 학습능력, 학습동기, 선수학습의 정도를 확인할 수 있도록 해준다. 이를 예진적 기능이라고 하는데, 학습자의 선수학습과 사전학습 정도를 정확하게 파악하여 이를 학습지도에 활용할 수 있도록 도움을 주는 것을 말한다.

또한 진단평가는 수업과 직접적인 관련은 없지만 학습 실패를 일으키는 여러 가지 학습장애 요인을 밝힐 수 있도록 도와준다. 학습장애 요인은 신체적, 정서적, 환경적인 요인으로 구분할 수 있다. 신체적 요인으로는 건강 상태의 이상, 운동기능의 장애 등이 있으며, 정서적 요인으로는 심리적 갈등이 있다. 그리고, 환경적 요인으로 물질적, 경제적 빈곤 등이 있다.

진단평가는 준비도 검사, 적성검사, 자기보고서, 관찰법 등의 다양한 평가도구를 사용하는데 일반적으로 수업시간 전에 실시하는 쪽지 검사, 퀴즈, 복습확인 등이 이에 해당된다.

## 6) 형성평가

형성평가는 교수·학습 과정 중에, 교육활동이 계획대로 진행되고 있는지를 확인하는 행위를 말한다. 이는 학습이 진행되고 있는 도중에 학습의 진전 상황에 관한 정보를 수집, 분석하여 수업계획의 수정이나 송환효과를 기대하는 평가다. 즉, 수업 중이나 단원을 학습하는 중에 수시로 학습자들의 수업능력, 태도, 학습방법 등을 확인하여, 피드백을 통해 학습자의 학습에 대한 강화와 교육과정 및 수업방법을 개선하기 위해 행하는 평가활동을 말한다.

형성평가의 개념은 스크리븐(Scriven)이 '평가의 방법론(1967)'이라는 논문에서 처음으로 사용하였다. 스크리븐(Scriven)은 형성평가를 교수와 학습이 진행되고 있는 상태에서 학생에게 피드백의 효과를 주고, 교과과정을 개선하며, 수업방법을 개선하기 위해 실시하는 평가로 정의하였다.

형성평가의 특징은 다음과 같다.

첫째, 학습정보의 피드백과 교정을 한다. 형성평가는 교수·학습과정의 각 단계에서 학생에게 피드백을 주고, 필요한 경우 교정학습을 하여 학습효과를 극대화시키고자 한다.

둘째, 교수·학습 개선을 위해 실시하는 평가이다. 형성평가는 교수·학습이 진행되고 있는 중에 교과내용, 교수, 학습을 개선하기 위해 실시하는 평가이다. 즉, 학생의 성적을 판정하거나 교수의 능력을 평가하려는 것이 아니라, 학생의 학습을 증진시키기 위해 무엇인가 개선할 것을 찾기 위해 실시하는 평가이다.

셋째, 형성평가는 교수 자작검사는 물론 외부 기관에서 제작한 검사를 이용할 수 있다. 그러나, 형성평가는 지금 진행 중인 수업 프로그램에 관해 필요한 정보를 얻으려는 것이기 때문에 수업을 진행 중인 교수 자신이 제작하는 것이 가장 바람직하다.

넷째, 형성평가는 목표지향평가이다. 형성평가의 핵심적인 목적은 설정된 교육목표를 성취시키기 위해 피드백과 교정학습을 하고자 하는 것이므로 수업목표에 기초한 목표지향평가를 해야 한다.

형성평가는 다음과 같은 기능을 가지고 있다.

첫째, 학습속도의 개별화가 가능하다. 형성평가는 각 학습요소에 대한 성취여부를 판단하게 해주므로 적절한 빈도로 평가를 실시함으로써 학습 진행 속도를 조절할 수 있다.

둘째, 피드백과 교정이 가능하다. 형성평가는 수업과정 중에 학생들에게 피드백을 하고, 필요할 경우 교정학습을 하여 완전학습에 이르게 하고자 한다.

셋째, 학습곤란을 진단하고 교정한다. 형성평가는 학습 중에 학습목표의 성취여부를 구체적으로 알려 주는 장점이 있기 때문에 학습곤란을 발견하고 제거해나갈 수 있다.

넷째, 학습에 대한 강화의 역할을 하여 학습자의 학습동기를 촉진한다. 형성평가가 학습자의 동기를 촉진하기 위해서는 학습결과에 대한 지식의 제공, 교정학습을 위한 기회나 자료의 제공, 교사의 고무적이고 자세하며 자유스러운 코멘트 등이 함께 제공되는 것이 이상적이다.

다섯째, 교수·학습 방법의 개선이 가능하다. 교수·학습이 진행되고 있는 중에 실시하는 형성평가는 수업에 대한 학생들의 반응정보를 주는 것이므로 교사가 자신의 교수방법의 단점을 분석하여 교수전략과 학습방향을 개선하는데 도움을 준다.

## 7) 총합평가

총괄평가는 교수·학습이 끝난 다음에 그 동안의 학습 성과를 총괄적으로 사정하는 평가방법이다. 즉, 한과목이나 학기, 교육프로그램이 끝나는 시점에 숙달정도와 교육목표 달성 여부를 결정하는 활동이라고 할 수 있다. 따라서 총합평가는 학습자가 도달하도록 설정된 교육 목표를 어느 정도 성취하였는지에 관심이 있다. 교육목표의 성격에 따라 평가도구가 달라지는데, 교수자의 자작 검사, 표준화 검사, 작품 평가 등의 다양한 방법이 사용된다.

총합 평가의 특징은 다음과 같다.

첫째, 총합평가의 목적은 학습자에게 학습목표 달성도에 따라 성적을 결정하는데 있다. 교수 효과가 어느 정도인지 판단하고 평점을 주어 서열을 결정한다.

둘째, 현재의 학업성적은 미래의 학업성적과 높은 상관관계를 갖고 있기 때문에 학습자의 미래의 학업성적을 예측하는 데 도움을 준다.

셋째, 총합평가는 형성평가보다 비교적 광범위한 문항의 표집을 통하여 학습 목표의 달성도를 추정한다.

넷째, 총합평가의 문항은 형성평가와는 달리 일반 교수목표와 상위수준의 목표달성에 주로 관심을 둔다.

총합평가의 기능은 다음과 같다.

첫째, 학업성적의 판정이다. 총합평가의 가장 중요한 기능은 학생의 학업성취수준을 결정해 주기 위한 점수의 배정과 판정이다.

둘째, 장래성적의 예측이다. 학습과제가 계열성을 가지도록 조직되어 있기 때문에 총합평가의 결과는 다음 학습과제의 학습에서 학생이 성공할 수 있느냐 없느냐를 예언하는데 중요한 역할을 한다.

셋째, 집단 간의 성적 비교를 가능하게 해준다. 총합평가에 의하여 학생 개개인의 성적을 산출할 뿐만 아니라 학습 집단 전체로서의 성적을 산출할 수 있다. 이를 통해 집단 간의 종합적인 학습 성과를 비교·분석함으로써 학습 성과에 대한 정보를 수집할 수 있다.

넷째, 자격의 인정이 가능하다. 총합평가는 학생들이 어느 정도의 지식, 능력 및 기능을 갖추고 있는지 평가함으로써 그 결과는 어떤 교과목의 이수 또는 교육과정의 수료 등 자격을 인정하는 판단 기준으로 유용하다.

다섯째, 교수-방법을 개선하는데 필요한 자료로 활용할 수 있다. 총합평가는 대개 학년말에 실시하게 되므로 이의 결과는 다음 학년의 수업이 시작될 때 각 학생 혹은 학급집단을 어느 정도의 수준에서 가르쳐야 할 것인지에 대한 판단을 하는 데 도움을 준다.


## 4. 교육평가의 절차

교육평가는 유형에 따라 절차가 약간씩 달라질 수 있으나 일반적으로 교육평가는 다음과 같은 체계적인 절차를 거치게 된다.

### 1) 교육목적의 확인

먼저 설정된 교육목적을 확인하여 이원분류표를 작성하는 등의 평가계획을 수립하여야 한다. 이원분류표는 교육목적을 분석하고 분류하여 내용 영역별 문항표집계획, 비중과 행동 영역별 문항표집 계획 및 비중, 출제할 전체 문항 수 등이 매우 구체적으로 포함되어야 한다. 따라서 작성자의 교재관과 평가관에 따라 이원분류표의 내용이 달라지게 된다.

## 2) 평가 장면의 선정

이미 설정되고 진술된 교육목적에서 어떠한 평가 장면이나 검사 상태가 가장 적절한가를 결정해야 한다. 이는 제시된 학생의 행동을 측정하고 평가하기 위함인데 교육목적에 구체화된 행동을 제대로 확인할 수 있는 장면을 선정하여야 한다. 일반적인 평가 장면으로는 필답검사, 질문지법, 각종 표준화 검사, 면접, 투사법, 평정척도, 관찰, 기록물 분석, 제작물 분석, 현장실습 및 실기 등이 있다. 행동의 변화 증거를 얻기 위해서는 평가 장면을 종합적인 관점에서 고려하여 선정하는 것이 중요하다.

## 3) 평가도구의 제작 또는 선정

교육목적에 제시된 행동을 실제로 측정하고, 제대로 평가하기 위한 평가 도구를 제작하거나 선정하여야 한다. 필답검사인 경우 문항 제작이, 질문지법인 경우에는 질문지 하나하나를 만드는 일을 말한다. 교육목적을 제대로 평가하기 위해서는 좋은 평가도구를 확보하여야 한다. 정확한 측정을 위한 평가도구가 되기 위해서는 양호한 타당도, 신뢰도, 객관도, 실용도를 갖추어야 한다.

타당도는 검사나 평가도구가 측정하려고 하는 대상의 내용을 충실히 측정하고 있는 적합성 정도를 말하며, 그 평가에서 재고 있는 것이 무엇인가라는 개념과 관련되어 있다. 한 검사가 모든 목적에 부합될 수는 없으므로 타당도는 특별한 목적이나 해석에 제한된다. 적성을 측정하기 위해서는 적성검사를, 인간의 지능을 측정하기 위해서는 지능검사를 사용할 때 타당도가 높다고 할 수 있다.

타당도는 검사나 측정도구에 의해 얻은 검사 결과의 해석에 대한 적합성이지 검사 자체와 관련된 것은 아니다. 평가도구가 측정하고자 하는 특성을 얼마나 충실하게 측정하느냐와 관련이 있는 것과 검사결과를 해석하여 얼마나 의미 있는 추론을 도출해내느냐에 관련된 것이 있다. 이와 같은 타당도는 내용 타당도, 준거 관련타당도, 구인 타당도로 나뉘어지며, 준거 관련타당도에는 예언 타당도와 공인 타당도가 포함된다.

신뢰도는 해당 검사가 측정하고자 하는 특성을 얼마나 정확하게 측정하느냐 하는 검사도구의 일관성을 의미한다. 타당도가 무엇을 측정하느냐에 초점을 두는 반면 신뢰도는 어떻게 측정하느냐에 초점을 둔다. 신뢰도란 여러 가지 오차의 근원, 즉 검사도구, 피검사자, 검사 실시 과정 등에서

오는 변산적 오차(變散的誤差)의 정도를 나타낸다. 그러므로, 측정의 오차가 적고 일관성이 높을 때 신뢰도가 높아진다.

신뢰도를 검사하는 방법에는 재검사 신뢰도, 동형검사 신뢰도, 반분 검사 신뢰도, 쿠더-리처드슨 신뢰도 방법이 주로 사용된다.

객관도는 평가자가 편견 없이 얼마나 공정하게 채점하느냐에 관련된 문제로 평가자 신뢰도라고 할 수 있다. 객관도를 높이기 위해서는 평가도구와 평가기준을 객관화하고 평가자의 평강 대한 소양을 높여 평과 결과의 일관성을 유지하여야 하며, 여러 사람이 공동으로 평가하여 그 결과를 종합하는 것이 좋다.

실용도는 실제로 검사 도구를 이용할 때 들이는 시간과 비용, 노력에 비해 목적을 달성할 수 있는 정도를 말한다. 아무리 타당도와 신뢰도, 객관도가 높다하더라도 검사를 사용하는데 시간이나 노력이 많이 든다면 활용하기 어렵다. 따라서, 실용도를 높이려면 검사에 필요한 시간이나 검사 비용이 적절한지, 실시 절차가 단순하고 결과 해석이 용이한지 등이 고려되어야 한다.

## 4) 평가의 실시 및 결과 처리

평가를 실시하여 교육목표에 비추어 학생의 행동이 얼마만큼 변화하였는가를 실질적으로 확인하는 과정이다. 평가 실시의 시기, 횟수, 방법, 대상 등을 고려하여 실제로 평가를 실시한다. 이후 결과를 채점하고 통계처리 및 분석, 기록한다.

## 5) 평가 결과의 해석 및 활용

평가 결과를 처리하고 기록한 후 평가 결과를 가치 기준에 맞게 해석하여 최대한 활용할 수 있도록 해야 한다. 학생들의 행동의 변화량을 기본으로 한 개별적·집단적으로 해석적인 평가가 필요하다. 평가의 목적은 활용에 있으므로 교육활동 전반에 대한 해석적인 평가도 이루어져야 한다.

## 5. 교육평가의 모형

일반적으로 평가모형이란 평가가 이루어지는 일련의 추상적 현상을 특정 탐구방식을 적용하여 구체화시켜 형상화한 개념구조로서, 복잡한 평가현상을 구체적으로 파악하는 데 매우 유용한 정보를 제공해 준다. 즉, 평가모형은 평가목적을 효과적으로 달성하기 위하여 평가방법이나 절차를 체계화해 놓은 것으로 정의할 수 있다.

1960년대 이후 많은 학자들이 평가모형을 개발하였으며, 수많은 평가모형들을 분류하기 위한 다양한 시도들이 이루어졌다. 평가모형의 분류는 무엇을 준거로 하느냐에 따라 달라진다. 일반적으로 평가모형을 분류하는 준거로는 평가의 정의나 목적, 평가관, 평가가 강조하는 탐색방법 등을 들수 있다.

### 1) 목표달성 모형(goal attainment model)

#### (1) Tyler의 목표달성 모형(행동목표모형, behavioral objective model : BOM)

Tyler는 교육의 과정을 교육목표의 설정-학습경험의 선정-학습경험의 조직-학습 성과의 평가로 모델화하였다. 교육평가를 교육활동에 의한 교육목표 달성도의 확인과정으로 보고, 평가의 목적을 사전에 수립해 놓은 목표를 평가준거로 삼아 그 목표가 어느 정도 성취되었는지를 판단하는데 초점을 두었다.

Tyler는 교육평가를 사전에 교육을 통해 학생이 성취하고자 하는 바람직한 행동의 변화를 교육목표로 설정하고, 교육활동을 통해 이러한 변화가 학생에게 실제로 어느 정도 일어났는가를 확인하는 과정으로 규정하였다. 학생의 실제 성취수준과 목표를 정확하게 비교하기 위해서는 목표를 세분화해야하는데, 그 방법으로 '목표의 이원적 분석'을 들었다. 그는 교육목표를 학생, 사회, 교과목이라는 세 가지 목표자원에 기초하고 학습심리와 교육철학이라는 두 가지 목표의 여과기능을 통해서 행동적인 용어로 상세히 진술할 것을 제안하였다. 이같이 진술된 목표를 측정 가능한 목표로 변화시켜, 교수프로그램이 끝났을 때, 설정한 목표의 성취정도를 확인하기 위하여 학생의 학업성취도를 측정한다.

Tyler는 평가라는 것이 평가 자체를 위해 존재하는 것이 아니라 교육의 전체과정과 깊이 관련되어 있다고 보고 평가의 역할과 기능을 정의하였다. 평가를 통해 얻은 학생들의 실제적인 성취 자료는 교육과정의 장단점에 관한 판단의 근거가 되며 교육과정 개발과 개선에 관한 정보를 제공해준다. 즉, 목표의 성취는 교수프로그램의 적합성을 나타내는 증거가 되고, 목표를 성취하지 못한 것은 교수프로그램의 부적합성을 나타내는 증거로 간주한다. 이런 의미에서 타일러의 모형은 교육과정에 대한 평가에 가깝다고 볼 수 있다.

평가자는 직접 교수프로그램에 참여하지는 않으며 단지 성취도 측정치에 기초하여 학생들의 목표행동 성취여부를 결정한다. 교육과정 개발과 교육과정의 타당성 여부에 대한 의사결정을 위해 평가를 수행하는 교육과정 전문가로서의 기능을 갖는다. Tyler는 학습자 진보를 평가할 수 있는 설계를 강조하였으며 이를 위해 사전측정과 사후측정의 필요성을 주장하였다.

Tyler의 목표달성 모형은 교육목표, 내용, 평가 간의 논리적인 일관성을 유지하고, 명확한 평가기준에 근거하여 과학적으로 접근하였다. 뿐만 아니라 교육에 있어서의 목표의 중요성을 강조하였으며 교육프로그램의 개발자나 교사들로 하여금 목표 달성여부의 확인을 통해 자신들의 교육활동에 대한 책무성을 가지도록 자극하였다는 점에서 의의를 갖는다.

목표달성 모형은 교육목표의 도달 여부를 파악하기가 쉬운 능력요인의 단기간 성취를 달성목표로 했을 경우에는 교육적 효과를 즉시적으로 평가할 수 있다는 장점이 있다. 그러나, 타일러의 평가논리는 교육목표 달성으로서의 학습성과 측정에만 관심을 두었기 때문에 사전에 의도하지 않은 부수적인 교육효과를 평가할 수 없다는 지적을 받고 있다. 측정 가능한 행동목표로 진술된 지적인 능력 외에 개인의 특성, 인성, 잠재력 등을 알 수가 없기 때문이다. 또한, 과학적인 입장에서 기술적인 절차만을 강조하다보니 교육평가가 지나치게 단순화 될 수 있다는 점에서 비판을 받는다.

## (2) Hammond의 평가 모형(평가과정모형 model for evaluation as a procedd: MEP)

Hammond는 평가를 교육 프로그램이 행동적인 용어로 진술된 목표들을 성취하는데 효과적인지 아닌지를 결정하는 과정으로 정의하였다. 그는 목표의 달성정도를 알아보기 위해서는 Tyler와는 달리 행동적 차원 외에 제도적 차원과 교수적 차원도 고려해야 한다고 주장하였다.

Hammond의 평가모형도 학생의 성취도 산출에 영향을 줄 수 있는 요인들을 확장했다는 점만 다를 뿐 평가의 주요목적은 Tyler의 목표달성 모형과 마찬가지로 목표의 성취여부를 알아보는 것이다.

평가의 절차는 우선 평가될 교육 프로그램을 선정하고, 해당 프로그램과 관련된 제도적 변인과 교수적 변인을 고려하여 행동적인 용어로 목표를 구체화하고 목표를 준거로 한 행동을 평가하여 목표도달 결과를 분석하는 단계로 진행되어야 한다고 보았다. 평가자는 교육 프로그램에 참여하지는 않으며 평가정보를 제공하는 자문위원으로서의 역할을 수행한다.

Hammond는 여러 차원 간의 상호작용, 즉 중다변인(重多變因) 구조 이용을 강조하고 있는데, 특히 지역사회의 참여를 강조하였다. 이는 프로그램의 결과를 여러 차원에서 고려해보기 위한 것이다.

평가구조는 첫째, 기구(institution)로서 학교, 교사, 관리자, 교육전문가, 학부모, 지역사회가 이에 속하고, 둘째, 행동(behavior)은 프로그램의 내용, 지적, 정의적, 심동적 영역이 있으며, 셋째, 수업(instruction)은 조직, 내용, 방법, 시설, 비용으로 이루어진다. 기구, 행동, 수업 등의 여러 차원들이 서로 교차해 생기는 상호작용 효과도 미리 설정해 놓은 목표를 준거로 평가하여 교육청, 학교 등 프로그램을 실제로 운영하는 집행기관에서 활용하기 쉽다.

이 모형은 교육청이나 학교에서 현재 실행하고 있는 프로그램의 수정이나 보완에 필요한 정보를 수집하고자 하거나 새 프로그램 개발 시 적합성과 효율성 확인에 유용하며 평가가 구체적이고 명확한 장점이 있다. 그러나 평가할 차원이나 요소가 많고 시간과 인력 많이 필요하며 결과의 수량화가 어렵다. 평가절차의 지나친 정형화가 우려된다는 단점이 있다.

## 2) 가치판단 모형

### (1) Scriven의 탈목표 모형

스크리븐의 탈목표 모형은 목표달성모형의 단점을 보완 개선하려는 모형으로, 평가는 프로그램의 가치를 판단하는 것으로 이루어지며 평가자는 목표의 질도 고려해야 한다고 주장한다. 또한 목표의 타당성에 대한 문제 제기를 하며, 평가자는 목표가 가치 없다고 판단되면 거부할 줄도 알아야 한다고 한다.

탈목표 평가는 사전에 설정된 목표만을 기준으로 하여 목표의 실현된 정도를 판단하는 평가를 벗어나서 교육의 과정에서 발생하는 부수적인 결과의 가치까지도 판단해야 함을 주장한다. Scriven은 평가자가 교육목표를 알게 되면 의식적으로든 무의식적으로든 그 목표에 근거해서 모든 것을 판단하려 하기 때문에 평가에 있어 오히려 편견과 비합리적 사고에 빠질 우려가 있다고 본다.

이 모형에서는 프로그램의 효과를 목표의 달성정도 뿐만 아니라 프로그램의 부수적인 효과까지 포함하여 확인해야 하므로, 프로그램에 대한 부수효과를 확인할 때 목표 대신에 표적 집단의 요구를 평가의 준거로 사용한다. 그 점을 강조하기 위해 요구근거평가(need based evaluation)라고도 부른다.

탈목표평가에서는 목표중심평가와 달리 미리 설정된 구체적 목표라는 평가기준만으로 판단하지 않으므로 어떤 기준에 근거하여 판단을 내리느냐를 결정하는 것이 평가의 타당성을 확보하는 중요한 과제가 된다. 결과적으로 이러한 과정에서 전문가로서의 평가자의 역할이 강조된다.

Scriven은 전문적인 평가자라면 의사결정에 도움이 되는 자료를 수집하거나 일어난 현상 모두를 자세히 기술하는데 그쳐서는 안 되고, 평가하려는 대상의 가치에 대해 반드시 최종적인 결정을 내려주어야 함을 강조한다. 즉, 교육의 과정을 개선하기 위한 평가를 중시하는 것과는 달리 교육의 결과를 종합적으로 판단하는 평가를 중시하게 된다. 판단의 준거로는 내재적 준거와 외재적 준거로 구별하며, 평가의 유형을 형성평가와 총괄평가로 구분, 비교평가와 비 비교평가로 구별한다.

## (2) Stake의 종합 실상 모형

종합 실상 모형은 교수들이 자신의 수업방식을 정확히 이해하고 수업이론의 발전에 기여하려고 하면, 전체적 평가국면을 정확하게 심의, 검토해야 한다고 주장하면서 제안한 것이다. 스테이크는 교육평가를 공식적 평가(formal evaluation)와 비공식평가(informal evaluation)로 나누었다. 그리고 잠재적 목표의 달성도에 대해 직관적 규준을 근거로 하여 주관적으로 판단하는 비공식 평가는 종합실상 평가에서 당연히 제외시켜야 하고 과학적인 방법으로 객관적 판단을 내리는 공식적 평가만을 종합 실상 평가의 대상으로 해야 한다고 주장했다.

종합 실상 모형의 특징은 다음과 같다.

첫째, 평가활동은 평가의 목적과 방법에 따라 달라질 수밖에 없지만 어떠한 평가라도 기술(description)과 판단(judgment)을 해야 한다.

둘째, 프로그램 평가자는 되도록이면 기술적 평가를 선호하고 판단은 회피하려고 한다. 반면에 프로그램 사용자는 판단적 평가를 원한다.

셋째, 평가자는 어떤 형태이든 프로그램의 질에 대한 판단을 할 책임이 있다.

종합 실상 평가의 절차는 다음과 같다.

첫째, Stake는 종합 실상 모형에서 관찰, 수집해야 할 자료를 선행요건, 실행요인, 성과요인에 관한 자료로 구분하였다. 가장 먼저 해야 할 일은 선행요건, 실행요인, 성과요인에 대해 각각 어떤 요소 또는 항목을 중점적으로 관찰, 분석할 것인지 관찰항목을 확정한다.

선행요건(antecedent)은 교수·학습 혹은 프로그램 실시 전에 존재하는 학습자의 특성, 교육과정, 교육시설, 학교환경 등을 지칭한다.

실행요인(transaction)은 학생-교수 간, 학생 간, 교재-학생 간의 우연적 상호작용을 비롯하여 질의, 설명, 토론, 과제, 시험 등과 같이 프로그램 실행 과정에 작용하는 변인을 말한다.

성과요인(outcomes)은 프로그램에 의해 나타난 학습자의 학업 성취도, 흥미, 동기, 태도 등의 변화를 포함해서 프로그램 실시가 교사, 학교, 학부모, 지역사회에 미친 영향을 의미한다.

둘째, 수집된 기술 자료를 분석한다.

기술 자료를 프로그램 목표에서 설정한 의도와 프로그램을 운영하면서 관찰한 사항을 3(선행요건, 실행요인, 성과요인) × 2(의도, 실제) 행렬표에 정리하고 연관성과 합치도를 분석한다.

연관성(contingency)은 의도와 실제(관찰)로 구분하여 선행요건, 실행요인, 성과요인 간의 연관성을 점검하는 것이다.

합치도(congruence)는 이들 세 요인별로 논리적으로 탐색하여 정한 의도와 경험적으로 관찰된 결과가 일치되는 정도를 분석하는 것이다.

셋째, 프로그램의 질 판단을 위해 표준을 설정한다.

판단의 기준으로 사용할 절대적 표준과 상대적 표준을 설정하고 표준의 구체성, 포괄성, 적합성, 중요성, 실용성 등을 다각적으로 점검한다.

절대적 표준(absolute standard)은 평가자가 생각하는 프로그램이 갖추어야 할 이상적 조건이다.

상대적 표준(relative standard)은 특정 프로그램의 가치를 다른 유사한 프로그램과 비교할 목적으로 다른 프로그램에서 추출한 바람직한 조건이다.

넷째, 표준을 준거로 하여 기술적 자료를 분석·정리한 결과의 가치와 중요성을 매겨 판단적 자료를 작성한다.

기술적 자료를 행렬표로 작성한 것과 같이 의도-실제를 표준-판단으로 대치하여 기술적 자료에 기록된 사항들에 대해 표준을 근거로 판단을 내린 다음 3(선행요건, 실행요인, 성과요인) × 2(의도,

실제) 행렬표를 작성하고 연관성과 합치도를 점검한다.

## 3) 의사결정 모형

### (1) Stufflebeam의 CIPP 모형

스터플빔(D. Stufflebeam)은 1960년대 중반에 미국에서 성행하던 체제이론과 관리이론을 받아들여 교육평가란 교육목표의 달성도를 확인하는 것이 아니라 의사결정의 대안을 판단하는 데 필요한 정보를 획득하여 기술하고 제공하는 과정으로 보았다. 평가자의 역할은 가치판단을 하는 것이 아니라 의사결정자에게 충분한 정보를 제공해주는 정보관리자이다. 그는 이를 바탕으로 CIPP 모형을 제안하였다.  CIPP는 네 가지 형태의 평가를 지칭한다. 즉 맥락평가(context evaluation), 투입평가(input evaluation), 과정평가(process evaluation), 산출평가(product evaluation)를 뜻하며 이 머릿글자를 합해서 CIPP라고 부른다.

CIPP모형의 특징은 평가활동과 의사결정 사이의 순환관계로서 평가자와 의사결정자는 밀접한 관계를 유지하면서 프로그램을 관리하고 개선하여 나가는 것에 있다. 즉, 이 모형에서는 교육평가의 목적을 의사결정자에게 필요한 정보를 제공하여 의사결정을 촉진시키는데 두고 있는 것이다. 따라서 이 모형에서 평가자는 교육현상의 가치에 대해 개인적인 평가를 하지 않고 가치를 결정하고 의사결정자에게 정보를 수집하여 제시해 주는 역할만을 담당하게 된다.

이 모형의 대표적인 제안자인 Staffle Beam은 의사결정 상황에 따라 의사결정 유형이 달라진다고 주장하고 있다. 의사결정 상황은 전면 개혁상황, 현상 유지상황, 점진적 개혁상황, 혁신적 변화상황으로 구분하고 있고, 의사결정 유형은 계획적 의사결정, 구조적 의사결정, 수행적  의사결정, 재순환 의사결정의 네 가지로 구분하고 있다. 또한 그는 상기한 의사결정 유형에 따라 평가 유형을 계

표 5-2

| 평가 | | 의사결정 |
|---|---|---|
| C(맥락, 상황) | Context evaluation | 계획단계 |
| I(투입) | Input evaluation | 구조화 단계 |
| P(과정) | Process evaluation | 실행단계 |
| P(산출) | Product evaluation | 결과단계 |

획적 의사결정에 필요한 정보를 제공하는 맥락평가, 구조적 의사결정에 필요한 정보를 제공하는 투입평가, 수행적 의사결정에 필요한 정보를 제공하는 과정평가, 재순환 의사결정에 필요한 정보를 제공하는 산출평가로 유형을 구분하고 있다.

## (2) Alkin의 CSE 모형

알킨(M.C.Allkin)의 평가모형으로 CSE 모형 또는 유클라(UCLA) 모형이라고도 한다. 이 모형에서 평가란 의사결정권자가 여러 대안 중에서 적절한 것을 선택할 수 있도록 유용한 자료를 보고하기 위하여 관심사인 의사결정 영역을 확인하고, 적절한 정보를 선정하며, 정보를 수집 및 분석하는 과정이라고 정의하고 있다. 엘킨(M. C. Alkin)이 내린 평가의 정의에 입각하여 만든 평가모형은 스튜플빔(D. L. Stufflebeam)의 CIPP모형(상황평가-투입평가-과정평가-산출평가)과는 다른 점이 있다. 엘킨(M. C. Alkin)모형에서는 스튜플빔(D. L. Stufflebeam)이 말한 상황평가를 체제사정과 프로그램 계획평가로 나누고 과정평가를 프로그램 실행평가와 프로그램 개선평가로 구분한 점이 다르다.

표 5-3 스터플빔(D.L. Stufflebeam)의 CIPP모형과 알킨(M.C. Alkin)의 CSE모형 비교

| 스터플빔(D.L. Stufflebeam)의 CIPP모형 | 알킨(M.C. Alkin)의 CSE모형 |
| --- | --- |
| · 맥락(상황)평가(context evaluation) | · 체제사정 및 프로그램 계획평가로 구분 |
| · 과정평가(process evaluation) | · 프로그램 실행평가와 프로그램 개선평가로 구분 |

엘킨(M. C. Alkin)의 CSE모형의 평가에 대한 기본가정은 다음과 같다.

첫째, 평가는 정보수집 과정이다.

둘째, 평가에서 얻어진 정보는 주로 대안적 조치에 대한 의사결정을 위해 사용되어질 수 있다.

셋째, 평가정보는 의사결정자가 효과적으로 사용할 수 있는 방식으로 표현되어져야 하고 의사결정자에게 도움을 줄 수 있도록 설계되어야 한다.

넷째, 다른 종류의 의사결정은 다른 종류의 평가절차를 요구한다.

CSE모형의 평가유형 및 절차는 다음과 같다.

첫째, 체제사정평가는 특정 상황에 적합하거나 또는 필요한 교육목표를 선정하기 위해 교육목표의 폭과 깊이를 결정하는 데 필요한 정보를 수집하는 과정이다.

둘째, 프로그램 계획평가는 체제사정평가에서 확인, 선정된 체제의 교육적 요구를 충족시킬 수 있는 여러 방안 중에 가장 효과적인 방안을 선택하는 데 필요한 정보를 수집하는 과정이다.

셋째, 프로그램 실행평가는 프로그램이 실제로 계획했던 대로 실천되고 있는가에 관심을 기울이고 프로그램의 개선을 위한 의사결정에 도움이 되는 정보를 제공한다.

넷째, 프로그램 개선평가는 프로그램의 진행과정에 직접 개입해서 문제점을 파악하여 그것을 수정·보완하여 프로그램을 개선시키는 역할을 한다.

다섯째, 프로그램 승인평가는 의사결정자에게 프로그램의 질에 대한 종합적인 결과를 제시함으로써 프로그램의 채택여부를 결정하도록 도움을 주는 평가이다.

**01. 평가의 개념과 다른 것은?**

① 평가란 어떤 현상이나 대상의 가치나 질을 판단하는 과정

② 가치를 매기기 위한 척도를 통하여 가치판단을 하는 행위

③ 어떤 사물이나 과정의 가치나 장점을 판단하는 과정

④ 통합하는 과정

**02. 평가의 개념에 포함되지 않은 것은?**

① 진단(assess)　　② 비평(critique)　　③ 검사(examine)　　④ 조정

**03. 교육평가의 대상이 아닌 것은?**

① 교육과정　　　　② 산업　　　　　　③ 교사　　　　　　④ 학생

**04. 교육평가의 목적과 관계 없는 것은?**

① 진단적　　　　　② 포괄적　　　　　③ 획일적　　　　　④ 분석적

**05. 교육평가와 관련이 없는 용어는?**

① 분사　　　　　　② 검사　　　　　　③ 측정　　　　　　④ 총평

**06. 교육평가의 특성과 맞지 않는 것은?**

① 평가도구의 신뢰성과 객관성도 중요하게 고려

② 평가도구의 타당성을 가장 중요

③ 환경은 중요한 변화의 자원이 아님

④ 개인은 환경과의 상호작용

**07. 평가 결과의 활용과 관계가 먼 것은?**

① 계획　　　　　　② 평점　　　　　　③ 자격 판정　　　　④ 진급

**08. 총평과 관련이 먼 것은?**

① 총체적 평가 　　　　② 평가 환경을 포함 　　　　③ 평가 대상 전체 조망

④ 사물적인 평가

**09. 교육평가의 기능과 관계가 먼 것은?**

① 학업 성취도 평가

② 학습결과를 진단·확인

③ 치료와 처방을 제공

④ 결과예상

**10. 교육평가의 유형에 해당되지 않은 것은?**

① 규준참조평가 　　　② 역량기준 　　　③ 능력참조평가 　　　④ 준거참조평가

**11. 어떤 시점에 어떤 목적을 갖는 평가에 적합하지 않은 것은?**

① 예시평가 　　　② 진단평가 　　　③ 형성평가 　　　④ 총합평가

**12. 규준참조평가에서 규준의 형태로는 맞지 않은 것은?**

① 학년 　　　　　② 성별에 따른 규준 　　　　③ 표준점수 규준

④ 선택기준

**13. 규준참조평가의 특징과 관계가 먼 것은?**

① 학습자들의 개인차를 정확하게 측정

② 검사 도구의 신뢰도를 강조

③ 표준화 검사를 많이 활용

④ 비대칭분포를 기대

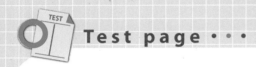
**14. 준거참조평가와 관계가 먼 것은?**

① 준거(criterion)란 사물의 정도나 성격 따위를 알기 위한 근거나 기준

② 준거는 교육목표에 이미 진술되어 있으며 이것이 평가의 준거

③ 준거를 토대로 준거로의 도달여부를 판단

④ 학습 전 학습결과에 대한 평가

**15. 준거참조평가와 관계가 먼 것은?**

① 수업목표 달성 정도

② 성취해야 할 과제나 행동 인식 유무

③ 정해진 목표나 준거에 도달 유무 판단

④ 절대우선평가, 목표형 평가

**16. 준거참조평가의 장점이 아닌 것은?**

① 교수-학습이론에 적절하고, 교육목표·교육과정·교수법의 개선에 용이

② 탐구정신의 발휘와 지적 성취감을 맛볼 수 있으며 정의적 영역의 평가가 불가능

③ 상대평가에 치중하지 않으므로 이해·비교·분석·종합 등의 고등 정신능력을 배양

④ 기초학습능력을 평가할 때 활용

**17. 능력참조평가와 관계가 먼 것은?**

① 능력참조평가는 학생의 능력이 참조준거

② 각 학생의 능력과 노력에 의하여 평가

③ 능력에 대비하여 학생이 얼마나 최선을 다하였는가를 평가

④ 집단, 단체를 위주로 하는 평가

**18.** 성장참조평가와 관계가 먼 것은?

① 사전 능력 수준과 측정된 능력 수준 간의 차이에 관심이 없음

② 교육이 진행되기 전과 후의 차이에 중점

③ 개인을 위주로 하는 평가

④ 초기능력 수준에 비하여 얼마나 능력의 향상을 보였느냐를 강조


**19.** 진단평가에 적합한 것은?

① 수업이 끝나고 나서 수업 설계에 도움

② 학습자들의 특성을 교육 후에 파악

③ 학습자의 특성을 체계적으로 측정하는 행위

④ 교수활동 후에 학습자의 기초 능력을 진단


**20.** 형성평가에 맞는 것은?

① 교수-학습 과정이 끝난 후에 평가

② 교육활동이 계획대로 진행되고 있는지를 확인하는 행위

③ 수업 후나 단원이 끝난 후

④ 학습에 대한 강화와 교육과정 및 수업방법을 개선


**21.** 형성평가에 포함되지 않은 것은?

① 성과　　　　② 수업능력　　　　③ 태도　　　　④ 학습방법


**22.** 형성평가의 특징과 맞는 것은?

① 교정학습을 하여 학습효과를 최소화

② 교수-학습 계획을 위해 실시하는 평가

③ 학생의 학습을 고착

④ 학습정보의 피드백과 교정

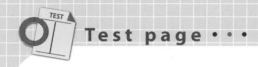

**23.** 형성평가의 기능으로 적합하지 않은 것은?

① 학습속도의 개별화가 불가능

② 형성평가는 각 학습요소에 대한 성취여부를 판단

③ 피드백과 교정이 가능

④ 학습곤란을 진단하고 교정

**24.** 총합평가에 적합하지 않은 것은?

① 교육 목표를 어느 정도 성취하였는지에 관심

② 교육목표의 성격에 따라 평가도구가 달라짐

③ 교수-학습이 끝난 다음에 학습 성과를 개별적으로 사정

④ 교수자의 자작 검사, 표준화 검사, 작품 평가 등의 다양한 방법이 사용

**25.** 총합 평가의 특징에 적합하지 않은 것은?

① 학습자에게 학습목표 달성도에 따라 성적을 결정

② 평점을 주어 서열을 결정하지 않음

③ 학습자의 미래의 학업성적을 예측

④ 학습 목표의 달성도를 추정

**26.** 총합평가의 기능과 관련이 없는 것은?

① 학업성적의 판정

② 장래성적의 예측

③ 자격의 인정이 불가능

④ 교수-방법을 개선

**27.** 교육평가의 절차의 내용과 맞는 것은?

① 교육목적의 확인, 평가 장면의 선정, 평가도구의 제작 또는 선정, 평가의 실시 및 결과 처리, 평가 결과의 해석 및 활용

② 평가도구의 제작 또는 선정, 교육목적의 확인, 평가 장면의 선정, 평가의 실시 및 결과 처리, 평가 결과의 해석 및 활용

③ 평가 결과의 해석 및 활용, 교육목적의 확인, 평가도구의 제작 또는 선정, 평가의 실시 및 결과 처리, 평가 결과의 해석 및 활용

④ 평가 장면의 선정, 평가도구의 제작 또는 선정, 교육목적의 확인, 평가의 실시 및 결과 처리, 평가 결과의 해석 및 활용

**28.** 교육평가 모형과 타당한 것은?

① 추상적 현상을 특정 탐구방식을 적용하여 구체화

② 단순한 평가현상을 구체적으로 파악

③ 평가방법을 효과적으로 달성

④ 평가방법이나 절차를 체계화

**29.** 평가모형의 준거에 적합하지 않은 것은?

① 평가의 정의          ② 평가의 목적          ③ 평가관          ④ 탐색기준

**30.** 평가모형에 적합하지 않은 것은?

① 목표달성 모형          ② 의사결정 모형          ③ 역설모형          ④ 가치판단 모형

문제 답안

| 1. 4 | 2. 4 | 3. 2 | 4. 3 | 5. 1 | 6. 3 | 7. 1 | 8. 4 | 9. 4 | 10. 2 |
|------|------|------|------|------|------|------|------|------|-------|
| 11. 1 | 12. 4 | 13. 4 | 14. 4 | 15. 4 | 16. 2 | 17. 4 | 18. 1 | 19. 3 | 20. 2 |
| 21. 1 | 22. 4 | 23. 1 | 24. 3 | 25. 2 | 26. 3 | 27. 1 | 28. 1 | 29. 4 | 30. 3 |

# 미용
# 교육학
# 개론

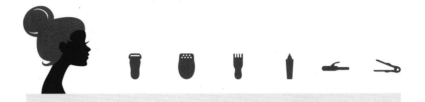

# 6장
# 생활지도와
# 미용진로 상담

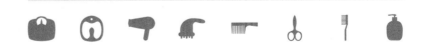

# 1. 상담의 과정 및 기법

## 1) 상담의 정의

상담이란 영어로 "Counseling"으로 라틴어 "Counsulere"에서 유래되었다. 이는 '고려하다' '숙고하다' '조언을 받다' '상담하다' '조언을 구하다' '반성하다' 등의 의미를 가지고 있다. 상담에 대하여 여러 학자들의 정의가 있지만 인간관, 시대, 문화, 관점 등에 따라 다르기 때문에 차이가 있다. 그 내용을 요약하여보면

첫째, 도움을 필요로 하는 사람과 도움을 줄 수 있는 사람으로 1대 1의 관계이다.

둘째, 상담에 관하여 전문적으로 훈련을 받은 사람과 내담자의 관계이다.

셋째, 내담자가 스스로 자신의 생활문제를 효율적으로 해결해 나아가도록 조력하는 관계이다.

넷째, 상담자와 내담자는 문제를 해결하기 위하여 내담자로 하여금 자신의 능력을 효과적으로 활용, 적응, 선택할 수 있도록 조력하는 상호작용관계이다.

다섯째, 내담자의 정보나 상담내용은 비밀이 보장되어야 하며, 내담자를 위한 목적으로만 이루어지는 신뢰의 관계이다.

여섯째, 현명한 선택과 적응을 위한 전문적인 활동이다.

일곱째, 궁극적으로 내담자의 긍정적 심리의 방향성과 성장과 발전을 촉진하는 학습과정이다.

즉 상담이란 심리적인 문제나 고민이 있는 사람에게 전문적인 훈련을 받은 사람이 심리적인 교류, 공감적 이해, 조언과 지도를 통해서 스스로 자신의 문제를 합리적이며 효율적으로 해결하고, 적응 및 성장할 수 있도록 도와주는 과정이라 정의 할 수 있다.

## 2) 상담의 기본 원리

### (1) 개별화 원리

개인의 개성과 개인차를 고려하여 상담이 이루어져야 한다는 것을 말한다. 개별화를 하기 위해서는 다음과 같은 사항을 준수해야한다.

첫째, 상담자는 내담자에 대한 편견 및 선입견이 없어야 한다.

둘째, 인간 행동의 유형 및 원리에 대하여 전문적인 이해가 있어야 한다.

셋째, 내담자의 말을 경청하고 면밀히 관찰하여야 한다.

넷째, 내담자의 보조에 맞추어 상담을 진행한다.

다섯째, 내담자의 감정 변화에 대한 민감한 포착이 있어야 한다.

여섯째, 내담자가 상담자와 견해가 다를 때에는 현명하고 적절한 선택을 하도록 한다.

### (2) 감정 표현의 원리

내담자의 솔직하고 자유로운 감정 표현을 할 수 있도록 의도적으로 분위기 조성을 하여야 한다. 내담자의 심적 부담이나 긴장상태로부터 완화시킬 수 있도록 개인의 감정을 이해하여 주는 노력이 필요하며, 비난이나 낙심하지 않도록 끝까지 인내심을 가지고 경청해야 한다.

### (3) 정서관여의 원리

내담자의 정서 변화에 민감하게 반응하여 의도적인 적절한 반응이 있어야 한다는 것을 의미한다. 상담자는 내담자의 정서변화에 민감하게 반응하여 공감하고 적절한 대응 방법을 갖추고 적극적으로 관여하는 것이 필요하다.

### (4) 수용의 원리

내담자의 인격을 존중하고 태도나 행동을 있는 그대로 수용하는 자세를 지녀야 한다는 것이다. 내담자의 말에 동의 못할 경우 동의하지 못한다는 점을 분명히 전달하되 그 표현 방법과 자세에 있어서는 온화하고 부드러운 자세로 임해야 할 것이다. 상담자의 권위적이고 강압적인 태도는 성공적인 상담을 이끌어 낼 수 없을 것이다.

### (5) 비심판적태도의 원리

내담자는 타인의 비판이나 평가에 민감하며, 자신을 방어하려는 경향이 있다. 따라서 상담자가 내담자를 객관적으로 행동이나 태도, 가치관을 있는 그대로 판단하여야 한다는 것이다. 섣불리 편견이나 선입견을 갖고 판단이나 비판을 하지 말아야 한다. 내담자의 보조에 맞추어 상담을 진행하여야 하며 성급한 결론으로 이끌어서는 안 된다. 내담자는 내재적으로 상담자에 대한 부정적 감정을 가지고 있다는 점도 고려해야한다.

### (6) 자기 결정의 원리

자기 스스로 문제를 해결해 갈 수 있도록 자기 방향성을 선택하고 결정할 수 있도록 하여야 한다. 상담자는 내담자가 문제 해결을 위한 자기 수용을 할 수 있도록 도와주어야 하고, 내담자의 장점과 능력을 파악하여 활용할 수 있게 조언이나 동기부여를 해 주어야 하며, 자기 선택과 결정에 필요한 다양한 정보를 접할 수 있도록 안내하는 것도 필요하다.

### (7) 비밀보장의 원리

상담자는 내담자의 비밀을 지켜줄 윤리적 의무가 있다. 내담자로부터 들은 상담에 대한 내용 등 모든 사항이 비밀 보장되어야 한다. 개인의 명예훼손이나 타인에게 소문을 내서는 안 된다. 상담자와 내담자는 상호 신뢰와 믿음이 전제되어야만 하기 때문이다.

## 3) 상담유형

상담의 유형은 다음과 같이 다양하게 분류할 수 있다.

첫째, 상담이론에 따른 행동수정 상담, 정신분석 상담, 내담자 중심적 상담, 인지-행동적 상담 등으로 나눌 수 있다.

둘째, 상담 대상에 따라 아동, 청소년, 성인, 노인 등으로 나눌 수 있다.

셋째, 개인, 집단, 가족 상담으로 나눌 수 있으며, 목적에 따라 치료, 예방, 발달 상담으로 나눌 수 있다.

넷째, 상담방식에 따라 대면, 전화, 인터넷 상담으로 누눌 수 있다.

다섯째, 상담 내용에 따라 정신건강, 진로, 성, 비행, 학습, 가족, 중독 등으로 나눌 수 있다.

여섯째, 도움방식에 따라 음악치료, 미술치료, 놀이치료, 동작치료, 이야기 치료, 최면 치료, 연극치료 등으로 나눌 수 있다. 여기서는 상담 형태에 따른 유형으로 기술한다.

### (1) 개인상담

개인적인 문제를 모두 다룰 수 있다. 문제의 원인을 파악해서 개인에게 초점을 두고 각자의 이론으로 상담을 진행한다. 개인 상담을 위한 원칙은 내담자의 개성과 개인차를 인정해야 하며, 온화한 분위기를 마련하여 신뢰를 주어야 하며, 정서변화에 적극적으로 반응해야 하고, 일방적인 판단을 자제하고 거부적인 자세를 지양해야 하며, 비밀을 절대 보장하고 자신의 힘으로 해결하도록 유도해야 한다. 개인 상담의 특징으로는 상담 대상이 한사람으로 국한되는 것이며, 사적으로 심층적으로 문제를 다루기에 효과적이다.

### (2) 집단상담

집단상담은 정상범위에서 과하게 벗어나지 않은 사람들을 대상으로 이루어지게 된다. 심각한 정서나 성격적 문제를 가지고 있는 사람은 제외되며 개인의 정상적인 발달의 문제나 적응 문제를 주로 다루게 된다. 집단상담의 지도자는 객관, 민감, 유연, 공감적 이해, 자각, 수용, 존중, 성실, 투명성 같은 자질을 가지고 성격 심리, 상담 심리, 집단역학 등 관련 학문에 대한 전문적 지식을 소유한 사람이어야 하며, 실제적인 개인 및 집단 상담의 기술을 익힌 사람이어야 한다.

집단상담의 과정은 자기탐색과 이해, 자기 개방과 타인과 의견의 교환 및 수용에 있는데 집단의 분위기가 긴장되거나 상호간에 신뢰 또한 중요한 요소이므로 상호간에 무조건적인 수용과 신뢰와 믿음이 전재되는 분위기는 효과적인 집단상담의 필수조건이다. 집단상담은 상호작용의 대인관계 속에서 넓은 의미와 다양한 성격의 소유자들과 접할 수 있는 기회를 준다. 또한 동료들 서로 문제를 가지고 있다는 사실을 알게 되어 자신의 문제를 쉽게 털어놓게 되며 집단구성원들은 서로에게 경청, 수용, 지원해주는 행동을 통하여 소속감과 동료의식을 느끼게 되고 구성원 모두가 상담자의 역할을 하게 된다. 또한 지금까지 자각하지 못했던 자신의 장점, 능력, 잠재력, 가능성 등을 보게 되기도 한다. 집단상담 과정은 이러한 자각이 자신의 행동 및 태도를 변화시키려는 결심이 서도록 하고 새로운 행동에 대하여 현실검증 해 볼 수 있는 기회를 제공하게 된다. 그러므로 집단의 역동적인 대인관계 과정을 집단상담의 장점이라고 할 수 있다. 단점으로는 항상 효과적인 것만은 아니며, 개인문제가 무시될 가능성이 있으며, 전문적인 지식이나 기술을 필요로 한다. 또한 집단 일시적 경험에 치우칠 수도 있으며 비밀 보장이 철저하게 이루어지지 않을 때에는 일시적인 후유증을 낳을 수도 있다

### (3) 가족상담

문제를 가진 개인에 영향을 주는 가족 구성원들을 대상으로 집단적으로 상담하는 것이다. 가족의 구조 및 체제파악, 가족규칙, 가계도를 통한 대물림, 의사소통유형 등을 파악하여 가족관계에서

서로 영향을 미치고 있는 점을 탐색한다. 문제에 대한 개인부담이 적어 효율적이며 공동의 책임으로 나눌 수 있으며, 문제를 객관적으로 다양한 시각으로 파악할 수 있다. 상담기회 및 시간을 단축할 수 있으며, 자녀문제인 경우 역기능적인 부분만 부각시키지 않고 온 가족이 문제를 구조화하고 협조체제를 구축할 수 있는 장점이 있다.

## 4) 상담의 과정

상담 과정은 상담신청부터 종결 후에 이르는 단계와 절차라는 의미이다. 현재 상태에서 좀 더 나은 상태로 옮겨 갈 때 겪는 심리적이나 관계적 경험이라는 의미가 내포되어있으며, 순서가 반드시 정해져 있는 것은 아니다. 상담의 전개 과정은 상담 이론가들에 따라 각각 다르게 설명되고 있는데 이 중 일반적인 상담의 진행 과정은 다음과 같다.

1단계 : 관찰과 동기 조성
2단계 : 상담 관계의 형성
3단계 : 상담 목표 설정 및 문제 해결을 위한 구조세우기
4단계 : 실천 행동(개입)의 계획
5단계 : 실천 결과의 평가와 종결

### (1) 관찰과 동기조성 및 평가

내담자의 언어적이나 비언어적 단서, 상호작용 등 '내담자의 변화를 위한 필요한 측면'에 초점을 두고 관찰한다. 언어적 단서는 말의 내용 보다는 말하는 스타일, 사용하는 언어의 수준, 초점 유지 여부 등 구체적인 사항을 의미한다. 비언어적 단서의 예를 들면 내담자의 전반적 외모나 차림새, 표정, 눈 맞춤, 눈물, 상담자와의 거리 등이 있다. 중요한 것은 언어적 표현과 비언어적 행동이 일치하고 있는지의 여부이다. 한 두 번의 관찰로 내담자의 특성에 대해 섣불리 결론을 내려서는 안 된다.

평가는 측정이나 검사 외에도 관찰, 탐색, 개입 이후의 내담자 반응의 관찰 등 다양한 방식으로 이루어져야한다. 문제가 무엇인지 파악하고 기대와 감정을 명료화할 필요가 있다. 상담자의 전문적 판단이 개입된다는 점에서 측정과 구별된다. 내담자의 호소문제 평가, 내담자의 상태 평가, 자신이나 타인을 해칠 위험성에 대한 평가, 심리검사를 활용한 평가가 이루어 저야 한다.

## (2) 상담관계의 형성

촉진적 관계의 형성으로 솔직하고 상호 신뢰성이 있는 관계를 형성하는 단계이다. 내담자가 상담자에게서 느끼는 전문성, 믿음, 신뢰성 등이 상담효과에 대한 긍정적인 관계를 갖게 하는 중요한 요인으로 작용한다. 상담관계를 형성하기 위하여 로저스(Rogers, 1951)는 내담자중심 상담의 관점에서 촉진적 의사소통에 도움이 되는 인간관계형성의 조건으로 상담자가 취해야 할 태도로서 공감적 이해, 무조건적 존중, 진실성 등을 제안하였다. 한편, 카커프(Carkhuff, 1969)는 상담을 조력과정으로 전제하고 그 과정은 '자기탐색단계', '더 나은 자기이해 및 변화에 대한 결심단계', '실행단계' 등으로 이루어져야 한다고 주장하였으며, 촉진적 의사소통에 도움이 되는 구체적인 기술들로서 공감, 존중, 온정, 성실성, 구체성, 직면, 자기개방, 즉각 반응성 등을 들었다.

로저스와 카커프의 주장을 종합하여 보면 상담자가 갖추어야 할 자세의 중요한 7가지는 공감적 이해, 무조건적 존중, 진실성, 구체성, 직면, 자기개방, 즉각 반응성으로 구분하였으며 구체적으로 살펴보면 다음과 같다.

### 가) 공감적 이해(empathic understanding)

공감적 이해는 상담자가 내담자의 사적인 세계를 자신의 것처럼 느끼는 것을 의미한다. 상담자는 내담자가 어떻게 느끼고, 생각하고 있는가를 상담자 자신의 개념을 개입시키지 않고 내담자의 내적 준거체제에 따라서 정확히 이해하여 소통을 해야 한다. 내담자에게 진심으로 다가오는 것을 확인해줄 필요가 있다는 것을 뜻하는 것이며 잘못 들었을 때에도 내담자에 대해 다시 질문하고 현상학적 세계에 접근하려는 과정이 중요하다. 이러한 과정으로 내담자가 명백하게 표현한 표면적 감정과 명백하게 표현되지 않은 내면적 감정을 충분하게 이해하여, 내담자의 심층적인 자기탐색을 촉진시켜야 한다.

패터슨(Patterson, 1977)에 의하면, 최소한 다음의 세 단계를 포함하여야 한다. 첫째, 내담자는 상담자가 자신의 사적인 세계로 들어오는 것을 기꺼이 허용하고, 자신의 지각과 감정 그대로를 상담자에게 표현하면 상담자는 이에 주의를 기울여야 한다. 둘째, 상담자는 내담자가 표현, 전달하는 것을 내담자의 내적 준거체제의 관점에서 왜곡 없이 정확하게 이해해야 한다. 셋째, 상담자는 내담자의 감정과 지각을 있는 그대로 이해하였다는 것을 내담자에게 소통을 통해서 전달하여야 한다. 상담자는 내담자의 입장에서 내담자와 더불어 느끼고 경험함으로써 내담자로 하여금 자신의 내면적 심리를 자유롭게 표현, 탐색하여 진정한 자기이해를 하도록 도와야 한다.

### 나) 무조건적인 존중(unconditional positive regard)

무조건적 존중은 상담자가 내담자에 대하여 따뜻한 배려와 온화한 태도를 갖고 임하는 것을 말한다. 특정 행동을 조건으로 하지 않고, 내담자를 한 인간으로서 인정하여 존중하는 것이다. 상담자가 심리적으로 안전한 분위기를 조성하면 내담자의 인성의 긍정적 변화가 촉진될 수 있다. 무조건적이고 긍정적으로 존중해야 할 대상은 내담자의 경험, 현상학적 세계, 행위도 존중할 수도 있지만 모든 행위를 존중해야 한다는 의미는 아니다. 상담자는 내담자가 어떤 행동과 문제를 가지고 있든 그의 존재를 인정하고, 지속적으로 성장, 발전의 필요성이 있는 소중한 인간으로 수용하고 존중하여야 한다. 비평가적인 자세로 내담자의 감정과 사고나 행동을 수용하고, 이를 내담자에게 전달하여야 한다.

### 다) 일치성(congruence)

일치성은 상담자가 내담자와의 관계에서 나타내는 순간 반응이 내적으로 경험하고 느끼는 바와 합치되는 상태를 말한다. 상담과정에서 상담자의 내면적 경험이나 그에 대한 인식과 표현이 일치되어야 내담자의 긍정적 인성 변화가 보다 촉진될 수 있게 된다.

상담자는 내담자에 대하여 가식과 허구적인 태도나 자세로부터 벗어나, 순수한 인간적 관심을 진솔하고 자연스럽게 표현하여야 하며, 언어적 표현과 비언어적 표현을 일치시켜야 한다. 반면에 부정적 감정은 솔직하게 표현하되, 합리적이며 진정성 있는 표현으로 내담자와의 관계를 악화시키지 않아야 한다.

### 라) 구체성(concreteness)

구체성이란 상담에서 내담자가 표현하는 감정과 경험에 대하여 상담자가 명확하고 구체적인 반응을 보이는 것을 의미한다. 이 구체성은 직접적인 질문이나 반영, 객관적인 자료 활용 등에 이르기까지 다양한 형태로 표현될 수 있는데, 이는 내담자로 하여금 관련 문제에 대하여 충분히 탐색하게 하는 촉진역할을 하게 된다. 카커프(Carkhuff & Berenson 1967)에 의하면 구체성은 첫째, 상담자의 반응을 내담자의 감정과 경험에 보다 접근시키며 둘째, 상담자로 하여금 내담자를 정확하게 이해하게 하며 셋째, 내담자로 하여금 특정의 문제영역에 주목하게 한다.

상담자의 구체적인 반응은 내담자로 하여금 자신의 문제를 구체적으로 탐색하게 함으로써 문제와 관련된 감정과 행동 및 경험을 분명하게 인식하는데 도움을 준다. 상담자는 장황한 설명을 가급적 줄이고 구체적으로 짧게, 자주 반응을 함으로써 내담자에게 어떤 방향을 제시할 필요가 있다. 이때 상담자는 내담자에게 '어떻게', '무엇'의 질문을 제시함으로써 문제가 명료하게 드러나도록 할 필요가 있다.

### 마) 직면(confrontation)

직면은 내담자가 모르고 있는 내용이나 인정하기를 거부하는 생각과 느낌에 대하여 상담자가 짚고 넘어가거나, 내담자의 모순점 및 불일치성을 직접적으로 지적하는 것을 말한다.

직면은 상담자가 내담자의 감정과 행동 및 태도의 불일치성이나 모순점을 지각하여 이를 명확하게 지적함으로써 스스로의 통찰과 행동변화를 촉진시키게 하고자 하는데 목적이 있다. 그러나 직면은 내담자에게 거부감이나 도전적인 감정으로 활용되어서는 안 되며, 합리적이며 효율적인 수준의 공감적 이해의 형태로 이루어져야 한다. 이는 내담자의 말과 행동, 사고와 감정, 자아의 모순 및 불일치성을 명확히 인식시킴으로써 자기와 타인에 대한 보다 객관적인 인식과 관점을 갖게 해야 한다.

이러한 직면은 내담자의 부정적 측면이나 약점을 지적하는 것이 아니라, 내담자가 인식하지 못하고 있거나 활용하지 못하고 있는 인간적 자질이나 잠재적 가능성을 명확히 인식시켜 인간적 성장과 발달을 촉진시키기 위한 것이다(Patterson, 1974).

### 바) 자기개방(self-disclosure)

자기개방은 상담자가 내담자의 문제해결에 도움이 되는 자신에 관한 정보나 경험이나 사례를 공개하는 것을 의미한다. 이러한 자아개방은 순수성의 한 측면이라 볼 수 있으며 상호 개인 정보를 자연스럽게 공유하는 것은 진솔한 인간관계를 형성하는데 중요한 요소가 된다. 그러나 '진실성'은 감정의 표현에 초점을 맞추고 있으며, '자기개방'은 정보나 경험의 공유에 초점이 된다는 점에서 차이가 있다.

자기개방은 상담자의 개인적인 만족을 위하여서가 아니라, 내담자의 성장, 발달과 문제해결을 위하여 이루어져야 한다. 이러한 점을 고려하지 않은 상담자의 일방적인 자기개방은 내담자에게 부정적인 영향을 미칠 수도 있다.

사) 즉시 반응성(immediacy)

즉시 반응성은 촉진적 의사소통 요인보다 상담자와 내담자의 상호작용에 더 역점을 둔다. 즉시성은 상담과정에서 지금 여기에서의 인간관계에서 일어나고 있는 것에 관하여 직접적이고 공개적으로 상담하는 것을 말한다. 즉, 즉시 반응성은 상담과정에서 내담자가 상담자와의 관계에 대하여 어떤 표현을 할 때 상담자가 이를 민첩하게 지각하여 직접적으로 이에 대하여 반응을 보이면서, 현재 상황에 관하여 상담하는 것을 말한다.

### (3) 상담 목표 설정 및 문제 해결을 위한 구조세우기

상담목표란 상담을 성공적으로 끝내기 위한 기준을 말한다. 서로 만나서 대화를 나누다 보면 언젠가 상담을 끝나는 것이 아니라 내담자가 원하는 목표에 도달했을 때 상담을 마칠 수가 있게 된다. 따라서 상담목표 설정은 상담을 통해서 내담자가 변화될 수 있는 희망을 주는 효과가 있다. 상담목표를 설정 할 때는 다음과 같은 사항에 유념해야한다.

첫째, 목표는 내담자에게 중요한 것을 목표로 정해야 한다. 둘째, 목표는 가능한 한 구체적이고 실현가능한 것이어야 한다. 목표가 모호하거나 크면, 그 목표의 달성여부를 판단하기가 매우 어렵게 되기 때문이다.

### (4) 실천 행동(개입)의 계획

상담관계를 형성한 후 내담자의 변화를 꾀하기 위해 상담자가 적극적으로 변화 촉진적인 반응을 하는 과정으로 탐색된 여러 해결방안들을 내담자와 협의하여 우선순위를 정하여 하나씩 행동으로 옮겨 나가는 과정이라 할 수 있다.

예를 들어 직장에서의 인간관계, 교우관계, 갈등 상황 등에 대해 어떻게 대처할 지를 구체적으로 논의한 후 바람직한 판단기준을 확인하여 실제적으로 행동과정을 계획한다.

이 과정에서 내담자의 사소한 변화라도 놓치지 말고 변화된 모습을 발견하여 인정하고 칭찬해 주는 일이 중요하다. 그럼으로써 내담자는 힘을 얻어 새로운 행동을 실천할 계획을 세우고 도전할 수 있게 된다.

### (5) 실천 결과의 평가와 종결

종결은 일반적으로 내담자와 상담자의 합의에 의해서 이루어지는데 이 단계에서는 실천 결과의 성취한 것들로 요약되어진다. 상담자는 상담 초기부터 종결에 대해 주지시킬 필요가 있으며, 정기적으로 시간적 제약인 상담서비스 횟수, 상담을 위한 시간 할애 정 등을 일깨워 주어야 한다. 내담자의 초기 문제나 증상이 감소 또는 제거되었거나 처음에 상담이 필요했던 문제와 패턴을 이해하는 충분할 정도로 통찰하였거나 내담자의 대처 기술이 충분하다고 판단되거나 생산적으로 일할 능력이 증진되었다고 판단될 때는 상담이 종결된다. 종결을 순조롭게 할 방법으로는 상담 초기부터 종결에 대해 논의하여야 하며, 일기를 쓰거나 도움을 주는 친구나 가족을 점차적으로 확보하여야 하며, 종결은 하나의 진전임을 강조하여야 한다.

## 5) 상담기법

상담의 기법은 상담의 이론에 따라 다양하다. 상담활동에서의 상담자와 내담자의 상호작용의 과정은 주로 면접에 의해 이루어진다. 따라서 상담의 목적이 효과적으로 달성되기 위해서는 면접이 제대로 이루어져야 한다. 면접의 일반적 상담기법으로는 적극적 경청(active listening), 직면(confrontation; 맞닥뜨리기), 질문(question), 구조화(structuring)와 재구조화(restructuring), 명료화(clarification), 감정반영(reflection of feelings), 환언(paraphrasing), 재진술(restatement), 요약(summary), 보장(reassurance; 확증), 해석(interpretation) 등을 들 수 있다.

### (1) 경청(active listening)

경청은 내담자에게 관심을 기울여서 전하고자 하는 말의 의미를 잘 듣는 것으로 단순히 말의 내용을 파악하는데 그치는 것이 아니라 표정이나 몸짓, 음성에서 미세한 변화를 감지하여 내면에 깔려 있는 의도와 감정도 파악하여야 하며 내담자가 경험하는 현상적인 상황을 정확히 이해하려는 것이다. 올바른 이해를 위해서는 상담자의 선입견과 고정관념을 배제하고 객관적 이해가 되게 하여야 한다. 공감하면서 경청한다는 것은 내담자의 말의 의미를 객관적으로 경청하기보다 말을 전할 때 내담자의 입장에서의 감정이나 상태에 같은 경험이나 공명하는 것이기도 하며 경청하게 되는 것이다. 이렇듯 객관적 이해와 공감적 이해가 교차하며 경청하는 것이야말로 가장 중요한 상담자의 기술이면서 동시에 상담을 성공적으로 이끄는 가장 핵심적인 사항이라 할 수 있다.

### (2) 직면(confrontation)

내담자가 인식하지 못하고 있거나 인정하기를 거부하는 생각이나 느낌에 대하여 상담자가 솔직하게 지적하는 것을 말한다. 상담 중에 보이는 비이성적 감정이나 사고방식, 행동, 모순점, 비일관성, 편협성이 관찰될 때는 진실과 정도가 어떤 것인지 밝히는 기술이다.

이때 내담자의 언급된 말과 행동, 현실적 자아와 이상적 자아, 언어 및 비언어적 행동, 환상과 현실, 상담자의 지각과 내담자의 지각 사이의 불일치와 모순을 지적하여 직면시키게 된다. 이렇게 함으로써 내담자에게 다루고 싶어 하지 않거나 스스로 인식하지 못했던 자신의 비이성적인 감정이나 행동 및 태도, 모순점 등을 깨닫게 한다.

이 직면 기법은 부정적인 측면을 너무 강조하거나 부적절하게 사용하게 되면 공격이나 위협으로 받아들이게 된다. 직면시킬 때에는 수용적이고 이해하는 태도로 임해야 하며, 내담자가 미처 깨닫지 못하는 잠재 능력과 자원을 지적하는 것도 포함되어 있어야한다.

### (3) 질문(question)

상담자가 내담자의 상황을 확실히 이해하기위해서 내담자로 하여금 구체적인 설명을 할 수 있도록 돕는 것을 말한다. 문제점의 정밀조사, 확인질문, 심문 등으로 사실 확인, 진실성 정도를 탐색하는 것이기도 하며 문제의 영향정도, 심각성, 빈도, 지속시간 등을 확인한다. 질문은 시간을 절약해서 구체적인 정보를 확인할 수 있는 장점과 내담자의 반응에 한계를 정하지 않고 그에게 많은 여지를 줄 수 있으며, 관련 사항이나 감정을 탐색하고 명료화하도록 하는 질문형태를 말한다.

### (4) 구조화(structuring)와 재구조화(restructuring)

상담이 성공적으로 이루어지기 위해서는 내담자에게도 상담에 대한 올바른 인식을 시켜줄 필요가 있는데 그 제반과정을 구조화라 할 수 있다. 구체적으로 나열하면 상담자와 내담자의 역할과 책임, 내담자가 지켜야 할 규칙, 상담의 목표와 방법, 제한점 등을 규정하고, 비밀의 보장과 한계, 상담의 장소와 시간 및 회기 등에 관하여 설명을 함으로써 상담의 방향성 및 과정의 윤곽을 내담자가 인식하도록 돕는 활동을 말한다. 상담자는 내담자가 목표에 도달하는 과정을 명확하게 설명함으로써 어느 방향으로 상담이 전개될 것이며, 최종 목표에 도달하기 위해서 얼마의 시간이 소요될 것인가 등에 대해서도 어느 정도 언급을 해야 한다. 상담의 재구조화는 일단 협의된 상담이 전개되는 과정에서 성과가 나타나지 않거나 예상치 못한 일이 발생했을 경우, 상담의 방향성이나 과정 등에 변화를 주는 것을 말한다. 상담의 구조화 또는 재구조화에서 상담이 성공적으로 이루어지기 위해서는 내담자가 상담과정에서 중요한 역할을 수행해야 할 책임이 있음을 인식하도록 해주는 것이 중요하다.

### (5) 명료화(clarification)

명료화는 내담자의 말에 내포되어 있는 모호하고 혼돈되는 느낌이나 미처 자각하지 못하고 있는 의미 나 상황을 분명히 알도록 해주는 것이다. 또한 상담 과정에서 나타나는 생산적이지 못한 감정, 행동, 태도, 분위기 등을 명료하게 내담자에게 전해주는 것이다. 이때 상담자는 내담자에게 비판한다고 인상을 주어서는 안 되고, 감정이나 의미가 산만하게 흩어지거나 초점에서 벗어나지 않도록 단순, 명료화 해줌으로써 지각 및 통찰의 능력을 촉진시켜 주어야 한다. 그 내용도 내담자의 표현 속에 포함되는 점을 말해 주어야 한다. 이렇게 함으로써 내담자에게 저변에 깔려 있는 핵심적 욕구와 갈등적인 느낌 및 태도로 행위의 강 약, 사랑과 미움, 독립과 의존, 좋음과 싫음 등을 구분해서 명확히 볼 수가 있게 되고, 내담자로 하여금 상담자에게 이해 받고 있으며 상담이 잘 진행된다는 느낌을 갖게 해 준다.

### (6) 감정반영(reflection of feelings)

반영이란 내담자가 전달하고자 하는 의사의 본질이나 표현의 주요내용을 스스로 볼 수 있도록 감정, 생각, 태도 등을 상담자가 다른 적절한 용어로 부연해 주는 것이다. 즉, 내담자가 한 말이나 행동으로 표현되어지거나 내재된 감정, 태도를 마치 거울에 반사되어 돌아오듯이 상담자가 이야기를 하여주는 것이다. 여기서는 내담자의 말을 되풀이하는 것이 아니라 저변에 흐르는 감정을 정확히 파악하여 전달해 주어야 한다는 것이다. 상담자는 민감하고 예민한 감수성을 통하여 적절한 반영을 할 수 있도록 항상 준비되어 있어야 한다. 그렇게 함으로써 내담자는 스스로의 감정과 태도를 인식하게 되고 상담 과정 중 의미 있는 의사소통의 기회를 만들 수 있다.

### (7) 환언(paraphrasing)

바꾸어 말하기는 내담자가 표현한 내용을 간략하게 반복하거나 다른 말로 표현하는 것을 의미하는데, 내담자의 말을 보다 간단하고 정확한 말로 표현하며, 상담자의 의견을 부연하지 않는 것을 말한다. 이러한 환언은 내담자가 표현한 내용을 상담자가 정확하게 이해하고 있는지를 확인하게 하며, 내담자로 하여금 자신의 내면세계의 심리적 특성을 이해하도록 돕고, 내담자가 질서정연하지 못한 여러 이야기나 감정을 표현 할 경우에 그 요점을 정리해 주는 것이다.

### (8) 재진술(restatement)

재진술은 상담자가 내담자가 진술한 내용을 그대로 반복하는 것을 말한다. 내담자가 진술한 내용을 그대로 다시 듣게 하여 자신의 감정을 깊이 통찰하고 느끼도록 하는 데 도움을 준다. 이는 상담자가 내담자의 말을 경청하고 있다는 것을 간접적으로 나타내 주기도 한다. 단 상담자는 재 언급할 내용을 책임 있게 선택하여야 한다.

### (9) 요약(summary)

요약은 내담자가 기술한 내용들을 간략하게 정리하여 주는 것을 말한다. 이는 문제의 핵심이나 학습 진행정도가 얼마만큼 이루어지고 있는가를 분명히 인식하도록 돕는 데 그 목적이 있다. 내담자와의 대화내용을 상담의 방향을 잃지 않고 요약하고 주요골자로 단순화시켜서 작성할 필요가 있다. 이는 내담자에게 대화의 방향성과 진행 정도를 정확히 인식시켜주며 상담자에 대하여 내담자가 신뢰를 갖게 하며, 상담자 자신의 지각의 정확성을 검토하게 하는 데에도 도움을 준다.

### (10) 보장(reassurance)

보장은 내담자에게 용기, 희망, 자신감 등을 부여하는 칭찬이나 격려기법을 말한다. 이는 내담자가 바람직한 감정이나 행동을 표현한 즉시 반응하는 것이 좋다. 그 예로 "참 잘했어", "동감이야" 등의 칭찬과 격려를 해주는 등의 '언어적  표현'과 따뜻한 미소, 눈 표정, 고개 끄덕임 등의 '비언어적 표현'등이 있다.

### (11) 해석(interpretation)

내담자가 언급했던 말과 경험한 것이 감정과 사건, 행동들의 관계 및 의미를 명확하게 의식하지 못할 때 상담자가 이에 대한 설명을 해 주는 것이다. 내담자의 행동과 감정, 방어, 감정과 사고방식, 행동과 사고방식의 인과관계를 설명하는 것일 수도 있다. 내담자가 상담자의 해석을 받아들이지 못한다면 성공적인 상담이 이루어질 수 없게 된다. 그렇기 때문에 적절한 해석 방법을 제시하여야 하는데, 내담자가 수용이나 소화할 수 있는 수준, 분량, 내용 등을 감안하여 논평이나 해석이 전달되는 것을 말한다. 따라서 그 표현 양식이나 전달 시기 등이 적절하게 제시 및 언급되는 내용인 만큼 전문성이 요구되며 중요하다. 해석의 형태는 단정적인 것보다는 잠정적으로 표현하는 것이 좋다. 해석의 실증적 증거나 내담자의 감정 파악이 안 된 경우는 해석을 유보시켜야 한다.

## 2. 진로교육 및 진로발달의 이론

진로교육의 개념이 우리나라에 도입된 것은 1970년대이었으며, 진로교육의 필요 및 중요성은 거의 모든 사람들이 인식하고 있는 실정이다. 인간이 집단생활을 하고 사회적으로 분업화가 시작되면서부터 이미 진로교육은 이루어지고 있었다고 볼 수 있다. 이것은 개인적인 수준이 아니라 사회적, 공공적인 성격의 차원에서 계획적, 조직적으로 이루어진 것은 비교적 최근의 일이라 볼 수 있다. 진로교육이 필요하게 된 사회, 경제적 배경으로서는 산업화, 공업화로 인한 기술, 기능 인력의 필요성과 교육 기회 확대, 산업기술의 발달과 필요에 의한 직업교육의 발전 등을 들 수 있다. 기계나 전자산업의 설비 등이 첨단화되어 감에 따라 작업방법과 기술 측면에서 고도의 교육이나 훈련이 필요하게 되었다. 또한 산업심리학자들도 진로교육에 도움이 되는 적성검사의 개발, 직무분석, 직업 만족도조사 등을 통한 직무, 적성, 효율성 제고 등 여러 가지 측면에서 진로교육의 발달에 영향을 미치고 있으며, 많은 도움을 주고 있다.

### 1) 진로교육의 개념

'진로'란 개인의 일생을 통해서 하는 일의 총괄을 의미하는 개념이며, 전 생애에 걸쳐서 직업발달과 그 과정 및 내용을 가리키는 포괄적인 용어로 인식하게 되었다. 진로교육은 학자에 따라 다양하게 정의되고 있는데, Bailey(1973)에 의하면 진로교육은 "개인이 만족스럽고 생산적인 삶을 누릴 수 있도록 진로에 대한 방향을 세우고 선택하며, 그에 대한 준비를 하고 선택한 진로에 들어가 계속적인 발달을 꾀할 수 있도록 돕기 위해 제공되는 일체의 경험"이라고 정의하였으며, Hoyt(1974)는 "일 지향적인 사회가치에 친숙케 하여 이 가치들을 자신의 인성적인 가치체계 속으로 통합하여 일을 통해 보람과 만족을 느끼는 삶을 살도록 조력하는 공교육"이라고 정의하였다. 김충기(1986)에 의하면 진로교육은 "넓은 의미의 직업교육이며 직업 적성교육으로서 개인이 자신의 진로를 합리적으로 인식하도록 돕는 인간교육이다."라고 정의하고 있다. 진로 교육의 필요성은 첫째, 공동사회에 대한 개인 역할의 중요성에 대한 새로운 인식전환의 일환으로, 현대 사회는 모든 사회 구성원으로 하여금 생산적, 효율적으로 각자의 사회적 역할수행을 하도록 요구하고 있다. 둘째, 문화의 발전에 따른 행복한 삶에 대한 새로운 인식 및 사고방식의 전환이다. 물질적인 풍요에도 불구하고 현대인의 삶은 더욱 메말라가는 경향이 있기 때문에 삶을 효율적으로 영위하고, 스스로 행복을 창출하고 관리 할 수 있는 지혜가 필요하기 때문이다. 셋째, 진로교육은 일과 직업세계를 포함한 현실적 다양한 삶의 세계와 문화를 이해, 경험, 준비하는 과정이 되어야 한다.

## 2) 진로교육의 단계

진로교육은 초등학교 수준부터 발달단계에 따라 중학교, 고등학교, 대학교육에 이르는 과정에서 계속해서 진로에 관한 지도, 학습, 상담활동을 통하여 계속적으로 지식, 기능, 태도 등을 습득하는 것이다. 이 같은 진로교육의 단계모형을 토대로 하여 진로교육의 지도단계를 보면 다음과 같다.

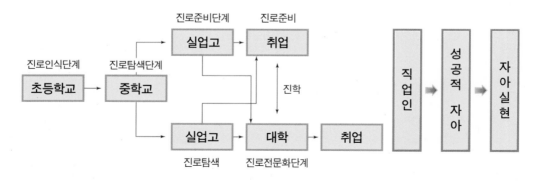

그림 6-1 진로교육의 지도단계(1989)

그림에서 보듯이 진로교육은 초등학교에서부터 시작하여 성인이 된 후에 이르기까지 계속되며, 하나의 유능한 직업인으로서 자신이 택한 직업에서 잘 적응하고 발전함으로써 성공적인 자아상을 구축할 때까지 계속되어야 한다. 진로교육에 대한 여러 학자들의 개념모형을 종합하면 초등학교는 진로인식단계, 중학교는 진로탐색단계, 고등학교는 진로준비단계, 대학교는 진로전문화단계로 해석해 볼 수 있다. 이 같은 단계를 구체적인 모형으로 표현하면 그림 6-2와 같다.

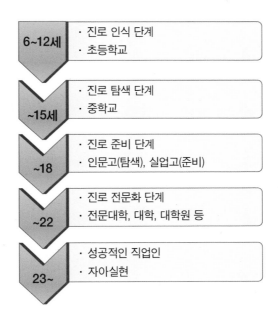

그림 6-2 진로교육의 단계모형

## 3) 진로발달단계에 따른 진로교육의 내용

### (1) 진로 인식 단계(career awareness) : 초등학교

일의 세계에 대한 목적과 소중함, 직업의 다양함, 산업과 직업의 인식, 가족과 이웃사람들이 하는 일에 대한 고마움 등과 나의 소질과 흥미 발견, 소질과 직업과의 관계 등을 인식하도록 하여야 하며, 장래의 포부나 성취방법 등을 다루고, 일의 임하는 태도와 직업인에 대한 존경심을 기른다.

학습과 인간으로서의 삶과 개인적, 사회적 활동에 관한 기본기능과 사회 속에서 이루어지는 개인적 삶의 특성, 학습을 통한 활용과 적응 등 아동의 기본적 흥미와 잠재력에 관한 내용이다.

### (2) 진로탐색단계(career exploration) : 중학교

이 단계는 현대사회와 직업관계, 산업 및 직업분류, 자신의 능력, 적성에 대한 이해, 직업에 대한 준비교육, 장래의 직업계획 수립, 진학 및 직업 준비, 직업의 의미와 필요성, 바람직한 직업 선정의 조건 등을 이해하고 탐구한다. 수업진행 주요과제는 청년기의 특징, 직무분석 및 전망, 올바른 직업관, 직업교육과 진로계획 수립 등 다양한 직업의 세계와 직업군(occupational cluster)의 탐색이다. 장래직업, 문화, 취미, 가정생활, 시민정신 등에 관하여 다양하고 광범위하게 검토를 하여야하며, 다양한 직업에 요구되는 개인적, 교육적 요건들에 관한 광범위한 지식을 통하여 직업선택의 능력과 태도의 함양을 추구하여야하며, 취업기회 및 상황에 관한 잠정적 가능성의 탐구와 장래직업에 관한 잠정적 선택 등에 관한 고찰이 있어야 한다.

### (3) 진로준비단계(career preparation) : 고등학교

선택한 직업군에 대하여 취업하는 데 필요한 기본 및 응용능력을 키울 수 있는 방법과 기술을 학습하는 단계이다. 이 과정은 대학진학과 취업준비로 매우 중요한 전환 시점으로서, 대학에 진학하는 학생은 진학에 필요한 전공 및 학과 선택을 모색하고, 직업세계의 구조와 변화 상황과 직업선정에 관한 내용을 지속적으로 탐색할 필요가 있다. 진학을 하지 않는 학생은 직업에 필요한 특정기술과 지식을 습득하게 하여 직업훈련계획을 세워 주어야한다. 산업 추세에 따른 직업선정 및 준비의 중요성, 취업선택의 조건을 숙지해야 한다. 진학 및 취업정보에 익숙하도록 모든 진로 정보자료를 수집, 열람하게 하고, 개인에게 적합한 정보를 습득하도록 기회를 제공해 준다.

## 4) 진로발달

진로교육에 있어서 이론은 상담 자료를 일목요연하게 정리하여, 복잡한 문제를 단순화시켜 문제에 쉽게 접근할 수 있는 방법을 제시하여 준다. 또한 예측하지 못한 사항이나 관계를 발견하게 해주며, 핵심적인 사항에 주의 집중시킬 수 있으며, 타인의 말과 행동의 의미를 능동적으로 파악할 수 있게 해준다. 효과적인 진로상담을 하기 위해서는 우선적으로 진로발달(career development) 이론에 능통해야 하고, 문제의 성향과 주제에 따라 적합한 이론을 선택하여 상담에 활용되어야 한다. 진로발달 이론은 대체로 5가지 관점으로 대별할 수 있다(Herr & Crammer, 1972).

첫째, 특성요인이론(trait-factor or actual theory)은 개인적 흥미나 능력 또는 일에 요구되는 특성에 관련된 개인의 특성에 있다. 개인이 가지고 있는 여러 가지 특성을 심리검사나 객관적인 수단 등을 통하여 밝혀내고, 각각의 직업에 요구되는 모든 요인들을 분석하여 개인의 특성에 적합한 직업을 선택하도록 하는 것이다.

둘째, 의사결정이론(decision theory)은 직업선택이 하나의 의사결정과 정신적 과정이란 의미에서 이루어 졌으며, 개인으로 하여금 여러 가지 선택 가능한 직업 중에서 자신의 투자가 최대한으로 보상받을 수 있는 직업을 선택하게 하는 것이다.

셋째, 사회학적 강조론(sociological emphases)으로 사회학적 요인, 즉 개인을 둘러싼 사회, 문화적 환경 또는 사회구조와 같은 요인이 직업발달과 선택에 영향을 준다는 이론이다.

넷째, 심리이론(psychological theory)은 주로 동기·인성·구조·욕구와 같은 개인의 심리적 수단에 의해서 직업발달과 선택이 좌우된다는 이론이다.

다섯째, 발달이론(developmental theory)은 인간의 발달단계에 따라서 진로에 관한 태도와 정보 및 적성과 직업적 능력 등이 발달하기 때문에 인간발달의 개념을 진로지도에 도입한 것으로 비교적 오랜 기간 동안 개인발달 과정에 초점을 두고 있다.

### (1) 특성요인이론(trait-factor or actual theory)

미네소타 대학의 직업심리학자인 Williamson(1950)은 여러 가지 특수적성검사와 성격검사 등 여러 가지 측정도구로써 다음과 같은 여섯 가지 분석단계를 이용한 상담전략을 제시하였다.

1단계, 개인에 관한 자료수집과 표준화검사나 심리검사를 통해 개인에 관한 분석 자료를 수집한다. 2단계, 1단계에서 수집한 정보를 기준으로 개인의 장단점, 욕구, 문제 등을 종합적 분류, 조정한다. 3단계, 문제의 특성과 원인을 개관적으로 파악한다. 4단계, 선택 가능한 직업에 대한 성공여부를 예측한다. 5단계, 4단계를 통해 얻어진 자료를 기준으로 문제 해결에 이해와 수용과 공감의 분위기 속에서 내담자의 의사결정을 조력해 준다. 6단계, 의사결정 과정의 적합성에 대한 검토와 사후점검, 재배치 등의 활동이 이루어진다.

그러나 검사의 결과에서 직업선택을 일회적인 행위로 장기간에 걸친 인간의 직업적 발달을 간과

하고 있다는 점과 개인이 갖고 있는 여러 특성의 많은 요인 중에서 어느 것을 우선적으로 고려하느냐에 따라 직업선택이 달라질 수 있다는 것이 문제점이다.

### (2) 의사결정이론(decision theory)

이 이론은 개인은 의사결정에서 자신의 이익을 극대화하고 손실을 최소화하는 방향으로 행동한다는 Keynes의 이론에 바탕을 두고 있다. 개인은 여러 가지 선택 가능한 직업 중에서 자신의 투자가 최대로 보장을 받을 수 있는 직업을 선택한다는 것이다.

Gelatt(1962)의 이론에 따르면 목적 수립 → 정보수집 → 가능한 대안 열거 → 실현가능성 예측 → 가치 평가 → 의사결정 → 의사결정의 평가 → 재투입으로 정리할 수 있으며 의사결정 시에 이러한 순환과정이 반복된다는 것이다.

Hershenson과 Roth(1966)는 의사결정의 단계를 중시하면서 개인이 에너지를 사용하는 양상에 따라 인식(awareness), 통제(control), 지향(directed), 목표지향(goal-directed), 투자(invested)의 5단계를 거치면서 직업발달이 이루어진다고 보았다.

### (3) 사회학적 강조론(sociological emphases)

사회학적 이론(sociological theory)은 개인을 둘러싼 사회·문화적 환경이 개인의 행동에 영향을 미친다는 사회학의 관점을 중시하고 있다. 사회계층에 따라 개인은 교육정도, 문화수준 등이 다르며 이러한 요인들이 진로발달에 영향을 미치므로 이러한 사회적 요인들과 같은 가정의 사회 경제적 지위, 가정의 영향력, 학업성취도, 지역사회의 조건, 집단의 유형, 역할 등의 요인을 포괄적으로 파악하여 고려해야 한다는 것이 주요 내용이다.

이 이론(Miller & Form, 1971)에서는 개인의 사회, 경제적 요인을 준비단계(preparatory stage), 시작단계(initial stage)로 일의 경험과 형식교육을 포함하는 단계, 시행단계(trial stage)로 취업을 하고 만족스런 직업을 찾을 때까지 몇 차례 변화를 시도하는 단계, 안정단계(stable stage)로 직업세계와 지역사회에서 안정을 확립하는 단계, 은퇴단계(retirement stage)로 일에서 물러나 다른 활동을 추구하는 단계로 주장하고 있다.

### (4) 심리이론(psychological theory)

진로발달에 대한 정신분석 이론적 접근법은 Freud의 정신분석이론을 도입하여 그 이론적 기반을 세우고 있다. 인간발달은 지속적이며, 유아기의 단순한 심리나 생리적 발달과정은 성인이 된 후의 다양한 지적활동과 깊은 관련성을 갖고, 개인이 선호하는 직업은 생후 6년간에 만들어지는 욕구에 의해 선택된다고 보았으며, 만족을 추구하는 본능은 유아기의 단순행동 같이 성인기의 행동에서도 나타나며, 모든 직업은 욕구충족의 일환으로 해석될 수 있다.

### (5) 진로발달이론(Theory of Development)

인간은 자연적으로 성장, 발달하며 일련의 직업선택을 통하여 직업적 자아개념과 성숙도 등도 함께 개발된다는 이론으로 진로발달을 개인 전체 발달의 한 측면으로 보고자 하는 관점이다.

가) 수퍼(Supper)의 직업발달이론

직업생애단계, 직업성숙도, 자아개념의 직업적 자아개념으로의 전환, 진로 유형 등의 네 가지 요소에 초점을 두며 개인적 요인과 환경 요인과의 상호작용을 통해서 발달된다는 이론이다. 또한 직업발달을 진로발달과 동일한 것으로 간주하면서 성장기로부터 은퇴기까지 5단계로 발달된다고 보았다. 1단계는 성장기(출생~14세)로 가정과 학교에서 중요한 인물과 동일시하여 자아개념을 발달시켜 나가며, 욕구와 환상에서 벗어나 점차로 사회적 흥미나 능력을 중요시하게 된다. 2단계는 탐색기(15~24세)로 자신의 욕구, 흥미, 능력, 가치, 취업기회 등을 고려하여 잠정적으로 직업을 탐색해 보는 시기이다. 3단계는 확립기(25~44세)로 자신에게 적합한 분야를 발견하고 거기에서 영구적인 위치확보를 위해 노력한다. 4단계는 유지기(45~64세)로 직업세계에서 위치가 정해지며 이를 유지하기 위하여 노력하게 된다. 5단계는 쇠퇴기(65세 이후)로 정신. 육체적으로 기능이 노화되어 직업세계로부터 은퇴하게 되며, 새로운 역할이나 활동을 찾게 된다는 이론이다.

그 밖에 Ginzberg의 직업발달 이론으로 직업에 대한 지식, 태도, 기능도 어려서부터 발달하기 시작하여 일련의 단계를 거치면서 발달하며, 직업선택이란 삶의 어느 한 시기에 이뤄지는 일회적이 아니라 장기간에 걸쳐 발달하는 일련의 의사결정이라고 주장하였으며, Tiedeman과 O'Hara의 진로발달 이론은 직업정체감(vacational identity)을 형성해가는 과정이며 새로운 경험을 쌓을수록 개인의 정체감은 발달되며 어떤 결정을 내려야 할 때 의사결정의 단계에 접어들게 되는데 이 단계들은 예상기( 탐색기, 구체화기, 선택기, 명료화기)와 적응기( 순응기, 개혁기, 통합기)등 으로 나눌 수 있다고 주장하였다.

### (6) 최근의 진로발달이론

1990년대에 Zunker(1998)는 진로문제해결은 인지적 정보처리접근, 사회인지적 관점에서 본 진로발달, 가치에 기본을 둔 진로와 생애역할 선택 및 만족에 대한 모형, 진로에 대한 맥락상의 관점, 자기효능감 모형 등을 제시하고 있다(김병숙 외,1999).

가) 인지적 정보처리 접근

인지적 정보처리(The Cognitive Information Processing : CIP)이론은 Peterson, Sampson, Reardon(1991)이 개발한 것이며, 개인이 어떻게 진로결정을 내리고 진로문제 해결과 의사결정을 할 때 어떻게 정보를 이용하는지의 측면에서 인지적 정보처리이론을 진로발달에 적용시킨 것이다. 인지적 정보처리의 주요 전제는 진로선택은 인지적 및 정의적 과정들의 상호작용의 결과이며, 진로를 선택한다는 것은 하나의 문제 해결 활동이며, 진로문제 해결자의 잠재력은 지식은 물론이고 인지적 조작의 가용성에 의존하며, 진로문제 해결은 고도의 기억력을 요하는 과제이다. 자신을 이해하고 만족스런 진로선택을 하려는 욕망을 갖고, 진로발달은 지식구조의 끊임없는 성장과 변화를 포함하며, 진로정체성(career identify)은 자기지식에 의하며, 진로성숙은 진로문제를 해결할 수 있는 자신의 능력에 의한다. 진로상담의 최종목표는 진로문제 해결자이고 의사결정자인 내담자의 잠재력을 증진시킴에 있다(Peterson J. Sampson & R. Reardon, 1991).

나) 사회인지적 진로발달

사회인지적 진로이론(Social Cognitive Career Theory)의 대표자는 Lent, Brown, Hackett(1996) 등이다. 이 이론은 자아개념과 자아 효능감, 흥미, 능력, 욕구 등의 관계를 진로선택과 개인개발의 결정요인으로 쓰일 수 있다는 가능성을 제시하였다. 진로문제해결은 일차적으로 인지적 과정이며, 일련의 절차를 통해 증진시킬 수 있다. 첫째, 의사소통으로 질문들을 받아들여 부호화하며 송출, 둘째, 분석으로 한 개념적 틀 안에서 문제를 찾고 분류, 셋째, 통합으로 일련의 행위를 형성, 넷째, 가치부여로 승패의 확률에 관해 각각의 행위를 판단하고 다른 사람에게 미칠 여파를 판단하는 것, 다섯째, 집행으로 책략을 통해 계획을 실행시키는 것이다.

### 다) 가치 중심적 진로접근 모형

Brown(1996)은 가치 중심적 접근을 설명하고 있는데, 인간기능은 개인의 가치에 따라 상당한 영향을 받고 형성된다고 본다. 가치란 세습된 특성과 경험의 상호작용을 통해 개발 및 발전되는 것으로 나중에 개인의 인지, 정의 행동유형을 형성하는 핵심을 이루게 된다고 보았다. 생애의 성공은 많은 요인들에 의해 결정되는데, 이들 중에는 학습된 기술과 인지적, 정의적, 신체적인 적성도 있으며, 가치는 환경 속에서 가치를 담은 정보를 획득함으로써 학습되며, 생애만족은 중요한 모든 가치들을 만족시키는 생애역할들에 학습된다.

### 라) 맥락주의(contextualism)는 진로연구와 진로상담에 대한 맥락상의 행위설명을 확립하기 위해서 고안된 방법이다. 맥락적 관점의 대상은 개인과 환경의 상호작용이다. 주 대상은 행위로서 인지적, 사회적으로 나누어진다는 것이다.

### 마) 자기 효능감이론

Bandura의 사회학습이론에서는 자기 효능감이 심리적 기능에 영향을 미치는 개인의 사고와 심상(image)을 포함한다는 점을 주장한다. 자기 효능감은 개인노력의 정도를 결정하는데, Bandura에 의하면 높은 자기 효능 감을 지닌 사람들은 성공적인 행위를 이룬다고 하며 반면에 낮은 효능감은 실패하거나 지연, 회피하는 경향이 있다는 이론을 제시하고 있다. 진로선택에 있어서 자기 효능감은 매우 중요한 역할을 하고 있음을 인지해야 한다.

# 3. 성격 및 사회성 발달

## 1) 정신 분석적 성격발달 이론

### (1) 성격의 구조

프로이드(Freud, 1856-1939)의 정신분석이론에서는 인간의 성격을 원초적 본능(id), 자아(ego), 초자아(superego)의 3가지 체계로 구성되어 있으며, 점차적으로 발달하여 심리성적 발달의 5단계로 통합되는 것으로 보았다. 무의식은 본능과 초자아로 구성되며, 자아는 의식에 포함된다고 보았다.

#### 가) 원초아(id)

성격의 기초를 이루는 부분으로 신생아 때부터 존재하는 생물적 충동과 정신에너지의 원천적인 곳으로 이로부터 나중에 자아와 초자아가 분화된다. 이것은 본능적인 욕구인 식욕, 배설, 성욕과 공격력 등을 관장하는 곳으로 3가지 체계의 활동을 위한 에너지를 준다. 이는 맹목적이며, 원초적 충동을 통한 쾌락의 작동원리다.

#### 나) 자아(ego)

자아는 원초아의 욕구를 충족시키기 위해서 현실과의 절충 및 적응이 필요하게 되는데, 이때 필요한 원초아의 욕구와 현실 상황을 고려하여 적절한 방법으로 대처하게 하는 것이 자아의 역할이다. 주어진 상황에 적절한 환경 조건이 마련될 때까지 본능의 욕구 충족과 긴장을 억제하며 합당한 충족 방법을 모색한다. 그러므로 자아는 합리적이며 현실의 원리를 따른다.

#### 다) 초자아(super-ego)

자아로부터 발달된 것으로 부모와 주위 사람들로부터 교육이나 훈육으로부터 물려받은 사회의 가치와 도덕성이 내 면화된 상이다. 초자아는 자신의 행동의 선, 악을 판단하면서 완벽함을 추구한다. 초자아는 부모나 주위사람들로부터 주는 보상과 벌을 통해서 점차 발달되어 간다. 초자아는 두 가지 측면이 있는데, 양심과 자아이상이다. 초자아의 양심은 잘못된 행위에 대해서 처벌을 받거나 비난을 받은 현실경험에서 생기는 죄책감과 결부된 것으로 대부분 부모의 도덕, 규칙, 가치가 내면화된 것이고, 자아이상은 스스로 도덕규범이나 가치에 대해서 선행을 수행했던 경험이 이상적인 자아상을 형성하고, 또한 이를 추구하게 되는 것이다. 그러므로 인간행동의 도덕적 규범을 담당하는 곳이라 할 수 있다.

### (2) 의식과 무의식

프로이드(Freud)는 정신분석학이라는 조직적인 성격이론을 처음 제안한 사람으로 그의 이론은 생물학적 기제와 본능적 충동을 기초로 하고 있다. Freud는 정신을 의식, 전의식, 무의식의 3가지로 구분하였고, 빙산에 비유하여 물위의 작은 부분이 의식이라면 물속의 큰 부분을 무의식으로 보았으며 무의식의 영역에서 인간의 본능적인 추진력, 정열, 억압된 감정 등을 찾으려 하였으며, 파도에 의해 물속에 잠기기도, 표면에 떠오르기도 하는 부분을 전의식으로 보았다.

#### 가) 의식

인간이 주의를 기울이는 순간 인지 할 수 있는 정신작용으로 인간의 감각, 경험, 기억, 언어, 지각, 감정 등의 정신생활로 특정 순간에 나타나는 의식의 극히 일부분을 말한다.

#### 나) 전의식

주의를 기울이면 자각할 수 있는 접근 가능한 기억 저장고를 말한다.

#### 다) 무의식

무의식은 심층 깊은 곳에 위치하여 과거의 경험이나 감정 등이 압축 저장되어 있는 곳이다. 성과 공격성이 주를 이루고 있으며 의식화하는 것에 강하게 저항하고 있다. 인간의 억압된 감정이나 생각은 무의식 속에 저장되어 있는 것이다.

### (3) 성격의 발달

Freud는 인간의 행동에 있어서 본능의 역할을 강조하였으며, 이 에너지를 심리성적에너지 또는 리비도(libido)라 하고, 이 리비도는 일생을 통하여 정해진 순서에 따라 신체부위에 집중되며, 이 리비도가 집중적으로 모여 표출 및 만족을 얻는 부위의 연령적 변화에 따라 발달단계를 다음과 같이 나누어 그 특징을 설명하고 있다.

## 가) 구강기(oral stage)

태어나서 약1년 정도의 주된 성감대가 구강이며, 구강을 통하여 젖을 빨아 성적욕구를 충족하며 자신에게 만족감을 주는 인물이나 대상에 애착을 가지게 된다. 이후에 이가 나면서부터는 음식을 씹는 행위서 쾌감을 느끼며, 쾌감을 주는 대상을 적극적으로 추구한다. 이때 충분한 만족을 얻지 못하면 욕구불만이 생기거나 혹은 지나친 만족에 의하여 이 단계에서 고착상태가 나타나는데, 나중에 구강적 만족에 집착을 하게 한다. 구강기에 고착현상으로는 입술이나 손가락 빨기, 과식이나 과음, 과도한 흡연, 입맞춤 등을 즐기는 것이다. 이러한 구강기적 성격은 의존적이고, 의심, 탐닉, 혐오 성향이 특징이라 할 수 있다.

## 나) 항문기(anal stage)

1 ~ 약3세 정도로 이 시기에는 배설물을 보유하거나 배출하는 것에서 쾌감을 얻는다. 또한 이시기에는 배변훈련을 통해 본능적 충동을 외부로부터 통제를 받는 경험을 하게 된다. 자신의 쾌감을 지연이나 통제 훈련을 받는 시기에 너무 억압적으로 훈련하게 되면, 성인이 된 후에 고착의 결과로는 결벽, 강박 등의 성격이 형성된다.

## 다) 남근기(phallic stage)

3~5세 정도로 리비도가 성기로 집중되는 시기로 성격발달에 가장 중요한 시기이기도 하다.

남아는 어머니에 대한 성적 접근의 욕망이나 애착과 아버지를 경쟁자로 생각하는 오이디푸스 콤플렉스(Oedipus complex)와 거세불안(castration anxiety)을 가지게 된다. 여아는 어머니에 대한 적대시와 아버지에 대해 가지는 성적 접근과 애착의 갈등 감정을 엘렉트라 콤플렉스(Electra complex)하였다. 여기서 남아와 여아 모두 동성부모를 동일시함으로서 콤플렉스를 해결해 나간다.

## 라) 잠복기(latency stage)

6~약11세 정도로 성적, 공격적 충동이 억압되는 시기이다. 즉 리비도가 잠재되어 조용한 시기이며, 운동이나 게임 그리고 지적 활동, 사회적 행동에 에너지를 소비하게 된다.

마) 생식기(genital stage)

약 12세 이후로 사춘기가 되면서 억압되었던 성적 충동이 무의식에서 의식으로 들어오게 되며, 이 시기의 청년은 그러한 충동을 현실적으로 수행할 수 있는 능력을 갖게 된다. 이 때 이성에 대해 관심을 갖고 사랑을 추구하게 된다. 정상적인 발달은 타인에 대한 관심과 협동의 자세를 갖게 된다. 청년기 이후 에는 개인적 발달과정으로 부모로부터 벗어나 타인을 사랑 할 수 있다.

### (4) 사회성 발달(에릭슨: Erik Homburger Erikson : 1902~1994)

어떠한 심리적 현상이라도 반드시 생물학적, 행동적, 경험적, 사회적요인 사이의 상호작용으로 해석 하였고, 사회적 힘이 성격발달에 미치는 영향에 지대하다 강조하였다. 심리사회이론의 또한 인간의 전 생애에 걸친 발달과 변화, 자아 정체감 확립의 중요성, 문화적, 역사적 요인과 성격구조의 관련성을 중시 하였다. 에릭슨은 생리, 심리, 사회적 속성을 지니며 전 생애에 걸쳐 일어나며, 발달의 사회적 맥락을 주장함으로써 프로이드의 심리성적발달의 5단계를 확장하여 8단계이론을 정립하였다.

가) 1단계(출생~18개월) 신뢰(Trust)와 불신(mistrust)

이 시기는 프로이드의 구강기에 해당되는 단계로, 입은 생애 최초의 행동양식인 혼입(incorporation)이 된다. 아기는 세상을 입과 같은 오감을 통한 지각으로 받아들인다. 6개월이 지나서 이가 나면 무는(bite) 버릇이 생기고 구강기의 제 2단계인 능동적 혼입단계(the active-incorporative phase)에 들어선다. 유아가 생의 초기에 처음으로 맺게 되는 사회적 관계는 어머니와의 관계이며, 어머니가 유아의 신체적, 심리적 욕구와 필요를 적절히 충족시켜 주면 유아는 사람에 대한 기본적인 신뢰를 형성하게 된다. 반면에 아기의 요구와 필요에 잘 응해 주지 못해 요구불만이 생기면 불신감을 경험하게 된다. 이 시기를 가장 중요한 시기로 보았는데, 이 시기에 신뢰감을 형성하게 되면 생의 후기에 맺게 되는 모든 사회관계에서의 성공적인 적응을 할 수 있다고 보았다. 자기방어능력을 가지기 위해서는 어느 정도 불신감의 경험도 필요하다 하였고, 긍정적인 성격발달을 위해서는 불신감과 기본적 신뢰감을 많이 경험이 필요하다 하였다.

나) 2단계(약18개월~3세) 자율성(Autonomy)과 수치 및 의심(shame and doubt)

이시기는 아기가 말을 할 줄 알게 되고, 대소변을 가리게 되면서 여러 문제의 상반되는 충동 사이에서 갈등을 통해서 스스로 선택을 하고자 하며, 자신의 의지나 자율성을 가지려고 한다. 허용과 통제의 균형으로서 법이나 외적인 필연성과 같은 사회적 제도를 수용하는 기초가 된다. 이시기에 얼마나 많이, 어떻게 통제하는가가 중요한 역할을 한다. 만약 너무 심하게 간섭을 하거나 상처를 주게 되면 의심과 수치심, 완벽주의, 융통성 부족, 인색함 등으로 건강한 자율성을 발전시키지 못한다. 과잉보호는 자신이 강한 존재가 아니며, 타인들에 의해서 통제 받는다는 것을 느끼고 회의감을 가진다. 부모는 유아로 하여금 사회적으로 적합한 행동을 하도록 훈련이 필요하며, 이러한 과정에서 유아가 사회의 기대나 자기 통제력을 알게 된다.

다) 3단계(약3~5세) 주도권(Initiative)과 죄책감(guilt)

이 시기에는 운동과 언어기능이 발달되면서 점차적으로 외부세계에 대한 간섭을 하게 되고 목적 지향적이 된다. 세상에 참여하는 방식은 강한 호기심, 경쟁심, 공격성으로 이루어진다. 이 주도권은 이성의 부모를 놓고 동성의 부모와 벌이는 경쟁이다. 그러나 필연적으로 따르는 패배 및 불안감과 죄책감도 가지게 되며, 죄책감과 불안은 억압과 조절을 통해서 양심으로 발전시키게 된다. 이 시기의 양심은 매우 원초적이며, 타협이 없으나 도덕성 발달의 초석이 된다. 또한 삶의 목적과 관심을 외부로 돌려서 갈등과 죄책감이 덜한 경쟁을 할 수 있는 곳으로 돌리게 된다. 지나친 주도권과 죄책감의 갈등, 실패감은 이후 성취 지향적, 경쟁적, 독선적인 성향을 야기하게 된다.

라) 4단계(약6세~12세)근면성(Industry)과 열등감(inferiority)

프로이드의 이론으로는 잠복기에 해당하며, 에릭슨은 자아 성장의 결정적인 시기라고 보았다. 기본적인 인지, 사회기술을 습득하면서 가족의 틀을 벗어나 넓은 사회에서의 유용한 기술들을 배우고, 익히고자 한다. 또한 이 시기의 어린이들은 또래와 같이 놀고 일하는 것을 배우게 된다. 새로운 기술을 배워서 근면성을 습득하고 자기가 한 일을 가지고 자부심을 느낀다. 즉 이 단계에서부터 인간은 생산적인 일원으로 문화에 합류한다. 만약 이 시기를 성공적인 해소나 현재 상태를 수행하지 못하면 좌절과 열등감을 느끼게 될 것이다. 사회는 선생님이나 다른 동일시할 대상의 모습으로 나타나서 열등감을 해소하고 경쟁력이라는 미덕을 갖추는 데 중요한 역할을 하게 된다.

마) 5단계(13세~20세) 정체감(Identity)과 정체감의 혼란(identity confusion)

사춘기의 시기이며, 수많은 사회 및 생리적 변화가 시작되고, 자아 존재 및 정체성 문제에 집착하게 된다. 에릭슨은 이 시기를 자아 정체성 확립을 위한 고민하는 시기라고 하였다. 청소년들은 정체감 상실을 두려워하여 파벌을 형성하고, 개인의 차이와 개성을 인정하지 않으려 한다. 사랑에 빠지는 것도 막연한 이미지에서 점차 분명한 형태를 가지게 된다. 점진적으로 정체감이 확실해 지면서 성실함도 생긴다. 정체감의 혼란은 정체감이나 소속감을 형성하지 못했을 때 생긴다. 그런 혼란의 결과로 자살, 문제아, 성 정체감의 부재, 약물중독 등이 생길 수 있다고 보았다.

바) 6단계(약21~40세)친밀감(Intimacy)과 고립(isolation)

이 단계는 직업 선택을 하고, 배우자를 만나 가정을 꾸미는 시기이다. 일과 사랑의 의미는 일에 몰두함으로서 자신의 성적인 측면과 사회적으로도 친밀감과 생산성을 유지하는 것이 중요하다 하였다. 청년기에 긍정적으로 자아정체성을 확립한 사람만이 진정한 친밀성을 이루게 되며, 자아 정체성을 확립하지 못한 사람은 자기 자신에 대하여 자신감을 가지지 못하므로, 타인과의 관계에서도 친밀성을 형성하지 못하고 고립되어 자기 자신에게만 몰두하게 된다. 거리두기란 고립되고, 다른 사람을 거절하고 필요하면 자기의 본질을 파괴할 수 있다고 생각되는 타인이나 세력의 본질을 파괴하려는 경향이라고 하였으며, 이는 여러 가지 형태의 편견, 박해, 정신 병리의 근원이라고 하였다.

사) 7단계(41~60세 : 중년기) 생산성(Generativity) 과 정체(stagnation)

이 단계는 두 사람의 친밀감이 확립되고 나면, 다음 세대를 교육 및 양성하고 안내하는 데 대한 관심과 보호의 의미라 하였다. 친밀한 관계를 맺을 수 있는 능력을 형성했으면 자아와 리비도 에너지를 집단, 단체, 사회에 두게 되며, 타인에 대한 배려와 보호가 이 단계의 중요한 덕목이 된다. 중년의 위기로 심리 및 생리적인 의미의 정체에 빠져서 술이나 약물, 섹스와 같은 현실도피에 빠질 수도 있다. 중년의 위기는 개인뿐만 아니라 전 사회적으로 그 영향력이 클 수밖에 없다.

아) 8단계(61세 이상 : 노년기) 성실(Integrity)과 좌절(despair)

마지막 단계인 노년기에는 신체적인 노화, 은퇴, 친구나 배우자의 죽음, 인생에 대한 무력감을 경험하게 되며, 이 시기의 성패는 신체적, 사회적, 퇴보를 어떻게 해석하는 가에 달려 있다. 자신이 살아온 삶을 되돌아보고 가치와 보람을 평가한다. 성실성을 가질 수 없었다면 외부세계에 대한 심한 혐오감과 오만한 감정을 가지게 된다. 그런 혐오감은 결국 죽음에 대한 두려움과 좌절감의 표출이라 하였으며, 죽음에 직면해서 삶 자체에 대해 관조하고, 자기의 인생을 만족과 성취감을 가지고 돌아보는 사람은 자아완성을 한 사람이며, 자아 전체성 완성의 모델이라 하였다.

## 4. 교과지도

교육현장에서 고려해야 할 중요한 문제는 무슨 교육내용을 어떻게 효율적으로 가르칠 것인가이다. 교사와 학습자의 교감이 이루어지지 않는 수업은 효과도 없고 상호간에 다 지루한 형식적인 수업이 될 수 있으므로 학습지도에 관련하여 수업계획서 작성과 교수설계의 과정, 학습지도안 작성법, 효율적인 수업 기술을 등을 통하여 수업시작에서부터 마무리까지 단계별 전략으로 학습의 결과를 촉진시킬 수 있도록 해야 한다.

### 1) 수업지도의 기술

수업기술은 수업목표를 달성하기 위해 요구되는 다양한 기법들로서 학생들의 학습동기를 유발하여 교과내용을 이해하기 쉽도록 흥미롭게 가르치는 기술을 말한다. 어떤 매체를 사용할지를 선택한 후, 수업중 적절한 질문과 응답을 통하여 학생들의 주의를 집중시키고 학생들의 수업태도를 잘 통제하여 학습효과를 지속적으로 이끌어 가는 기술이다. 이에 따른 수업효과로 학생들의 주의집중과 흥미유발도 할 수 있지만 학습의욕이나 효과를 떨어뜨릴 수도 있으므로 효율적인 수업지도 형태와 그 반대의 경우도 알아보기로 한다.

#### (1) 효율적인 수업

• 참여도가 높은 수업 : 교사의 설명을 열심히 듣고 질문에 대하여 적극적으로 답변하는 학생이 많아서 교사의 흥과 의욕을 고취시킨다.

• 상호작용이 활발한 수업 : 교사와 학생간의 상호작용이 많은 수업이 생기가 있고 교육적 효과도 높으며 효율적인 의사소통으로도 이어진다.

・이해도가 높은 수업 : 이해도가 높은 수업은 흥미를 유발하고 학습 동기를 유발할 수 있다.

・학습목표에 도달한 수업 : 학습목표에 도달시키는 것이 수업의 가장 중요한 목표이므로 학습목표에 도달하였다면 가장 효율적인 수업이다.

## (2) 비효율적인 수업

・훈육형 수업 : 시종일관 설명도 없이 딱딱한 훈시 투로 수업하는 경우

・산만형 수업 : 시선이나 태도가 산만하여 학생들의 주의와 집중력을 흩트리는 경우

・독서형 수업 : 변화없는 목소리로 웅얼거리거나 힘없는 목소리로 책을 읽듯이 수업하는 경우

・체험편중형 수업 : 교사가 체험한 일을 중심으로 경험담을 편중하여 전달하는 경우로서 지나치게 주관적이거나 자랑으로 비춰질 수 있음.

・이론편중형 수업 : 교재분석은 충실했으나 자신의 경험이 부족하여 자신의 소견없이 남의 이론만 전달하는 경우

・태만형 수업 : 수업에 늦기도 하고, 항상 같은 자세와 같은 형태의 수업방법으로 진행하거나 용모와 복장에도 변화가 없어 나태해 보이는 경우

・유약형 수업 : 불량한 수업태도에도 지나친 관용으로 일관하거나 저자세를 보이면 이해가 넓은 것이 아니라 자신감이 없는 수업으로 비침.

・중도이탈형 수업 : 학습목표에 맞는 도입부분을 시작했지만 설명이 너무 방만하거나 과도하여 결론이 수업진행과 먼 방향으로 귀결되지 못하는 경우

・독재형 수업 : 학생들의 반응과는 상관없이 교사의 주관으로만 진행되는 경우

## (3) 학생들이 싫어하는 수업

・발표만 시키는 수업 : 미숙한 학생들만의 계속된 발표에 평가와 맞춤형 지도가 없는 경우

・판서가 어려운 수업 : 빠른 진행으로 판서를 할 수 없거나 글씨가 작아서 안보이는 경우

・교과서 위주 수업 : 학습 보조자료나 시청각 자료의 활용 없이 교과서에만 의존하는 경우

・보조교재 위주 수업 : 학습 보조자료 등을 나누어 주고 풀어보게 하여 교사의 직접적인 관심이 적다고 느끼는 경우

・교사만 열심인 수업 : 학생들의 반응은 살피지 않고 준비해온 수업내용을 열심히 강의하는 경우

· 주제요약이 없는 수업 : 수업말미에 공부한 내용이 일목요연하게 정리가 되지 않는 경우

· 유머가 없는 수업 : 웃음이 없는 딱딱한 수업으로 일관하여 수업에 흥미를 잃게 하는 경우

· 남는 내용이 없는 수업 : 지나치게 흥미위주로 진행하여 자주 웃기는 하였으나 남는 내용이 없는 경우

· 목소리가 작은 수업 : 톤의 높낮이 없이 너무 작은 목소리로 수업을 진행해 잘 들리지 않는 경우

## 2) 실기교육 지도

실기교육은 영어로 practical technic으로 표기할 수 있는데 전문분야에서 사용되는 특정한 기술적 행동 또는 행위와 관련된 특수한 기능을 연마하기 위한 지식과 절차라는 의미로 볼 수 있다. 실기교육은 학생들에게 산업현장에서의 활용을 목적으로 실무중심으로 관련 산업분야의 전문 지식과 실기를 습득시키는 교육이다. 그렇다고 이론을 배제하고 기술만을 강조해서 가르치는 것이 아니라 이론을 바탕으로 하여 조화롭게 구성하여 가르쳐야 한다. 이론을 통하여 그 구조나 원리를 이해해야 기능의 발전을 가져올 수 있기 때문이다.

### (1) 실기교육의 내용

학생들이 진출한 산업현장에서 활용될 전문기술과 이론을 가르치는 동시에 생활지도와 인성교육도 함께 하여야 한다. 실기교육에서 다루어야 할 구체적인 실기교육 내용과 함께 교육의 대상자인 학생들이 습득해야 할 습관과 태도들을 가르쳐야 하는데 그 내용은 아래와 같다.

가) 위생관련 습관과 태도

· 모든 환경은 청결해야 한다.

· 모든 작업은 위생적으로 처리한다.

· 본인의 위생상태도 청결하고 용모도 단정해야 한다.

· 업무 시 사용하는 도구, 장비, 기구, 재료 등을 청결하게 유지한다.

나) 업무관련 습관과 태도

· 기본적인 근무태도가 성실해야 한다(결근, 지각, 조퇴 등)

·직무상 명령과 지시를 잘 따라야 한다.

·모든 업무는 안전, 신속하고 정확하게 처리한다.

·모든 업무는 과정과 결과를 확인하고 점검한다.

·업무를 질서있게 수행하며 효과적으로 하는 방법을 익힌다.

·모든 재료나 소모품을 적절하고 경제적으로 사용한다.


다) 직장 내 대인관계

·항상 겸손한 태도로 업무와 직장 분위기를 익힌다.

·상사나 동료들을 우선적으로 배려한다

·상사나 동료들의 비평도 긍정적으로 수용한다.

·업무 시 성실하게 협동하는 마음가짐을 갖는다.

·업무 시 알게 된 비밀을 표현하거나 발설하지 않는다.

·업무상 필요 없는 대화나 통신을 자제한다.


## (2) 실기교육의 방법

실기교육을 어떻게 효과적으로 학습시킬 수 있을지, 교육내용을 어떻게 잘 이해시키고 전달할 수 있을지가 교사의 가장 큰 과제인데, 이론 과목과는 달리 산업 현장의 구조와 상황을 염두에 두고 그에 부합하는 교재와 지도 방법을 개발하여야 한다.

실기교육에 필요한 기본적인 안전교육은 물론이고 학생이 경험하지 못하고 알지 못하는 산업 현장의 특수성을 잘 이해시키고 실기를 활용할 때 일어날 수 있는 여러 상황까지도 연계하여 현장성 있는 교육을 하여야 한다. 실기교육을 효율적으로 하기위한 방법을 살펴보면 아래와 같다.


가) 미용실기의 대상은 인체이므로 인체생리에 대한 기본적 이해와 가르칠 종목의 인체생리학적 효과를 이론적으로 먼저 교육해야 한다.

나) 미용산업의 현장과 같은 분위기와 구조를 갖춘 실습장에서 교육이 이루어 져야 취업 후 직장환경에 쉽게 적응할 수 있다.

다) 미용실기 교육은 기본적인 내용 이외에도 새롭게 개발되어 활용되고 있는 산업현장의 신기

술도 가능한 한 교육내용에 많이 반영되어야 한다.

라) 실기교육은 산업 현장에서의 실제 활동과 실천이 중요하므로 현장에서 사용되는 다양한 교재교구가 확보되어야 한다.

마) 실기교육은 이론과 원리에 대한 이해와 함께 실기동작을 반복적인 연습에 의하여 숙지되어야 하므로 꾸준한 반복과 그것을 돕기 위한 동영상 학습자료 등이 개발되어야 한다.

## 3) 현장실습

현장 실습은 학생이 학교에서 습득한 이론과 실기를 산업현장에서 구체적으로 적용하고 실행하는 학습활동으로서 현장 적응 능력을 기르고 자신의 실무능력을 평가받으며 산업현장에서 새로운 기능을 배울 수 있는 과정이다. 이를 통하여 학생은 학교와 현장에서 배운 모든 과정을 익히고 받아들여서 전문가로서의 자신의 정체성과 진로의 목표를 확립할 기회를 가지게 된다. 현장실습을 통하여 수업시간에 배운 지식과 기능을 계속적이고 반복적으로 실행하여 전문가로서의 기초를 다지게 되는 것이다. 현장실습의 필요성을 살펴보면 아래와 같다.

- 학교에서 배운 지식과 기술을 현장에서 적용하여 실천하고, 현장에서도 새로운 지식과 기술을 습득할 수 있다.
- 현장실무를 경험함으로서 자신의 적성과 능력에 알맞은 진로를 선택할 수 있다.
- 현장의 인적 환경 속에서 다양한 사람들과 적응하고 교류함으로써 원만한 사회생활의 기초를 다질 수 있다.
- 교사의 입장에서도 현장실무를 통하여 산업계의 요구에 적합한 수업계획을 수립하고 교육내용을 수정, 보완할 수 있는 계기가 될 수 있다.

### (1) 현장실습 계획

학교교육의 연장형태인 현장실습을 원활하게 운영하기 위한 계획으로는 학생개인의 학습능력, 적성, 진로 계획, 학생 가정의 사회.경제적 특성 등을 파악하고 산업체의 특성 및 실태, 규모, 현장실습 내용, 거주지와 현장의 교통 접근성 등을 조사하여야 한다.

## (2) 현장실습 운영

현장실습에 대한 계획과 기초 조사가 끝나면 일반적으로 다음과 같은 과정으로 현장 실습이 실시된다(이무근 외 2004).

첫째, 현장실습 운영위원회를 조직하고 전담 교사를 선정한다.

둘째, 학생 조사를 기초로 현장에서 학습하게 될 내용, 학습 단계, 학습 절차 등을 구체화한다.

셋째, 산업체 및 관련 기관의 기초 조사를 바탕으로 현장실습 장소, 시기, 기관, 교육내용 및 방법, 숙식, 교통문제 등에 관해 실습기관 책임자, 현자 지도교사와 협의한다.

넷째, 학교의 행정적인 지원체제 특히 예산 문제, 학교 수업 기간과 현장 실습 기관의 실습 담당자에게 협조를 요청한다.

다섯째, 현장실습 프로그램을 사전에 학생들에게 안내하고 현장 지도교사 및 산업체의 실습 담당자에게 협조를 요청한다.

여섯째, 실습지도 담당자는 수시로 실습 현장을 방문하여 지도 조언한다.

일곱째, 현장실습 결과를 사전에 설정한 평가 기준에 의하여 평가하고 학교, 학생, 산업체 실습 담당자, 현장 지도교사와 공동평가회를 개최한다.

여덟째, 평가 결과는 추후 현장실습을 위한 개선방안의 자료로 활용한다.

표 6-1 현장실습일지 양식의 예

| | 현장실습일지 | | | 결과평가서 |
|---|---|---|---|---|
| 성명 | | 한글:<br>한문: | 주민등록번호 | |
| 소속학과 | | | 학번 | |
| 산업체 | 실습(연수)산업체 | | 실습(연수)장소 | |
| | 실습(연수)지도담당자 | (인) | 연락처 | (전화 : ) |
| | 실습(연수) 주제 | | | |
| | 실습(연수) 기간 | 201 년 월 일 ~ 201 년 월 일<br>총 ( ) 시간 | | |
| | 학점평가 | 총 ( ) 학점 | 학점등급 | ( ) 등급 |
| | 실습장소 | 주소: | 장소: | |
| 학생 | 평가세부요소 | 실습(연수)내용<br>숙지정도 (연수효과) | | |
| | | 성실성 | | |
| | | 예의 및 태도 | | |
| | | 기타 참고사항 | | |
| | 졸업 후 채용에 대한<br>회사의 의견 | | | |

## 4) 산학협동교육

산학협동 교육은 교육시설과 전문 인력이 부족한 교육기관에서 산업체와 연계하여 공동으로 학생들을 지도하며 산업계에서 요구되는 전문 인력을 양성하는 시스템이다. 학교의 입장에서 보면 고가의 산업 기자재를 공동으로 활용하여 학생들에게 전문 기능을 습득할 기회를 만들어 주고, 산업체의 입장으로는 학생들의 현장실습을 통하여 우수한 기능 인력을 공급받을 수 있는 장점이 있다. 산학협동의 형태로는 특성화 교육과정 설치, 위탁교육, 현장실습, 인력 및 시설설비의 공동 활용 등이 있으며 이를 통하여 학생 능력에 맞는 직무개발, 현장 배치, 학교와 정보 교환,현장실습 지도, 현장실습 평가 등의 성과를 기대할 수 있다.

## 5) 안전교육

안전교육이란 실습현장의 각종 교육 시설물과 기자재로부터 자신을 안전하게 보호하기 위하여 안전 지식과 태도를 배우는 준비 교육 과정이라 볼 수 있다. 학생들의 안전의식을 고취시켜서 학생 개인과 실습 작업현장 전체의 안전을 도모할 수 있으며 이를 전달할 때는 안전수칙을 지키지 않아서 발생했던 안전사고의 사례를 예를 들어 교육하여서 안전사고에 대한 경각심과 함께 안전사고 발생 시 행동요령 및 대처법을 숙지하게 하여야 한다. 안전교육의 방법으로는 강의 외에도 기자재 자체 유인물 참조하기, 동영상 활용, 안전사고에 관한 토론과 모의 훈련 등이 있다.

학생들이 실습현장에서 지켜야할 안전에 관한 일반적인 제반수칙은 다음과 같다.

- 실습기자재는 교사의 허락을 받은 후 사용한다.
- 기계의 안전장치는 함부로 만지지 않으며 기계를 작동시킨 후는 정상적 작동을 확인한 후 사용한다.
- 모든 조작은 기계가 정지된 상태에서 실시하고 작동 중에 조작하지 않도록 한다.
- 기계는 항상 깨끗하게 사용하고 사용 후에는 원위치에 두도록 한다.
- 바닥에 떨어진 액체나 용기의 파편은 즉시 청소하도록 한다.
- 기계가 고장이 났거나 안전사고 발생 시 즉시 보고하도록 한다.

실습의 책임자인 교사는 안전관리에도 책임이 있으므로 실습수업 시 자리를 이탈하지 말고 정확하고 바른 절차에 따른 시범으로 사전 교육을 실시해야 한다. 또한 교육 전에 모든 기자제의 안전장치와 작동여부를 확인하여야 하며 안전사고로 인한 환자 발생 시 즉시 응급조치를 하고 전문

의의 치료를 받도록 조치해야 한다.

# 5. 생활지도

청소년 개인이 문제 상황에서 벗어나 학교나 가정, 사회 속에서 일정한 목표를 향하여 살아갈 수 있도록 일관성 있게 그들의 욕구를 수용하고 생활지도를 통하여 자기이해를 돕고 자아실현을 하는데 도움을 주며 주위의 환경이나 집단과도 원만한 관계를 맺을 수 있도록 부적응 요소를 찾아서 그것을 치료하거나 도움을 주는 것을 주요한 임무로 하면서 개별지도 하는 것이다.

## 1) 생활지도의 목표

긍정적인 변화에 봉사하는 동참자의 관념으로 학교교육을 통하여 진로교육, 직업교육, 문제해결을 도모하고 자신의 능력과 개성을 발견하여 성숙한 전인적인 인격으로 생활하는 것을 돕는 것이다.

## 2) 생활지도의 영역

생활지도의 목표를 수행하는 분야로서 생활 전반에 걸쳐 분류되고 있다.

가) 직업지도 : 직업선택에 도움을 주기위한 정보를 제공하여 직업에 대한 지식과 기능을 갖게 하고 적성에 알맞은 직업선정과 준비를 지도하는 과정을 말한다.

나) 교육지도 : 학력검사, 지능검사, 학습방법 지도 등을 통하여 학교생활 전반에 걸친 모든 문제에 대한 지도를 말한다.

다) 건강지도 : 육체적, 정신적 건강과 함께 위생지도, 안전지도, 건강을 위한 규칙적인 생활태도 지도 등이 있다.

라) 인성지도 : 개인의 잠재능력 계발, 정서문제, 예의범절, 배려심 등 원만한 성격과 인간성 형성을 도와준다.

마) 여가지도 : 취미활동, 봉사활동, 창작활동 등을 통하여 건전한 인격과 신체적 건강을 도모하고 정신적인 긴장감을 이완시킬 수 있도록 지도한다.

바) 사회성 및 도덕성 지도 : 사회를 바르게 이해하고 충실하고 원만하게 대인관계(가족, 교우 등)

와 사회의 일원으로서 활동할 수 있도록 지도하며 지켜야 할 공중도덕과 윤리에 균형적으로 대처할 수 있도록 지도한다.

## 3) 생활지도의 기능별 영역

가) 조사활동 : 청소년 개인을 정확하게 이해하기 위하여지능검사, 적성검사, 태도검사, 흥미검사 등의 심리적 검사를 활용하고 관찰법, 사회성 측정법 등의 다각적인 기초자료 조사활동을 통하여 수집 분석하여 이해하도록 한다.

나) 정보활동 : 교육에 관한 정보나 취업에 관한 정보 등 여러 가지 정보를 접할 수 있도록 자료실, 게시판, 학교신문 등을 통하여 제공해 주는 일이다.

다) 상담활동 : 문제를 갖고 있는 학생과 상담자가 협력하여 문제해결에 도움을 주는 방법으로서 생활지도의 가장 효율적인 방법으로 볼 수 있다.

라) 배치활동 : 진학지도 교사나 직업지도 교사 또는 카운슬러 등의 전문적 영역으로서 학생에게 특별반 활동, 진학, 직장 등 단계적으로 자기 적성에 맞게 나갈 수 있도록 노력하는 활동이다.

마) 추후지도 : 담임교사가 바뀌거나 상담자의 상담활동이 종료된 후에도 계속적인 관심을 가지고 학생의 추후 변화나 증세 재발 등을 지도하는 것으로서 진정한 교육효과를 볼 수 있다.

## 4) 생활지도의 원리

### (1) 개인의 존엄성과 자기 실현성

사회적 존재인 한 개인으로서 모든 학생은 소중한 교육의 대상이며 각자 독자적인 가능성과 신성한 권리를 가지고 있다. 또한 자기실현을 어떻게 해야 할 것인가를 자주적으로 선택하고 추구하는 존재로서 존중하며 생활지도에 임해야 한다.

### (2) 자발성, 자율성, 자주성

욕구나 정서가 자연적으로 직접적으로 외부로 표출되는 것을 자발성이라고 하는데 이는 자유롭고 외부의 강제나 압력을 최소화해야 하는 것이 중요하지만 상담활동의 경우, 책임을 포함한 자발성도 권장하여 증오감이나 적의감 등도 자유롭게 표출 할 수 있다.

인간이 자기 자신의 만족 외에 타인이나 집단의 만족을 고려할 때 목적에 따라 자기의 행동을 규제해야 하는 경우에는 자율성이 문제가 된다. 교육과 지도를 통하여 타의에 의한 자율성이 자발적 자율성으로 발현되지만 엄격한 규제를 통한 상담 및 지도는 자율성 육성에 장애가 된다는 것을 유의해야 한다.

상호의존이 불가결한 현대사회에서는 자신의 자유의지에 따라서 결정하고 행동하는 자주성이 완전하게 존재하기에는 무리가 있으나 자신의 판단에 기초를 두고 자기의 권리를 주장하고 의무를 적극적으로 실행하는 것이 현대의 자주성이다. 복잡한 현대 사회에서는 자기 자신의 판단과 실천의 결과에 대해서 자발적으로 반성하고 자주적으로 자기의 행동과정을 돌이켜 볼 수 있는 태도도 필요하다. 그러므로 상호의존하면서 가능한 한 자주성을 높여 가는 것이 생활지도에서 충분히 고려되어야 한다.

## 5) 학생의 이해

생활지도의 효과를 높이기 위하여 학생 개개인에 대한 정확한 실태를 알고 있어야 한다. 이것은 생활지도를 담당하고 있는 교사는 물론 학교의 관리 책임자, 청소년 에게 영향을 주는 모든 사람에게 학생에 대한 자료로서 제공되어야 한다. 생활지도의 목적은 궁극적으로 학생 한 사람 한 사람의 인격을 가장 바람직한 방향으로 완성시키기 위한 것이다. 각 개인의 인격을 긍정적인 방향으로 살리고 특성과 경향을 잘 파악하고 이해하는 것이 필요하다. 학생을 잘 이해함에 따라서 어떤 것을 신장하고 어떤 것을 개선해야 하는지를 알 수 있으며 언제, 어떤 방법으로 지도하는 것이 가장 효과적인가도 알 수 있으므로 먼저 학생을 이해할 수 있도록 노력하는 태도가 중요하다.

오늘날의 교육은 학생으로 하여금 자기의 능력을 키우고 개인의 특성을 충분히 살려가면서 바람직한 인격형성을 도모하게 하고 있다. 학생의 개성이나 인격은 아주 복잡한 구성을 갖고 있으며 그것의 표현도 아주 다양하다. 생활지도에서는 이것을 가능한 한 정확하게 파악하는 것이 필요하며 중요한 것은 개인차, 성격, 특성, 흥미, 요구, 교우관계, 고민, 환경조건 등이다.

학생이 당면한 문제가 진학과 취직 등 그 진로가 문제가 되는 경우에는 학생 본인의 건강상태, 가정의 경제상황, 가족의 의견, 본인의 희망과 계획, 본인의 지능, 학력, 적성 등의 자료가 먼저 검토되어야 한다.

## 6) 진로 지도의 실제

지식기반의 현대생활에서 넘쳐나는 정보와 지식을 이용하여 새로운 사회에 대처해 나갈 수 있는 능력을 기르기 위해서 자신의 적성과 흥미, 신체적 특성 등에 대한 이해와 함께 자신이 원하는 진로를 결정하기 위한 교육이 진로지도 상담이다.

### (1) 진로지도의 목표

진로 지도의 목표는 상담을 통해 내담자가 자신의 상황을 정확히 인지하고 주위여건을 고려하여 자신에게 적합한 진로나 직업을 선택할 수 있도록 도와주거나 개척할 수 있도록 도와주는 것이라고 할 수 있다. 또한 정보부족으로 인한 진로 미결정 상태와 우유부단한 성격적 원인으로 인한 미결정 상태에서 상담을 통하여 합리적이고 효과적인 선택을 하여 스스로 만족스러운 진로를 결정할 수 있도록 도와주는 것이다.

진로결정의 어려움에는 자기명료화의 부족, 직업에 대한 지식 부족, 결단성 부족, 진로선택의 중요성에 대한 인식부족 등의 과정들이 있는데 진로지도를 통한 진로의사 결정은 그 중요한 결과로 나타난다.

### (2) 진로선택의 요인

그릇된 정보나 소문 또는 근거에 의하여 선택한 진로는 한사람의 일생동안 많은 부정적 영향을 줄 수 있으므로 그 선택은 매우 체계적이고 신중해야 한다. 올바른 진로선택을 위한 요인에는 본인의 직업 적성, 직업흥미, 인성, 성취도, 가족과 가정, 경제적 요인 등이 있는데 이는 다시 성별, 체구, 색맹 등의 신체적 요인과 적성, 흥미, 욕구, 감정 등의 심리 정서적 요인 등으로 분류할 수 있다. 이외에도 태어나고 자라온 가정환경과 인간관계는 중요한 환경적 요인으로 분류될 수 있으며 사고나 천재지변, 전쟁과 비상사태 등은 우연적 요인으로 분류될 수 있다. 이들 각 요인들은 개별적 요인으로 작용할 수도 있지만 서로 다른 요인에 영향을 받을 수도 있고 줄 수도 있으므로 진로선택에 미치는 각 요인을 잘 분석하여 진로지도에 반영해야 한다. 아울러 학생들의 원하는 진로에 관련된 직업에 관해서 다양하고 현실적인 정보자료를 습득해야 할 것이다.

### (3) 진로상담의 방향

직업은 생활의 수단이면서 자아실현의 수단일 수도 있으므로 취업 진로상담의 방향은 학생 개개인의 인성·적성·흥미·능력·환경에 알맞은 직업 과정의 인식·탐색·계획·선택·준비를 통하여 현명하게 적응하도록 기회를 마련해 주고 선택한 진학 및 취업에 들어가서는 자신의 잠재가능성을 최대한으로 발휘하여 주어진 환경에 적응하면서 보람과 긍지를 느끼며 만족할 수 있도록 조직적이고 체계적으로 도와주는 과정이다. 아울러 학생 개인에 대한 이해를 바탕으로 전문성과 창의성을 기르면서도 미래지향적인 직업설계를 할 수 있도록 도와주어야 한다.

가) 자신에 대한 정보와 이해 : 직업의 세계에서 경쟁력 있게 나아가려면 무엇보다 자신이 가진 적성과 재능이 얼마나 잘 발휘될 수 있는가를 파악하는 일이 중요한데 그 방법 중의 하나로서 진로관련 심리검사가 활용될 수 있다.

나) 직업의 전문성 : 날로 전문화 되고 다양해지고 있는 사회구조를 고려할 때, 특정 분야에서 전문성을 갖추는 것 또한 중요한 일이므로 가능한 이른 시점에서 진로지도와 상담을 통해 자신이 활동할 수 있는 부문의 전문성을 확보하기 위한 선택을 한다.

다) 직업에 대한 가치관 : 직업의 의미가 단순한 경제활동이라는 의미이기 보다는 직업을 통한 자아실현이 가능하다는 것이 중요한 의미이다. 스스로 만족하고 하고 싶은 직업을 선택하는 것과 자신의 미래를 도모할 수 있는 직업이면서 인생의 가치를 구현할 수 있는 직업을 선택해야 한다.

라) 진로교육의 예 :

a. 초청강연: 관심 분야의 명사를 초청하여 진로에 관련된 주제에 대하여 성공담 등을 강의 형식으로 말하여 진로 결정에 도움을 받는다.

b. 자원 인사와의 면담: 면담을 하는 사람은 면담의 이유나 목적을 분명하고 구체적으로 설정해야 하며, 미리 질문의 요점을 정리하여 목적에 도달할 수 있는 질문이 되도록 해야 한다. 면담을 받는 사람이 정보를 명료하고 이해하기 쉽게 설명해야 하며, 상담을 할 때에는 예의를 지

키면서 면담자의 조언을 경청해야 한다.

c. 토론회: 진로 문제에 대하여 여러 사람이 각각 의견을 말하며 논의하면서 본인의 진로의사 결정을 돕는다.

d. 전시회: 특정한 분야의 작품들을 차려 놓은 곳을 찾아가서 진로의사 결정에 참고가 되게 한다.

e. 각종 심리검사의 실시: 언어적 내지 비언어적인 반응의 견본(행동견본)을 통하여 전인격의 일면 내지는 다면을 객관적으로 측정하는 도구 또는 그 도구를 사용하는 것을 의미한다. 심리검사에는 지능검사, 적성검사, 성격검사, 태도검사, 흥미검사 등이 모두 포함된다.

f. 견학: 진로의사가 있는 분야의 현장을 찾아가서 실지로 보고 그 일에 관한 구체적인 지식을 넓히며 보고 배우는 교육이다.

## (4) 진로 상담의 의사결정

진로상담과 진로진도의 최종적인 결과인 진로의사 결정은 진로선택의 의미로도 볼 수 있는 매우 중요한 단계이다. 진로의사 결정은 과정으로서 그것을 위한 심리적 과정에 주안점을 두었고, 진로선택은 그 결과로서 중요한 개념이다.

진로의사 결정은 자신의 특성을 고려하여 수집된 다양한 직업정보들과 여러 대안들을 평가하여 자신에게 가장 적합한 대안을 선택하는 것이다. 이는 관점에 따라 전공 및 직업선택에 관한 선택자의 확신 정도로도 볼 수 있는데 확신의 정도가 높을 때를 '결정', 낮을 때를 '미결정'이라고 한다. 진로 상담에서는 미결정의 상태가 관심의 영역인데 이 경우는 주로 정보가 부족하거나 의사결정 능력이 부족할 때, 정보 과잉일 경우, 성격적으로 우유부단할 때에 나타나는 경향이다. 진로의사 결정을 돕기 위한 합리적인 의사결정 능력을 기르기는 훈련도 필요한데 그 단계로서,

첫째, 문제 상황을 명확히 할 것

둘째, 대안을 탐색해 볼 것

셋째, 기준을 확인할 것

넷째, 대안을 평가하고 결정을 내릴 것

다섯째, 그 결정에 따른 계획을 수립하고 그대로 이행할 것

여섯째, 새로운 문제가 발생할 때는 계획을 수정할 것 등의 단계가 있다.

이상의 진로상담의 과정을 요약하면 개인적 자료 수집과 분석을 통하여 직업정보를 제공하는 일련의 과정이다. 최근 국내 연구 동향에서 나타난 의사결정의 변인 중에는 남, 여 성별 중에서는 여학생이 좀 더 의존적으로 나타났고 부모, 친구, 선생님, 선후배 등의 대인관계적인 변인도 진로결정에 영향을 미친다는 결과를 보여주고 있다. 또한 학생들은 대체로 본인의 적성과 능력에 맞는 직업을 선호하였으며 직업 활동을 통해 자아를 실현하고, 높은 보수를 희망하였고 내재적 가치에 비중을 두는 것으로 나타났다. 그러므로 효율적인 진로의사 결정을 돕기 위하여 학교에서는 학생들에게 기능적인 교육뿐만 아니라 내재적 진로가치관을 심어주기 위해 교사연수를 통한 진로상담 교육을 강화시키거나 또는 학교 내 진로상담 전문선생님을 두어야 할 것이다.

### 참고문헌

· 강재태, 배종훈, 강대구(2003). 진로지도의 이론과 실제. 서울 : 교육과학사.
· 교육과학기술부(2011) 중등 사회 교과 통합 진로교육 교수, 학습자료 개발 매뉴얼
· 김봉환, 정철영, 김병석(2006). 학교진로상담. 서울 : 학지사.
· 김충기(1993). 진로상담의 이론과 실제. 서울 : 성원사.
· 어윤경외(2008). 초등.중등 진로지도 프로그램(CDP-E/CDP-M) 개정 연구
· 이장호.정남운.조성호(1999). 상담 심리학의 기초, 학문사
· 이재창(1994). 진로교육 발전방안 탐색에 관한 연구. 진로교육연구
· 장석민(1997). 진로교육의 실천방향과 과제. 청소년 진로상담모형 기본구상
· 정철영(1991). Holland와 Dawis-Lofquist의 진로발달이론
· 한국진로교육학회(2001). 진로교육의 이론과 실제. 서울 : 교육과학사.
· 김광희(2012). 미용관련 고등학교 학생들의 진로가치관 연구, 성결대학교석사논문
· 새롭게 보는 진로상담(이현림 외,교육과학사)
· 진로상담이론(김봉환 외,학지사)
· 교육상담과 생활지도 연구(이철웅, 교육과학사)
· 생활지도상담진로지도(김충기,교육과학사)
· 실기교육방법론(김윤정 외, 2011 청구문화사)
· 실기교육방법론(이무근 외, 2004 교육과학사)
· Betz, N. E.(1992). Counseling Uses of Career Self-efficacy Theory. The Career Development Quarterly, 41, 22-26
· Gati, I.(1986). Making Career Decision - A Sequential Elimination Approach. Journal of Counseling Psychology, 33, 408-417.

·Gelatt, H. B.(1962). Decision Making : A Conceptual Frame of Reference for Counseling. Journal of Counseling Psychology, 9, 240-245.

·Hackett, G., & Betz, N. E.(1981). A Self-efficacy Approach to the Career Development of Woman. Journal of Vocational Behavior, 18, 326-339.

·Harren, V. A.(1979). A Model of Career Decision Making for College Students. Journal of Vocational Behavior, 14, 119-133.

·Holland, J. L.(1973). Making Vocational Choices : A Theory of Careers. Englewood Cliffs, NJ : Prentice-Hall.

·Holland, J. L.(1985). Making Vocational Choices : A Theory of Vocational Personalities and Work Environments. Englewood Cliffs, NJ : Prentice-Hall.

·Parsons, F.(1909). Choosing a Vocation. Boston : Houghton Mifflin Company.

·Peterson, G. W., Sampson, J. P., & Reardon, R. C.(1991). Career Development and Services : A Cognitive Approach. Pacific Grove : CA : Brooks/Cole.

·Super, D. E.(1953). A Theory of Vocational Development. American Psychologist. 8, 185-190.

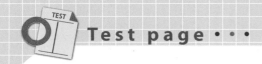

**01.** 다음의 상담에 대한 표현 중에서 틀린 것을 고르시오.

① 영어로 "Counseling", 라틴어 "Counsulere"에서 유래되었다.

② "Counseling"이란 고려하다, 숙고하다, 반성하다 등의 의미도 가지고 있다.

③ 상담은 전문적인 교육 및 훈련 없이 누구나 참여가 가능하다.

④ 긍정적 심리 방향성과 발전을 촉진하는 학습과정이다.

**02.** 다음중 상담의 정의를 표현한 내용 중 틀린 것을 고르시오.

① 도움을 필요로 하는 사람과 도움을 줄 수 있는 사람으로 1대 1의 관계이다.

② 상담에 관하여 전문적으로 훈련을 받은 사람과 내담자의 관계이다.

③ 상담자가 내담자에게 생활문제를 효율적으로 해결해 나아가도록 권유하는 관계이다.

④ 상담자와 내담자는 문제를 해결하기 위하여 내담자로 하여금 자신의 능력을 효과적으로
활용, 적응, 선택할 수 있도록 조력하는 상호작용관계이다.

**03.** 상담의 기본원리 중 개별화 원리에 해당하지 않는 항목을 고르시오.

① 인간 행동의 유형 및 원리에 대하여 전문적인 이해가 있어야 한다.

② 내담자가 상담자와 견해가 다를 때에는 현명하고 적절한 선택을 하도록 한다.

③ 상담자는 내담자에 대한 편견 및 선입견이 없어야한다.

④ 상담자가 유도하여 진도나 목표에 맞추도록 상담을 진행한다.

**04.** 상담의 기본원리에서 "내담자의 솔직하고 자유로운 감정 표현을 할 수 있도록 의도적으로
분위기 조성을 하여야 한다"는 다음 중 어느 원리에 해당하는지 고르시오.

① 수용의 원리　　　　　　② 정서관여의 원리　　　　　　③ 감정표현의 원리

④ 개별화 원리

**05.** 상담의 기본원리에서 "내담자의 인격을 존중하고 태도나 행동을 있는 그대로 받아들이는 자세를 지녀야 한다."는 다음 중 어느 원리에 해당하는지 고르시오.

① 수용의 원리　　　　　　② 정서관여의 원리　　　　　③ 감정표현의 원리

④ 개별화 원리

**06.** 다음 중 상담의 기본원리에 해당하지 않는 사항을 고르시오.

① 개별화 원리 및 감정표현의 원리

② 정서관여의 원리 및 수용의 원리

③ 내담자의 심판적 원리 및 상담자의 판단 수용원리

④ 비밀보장의 원리

**07.** 다음 항목 중 상담의 기본원리 설명 중 틀린 항목을 고르시오.

① 개별화 원리: 개인의 개성과 개인차를 고려하여 상담이 이루어져야한다.

② 정서관여의 원리: 내담자의 정서 변화에 민감하게 의도적인 적절한 반응이 있어야 한다.

③ 감정 표현의 원리: 내담자의 솔직하고 자유로운 감정 표현을 할 수 있도록 의도적으로 분위기 조성을 하여야 한다.

④ 비심판적태도의 원리: 상담자가 내담자를 객관적으로 행동이나 태도, 가치관을 판단하여 적절한 권유를 하여야 한다.

**08.** 다음 중 상담 형태에 따른 유형 분류 항목이 아닌 것을 고르시오.

① 집단 상담　　　　② 개인 상담　　　　③ 가족 상담　　　　④ 학급 상담

**09.** 정상범위에서 과하게 벗어나지 않은 사람들을 대상으로 상담 유형을 고르시오.

① 개인상담　　　　② 집단상담　　　　③ 가족상담　　　　④ 전화상담

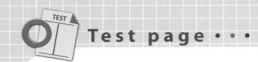
**10.** 상담의 유형분류 설명 중에서 틀리게 설명한 항목을 고르시오.

① 상담이론에 따른 행동수정 상담, 정신분석 상담, 내담자 중심적 상담, 인지-행동적 상담 등으로 나눌 수 있다.

② 상담 도움방식에 따라 음악치료, 미술치료, 놀이치료, 동작치료, 이야기 치료, 최면 치료, 연극치료 등으로 나눌 수 있다.

③ 상담 방식에 따라 정신건강, 진로, 성, 비행, 학습, 가족, 중독 등으로 나눌 수 있다.

④ 상담 형태에 따라 개인, 집단, 가족 상담으로 나눌 수 있다.


**11.** 다음 중 상담과정의 단계를 올바르게 나열한 항목을 고르시오.

① 관찰과 동기조성 → 상담관계 형성 → 상담목표설정 → 실천행동 계획 → 실천결과평가

② 상담목표설정 → 상담관계 형성 → 관찰과 동기조성 → 실천행동 계획 → 실천결과평가

③ 실천행동 계획 → 상담목표설정 → 상담관계 형성 → 관찰과 동기조성 → 실천결과평가

④ 상담관계 형성 → 상담목표설정 → 실천행동 계획 → 관찰과 동기조성 → 실천결과평가


**12.** 상담관계의 형성에서 공감적 이해를 올바르게 설명한 항목을 고르시오.

① 상담자가 내담자에 대하여 따뜻한 배려와 온화한 태도를 갖고 임하는 것을 말한다.

② 상담자가 내담자의 문제해결에 도움이 되는 자신에 관한 정보나 경험이나 사례를 공개하는 것을 의미한다.

③ 상담자가 내담자의 사적인 세계를 자신의 것처럼 느끼는 것을 의미한다.

④ 내담자가 표현하는 감정과 경험에 대하여 상담자가 명확하고 구체적인 반응을 보이는 것을 의미 한다.


**13.** 다음 중 일반적으로 사용되는 상담기법이 아닌 것을 고르시오.

① 비판      ② 경청      ③ 명료화      ④ 요약

**14.** 다음의 진로교육에 대한 정의가 아닌 항목을 고르시오.

① 개인이 만족스럽고 생산적인 삶을 누릴 수 있도록 진로에 대한 방향을 세우고 선택하며, 그에 대한 준비를 하고 선택한 진로에 들어가 계속적인 발달을 꾀할 수 있도록 돕기 위해 제공되는 일체의 경험이다.

② 일 지향적인 사회가치에 친숙케 하여 이 가치들을 자신의 인성적인 가치체계 속으로 통합하여 일을 통해 보람과 만족을 느끼는 삶을 살도록 조력하는 공교육이다.

③ 넓은 의미의 직업교육이며 직업 적성교육으로서 개인이 자신의 진로를 합리적으로 인식하도록 돕는 인간교육이다.

④ 인간으로서의 삶과 개인적인 복잡한 문제를 단순화시켜 문제에 쉽게 접근할 수 있는 방법을 제시하여 준다.

**15.** 다음의 진로교육의 단계를 올바르게 나열한 항목을 고르시오.

① 진로인식단계 → 진로탐색단계 → 진로준비단계 → 진로전문화단계

② 진로탐색단계 → 진로인식단계 → 진로준비단계 → 진로전문화단계

③ 진로인식단계 → 진로준비단계 → 진로탐색단계 → 진로전문화단계

④ 진로준비단계 → 진로인식단계 → 진로탐색단계 → 진로전문화단계

**16.** 상담에 활용하는 진로발달 이론에 포함되는 내용이 아닌 것을 고르시오.

① 특성요인이론(trait-factor or actual theory)

② 갈등이론(conflict theory)

③ 의사결정이론(decision theory) 및 사회학적 강조론(sociological emphases)

④ 심리이론(psychological theory) 및 발달이론(developmental theory)

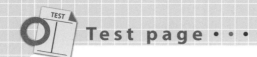

**17.** 다음 중 사회인지적 진로이론(Lent, Brown, Hackett: 1996)의 내용을 올바르게 표현하고 있는 항목을 고르시오.

① 자아개념과 자아 효능감, 흥미, 능력, 욕구 등의 관계를 진로선택과 개인개발의 결정요인으로 쓰일 수 있다는 가능성을 제시하였다. 진로문제해결은 일차적으로 인지적 과정이며, 일련의 절차를 통해 증진시킬 수 있다.

② 개인이 어떻게 진로결정을 내리고 진로문제 해결과 의사결정을 할 때 어떻게 정보를 이용하는지의 측면에서 진로발달에 적용시킨 것이다.

③ 인간기능은 개인의 가치에 따라 상당한 영향을 받고 형성된다고 본다.

④ 자기 효능감이 심리적 기능에 영향을 미치는 개인의 사고와 심상을 포함한다.

**18.** 다음 중 프로이드(Freud)의 정신분석이론에서 인간의 성격체계가 아닌 것을 고르시오.

① 자아(ego)  ② 원초적 본능(id)  ③ 초자아(superego)  ④ 리비도(libido)

**19.** 프로이드(Freud)는 인간의 행동에 있어서 본능의 역할을 강조하였으며, 이 에너지를 심리성적에너지 또는 (　　　)라 하였다. 괄호 안에 알맞은 어휘를 고르시오.

① 리비도(libido)  ② 초자아(superego)  ③ 원초적 본능(id)  ④ 자아(ego)

**20.** 프로이드(Freud)의 발달단계의 설명 중에서 틀린 항목을 고르시오.

① 구강기(oral stage): 태어나서 약1년 정도의 주된 성감대가 구강이다.

② 항문기(anal stage): 1~약3세 정도로 배설물을 보유하거나 배출하는 것에서 쾌감을 얻는다.

③ 남근기(phallic stage): 3~5세 정도로 리비도가 성기로 집중되며 성격발달에도 중요하다.

④ 잠복기(latency stage): 6~약11세 정도로 성적, 공격적 충동이 표출되는 시기이다.

**21.** 에릭슨(Erik Homburger Erikson)의 사회성발달 8단계 이론 중 요약이 틀린 항목을 고르시오.

① 8단계(61세 이상: 노년기): 근면성(Industry)과 열등감(inferiority)

② 7단계(41~60세: 중년기): 생산성(Generativity)과 정체(stagnation)

③ 6단계(약21~40세): 친밀감(Intimacy)과 고립(isolation)

④ 5단계(13세~20세): 정체감(Identity)과 정체감의 혼란(identity confusion)

**22.** 교과지도에서 효율적인 수업지도의 사항이 아닌 것을 고르시오.

① 학습목표에 도달한 수업

② 이론이나 체험 편중 형 수업

③ 이해 및 참여도가 높은 수업

④ 상호작용이 활발한 수업

**23.** 미용 실기교육 지도 내용이 아닌 것을 고르시오.

① 위생관련 습관과 태도　　② 직장 내 대인관계　　③ 교과서 위주 수업
④ 업무관련 습관과 태도

**24.** 다음 미용실기 교육의 방법 중 틀린 항목을 고르시오.

① 미용 산업의 현장과 같은 분위기와 구조를 갖춘 실습장에서 교육이 이루어 져야 취업 후 직장 환경에 쉽게 적응할 수 있다.

② 미용실기 교육은 기본적인 내용 이외에도 새롭게 개발되어 활용되고 있는 산업현장의 신 기술도 가능한 한 교육내용에 많이 반영되어야 한다.

③ 실기교육은 산업 현장에서의 실제 활동과 실천이 중요하므로 기본 원리만 숙지하도록 한다.

④ 실기교육은 이론과 원리에 대한 이해와 함께 실기동작을 반복적인 연습에 의하여 숙지되 어야 하므로 꾸준한 반복과 그것을 돕기 위한 동영상 학습자료 등이 개발되어야 한다.

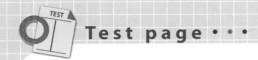

**25.** 다음 중 현장실습의 장점이 아닌 것을 고르시오.

① 학교에서 배운 지식과 기술을 현장에서 적용하여 실천하고, 현장에서도 새로운 지식과 기술을 습득할 수 있다.

② 현장실무를 경험함으로서 자신의 적성과 능력에 알맞은 진로를 선택할 수 있다.

③ 현장에서 다양한 사람들과 교류함으로써 산업체의 특성 및 실태, 규모 등을 파악한다.

④ 현장실무를 통하여 산업계의 요구에 적합한 수업계획을 수립하고 교육내용을 수정, 보완할 수 있는 계기가 될 수 있다.


**26.** 다음 현장실습 운영관한 사항이다. 이중에서 틀린 항목을 고르시오.

① 현장실습 운영위원회를 조직하고 전담 교사를 선정한다.

② 학생 조사를 기초로 현장에서 학습하게 될 내용, 학습 단계, 학습 절차 등을 구체화한다.

③ 현장실습 프로그램을 사전에 학생들에게 안내하고 현장 지도교사 및 산업체의 실습 담당자에게 협조를 요청한다.

④ 실습지도 담당자는 실습 현장을 실습 종료 시 방문하여 결과를 점검한다.


**27.** 다음의 보기 중에서 생활지도 영역이 아닌 것을 고르시오.

① 업체업무 및 안전관리 지도

② 직업지도와 교육지도

③ 건강과 인성 지도

④ 사회 및 도덕성 지도

**28.** 다음의 생활지도 기능별 영역 설명 중에서 틀린 항목을 고르시오.

① 조사활동: 청소년 개인을 정확하게 이해하기 위하여 지능검사, 적성검사, 태도검사, 흥미 검사등의 심리적 검사를 활용하고 관찰법, 사회성 측정법 등의 다각적인 기초자료 조사 활동을 통하여 수집 분석하여 이해하도록 한다.

② 정보활동: 교육에 관한 정보나 취업에 관한 정보 등 여러 가지 정보를 접할 수 있도록 자료실, 게시판, 학교신문 등을 통하여 제공해 주는 일이다.

③ 상담활동: 문제를 갖고 있는 학생과 상담자가 협력하여 문제해결에 도움을 주는 방법으로서 생활지도의 가장 효율적인 방법으로 볼 수 있다.

④ 배치활동: 상담자의 상담활동이 종료된 후에도 계속적인 관심을 가지고 학생의 추후 변화나 증세 재발 등을 지도하는 것으로서 진정한 교육효과를 볼 수 있다.

**29.** 다음 중 진로 상담의 방향에 관한 사항이 아닌 것을 고르시오.

① 직무능력 및 전문기능개발

② 자신에 대한 정보와 이해

③ 직업의 전문성

④ 직업에 대한 가치관

**30.** 다음 중 진료교육의 실제 예가 아닌 것을 고르시오.

① 초청강연 및 자원인사와의 면담

② 토론회나 전시회

③ 심리검사나 견학

④ 학습자료 검토

┌─ 문제 답안 ─
| 1. 3 | 2. 3 | 3. 4 | 4. 3 | 5. 1 | 6. 3 | 7. 4 | 8. 4 | 9. 2 | 10. 3 |
| 11. 1 | 12. 3 | 13. 1 | 14. 4 | 15. 1 | 16. 2 | 17. 1 | 18. 4 | 19. 1 | 20. 4 |
| 21. 1 | 22. 2 | 23. 3 | 24. 3 | 25. 3 | 26. 4 | 27. 1 | 28. 4 | 29. 1 | 30. 4 |

Introduction to
Cosmetology Education

미용
교육학
개론

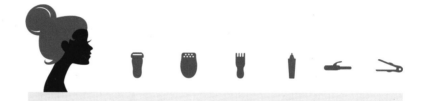

7장
미용
교육행정

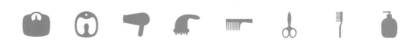

교육행정(Educational Administration)은 교육활동이 지향하는 목표를 달성할 수 있도록 관리·조정·지도하는 활동이다. 교육과 행정을 결합하여 이상적인 관계를 추구한다. 즉 교육적 가치에 행정적 가치를 더하고, 교육적 논리(자주성)와 행정적 통합성(행정능률)의 조화를 이루어 결국 교육적 가치와 행정적 논리를 결합하여 교육의 효율을 극대화 시켜나가는 행위이다.

# 1. 교육행정의 기초

## 1) 교육행정의 개념

교육 행정에 대한 일반적인 정의를 분류해 보면 다음과 같이 다섯 가지로 정리해 볼 수 있다.

### (1) 국가통치론

교육에 관한 행정의 관점을 잘 반영하고 있으며, 행정을 국가의 권력 작용으로 보고, 교육행정은 교육에 관한 국가의 행정작용이라 정의 된다. 교육행정은 교육과학기술부가 수행하는 법적기능 혹은 행정 작용이라고 할 수 있다. 교육행정은 국가의 많은 관리영역 중에서 교육을 대상으로 하는 일반 행정작용으로 인식된다. 이러한 방식의 개념 정의는 법규 해석적 교육행정에 치중하여 권력적·강제적 요소를 강조하고 있으며, 교육행정의 특수성·전문성·자주성을 주지 못하는 경향의 문제점도 내포하고 있다.

### (2) 행정과정론

순환적인 행정과정의 경로 속에서 행정가가 실제 수행하는 일련의 기능적인 행정행위의 요소로 교육행정은 교육기획, 조직, 장학, 교육인사와 재정, 시설관리 등 교육목적 달성을 위한 일련의 순환적인 조직운영 활동으로 말할 수 있다.

### (3) 조건정비론

교육을 위한 행정의 관점을 잘 반영하고 있으며, 이 관점에서 교육행정은 교육목표를 효과적, 효율적으로 달성하기 위한 관리 수단적, 봉사적 활동이다.

### (4) 협동행위론

행정의 본질을 집단적 협동 행위로 보며, 이 관점에서의 교육행정은 교육목적을 효과적으로 달성하기 위해 합리성을 기초로 모든 조직과 조건을 체계적으로 정비·조성하는 협동적 활동이라 할 수 있다.

### (5) 교육지도성론

교육지도성이란 교육과 관련된 활동을 하는 과정에서 교육의 목적을 효과적으로 달성하기 위해 노력하는 리더십을 말한다. 즉 교육의 목적 실현을 보다 잘할 수 있도록 제반조건을 마련하고, 그 환경을 조성하는 과업을 수행하는 과정에서 발휘되는 지도성을 말한다. 교육경영론의 관점에서는 어떤 학생을, 어떤 교육 조건을 갖추어, 어떻게 교육시킬 것인가에 초점을 둔다. 따라서 이 관점에서 교육조건은 고정되어 있는 것이 아니라 교육목표 달성을 위해서는 수시로 조정될 수 있다고 보기 때문에 조직 책임자들은 이러한 조건들을 활성화하려는 리더십이 매우 중요하다고 볼 수 있다.

## 2) 교육행정의 성격

교육행정의 성격은 교육행정을 어떻게 정의하고 어떤 관점에서 보느냐에 따라 달라질 수 있다. 교육행정을 교육정책 실현을 위한 권력적 작용이라고 보면 감독적 성격이 강해지고, 조건 정비를 위한 봉사적 활동이라고 보면 수단적 성격이 강해지며, 목표 달성을 위한 제반 조건과 과정의 관리라고 보면 조정적 성격이 강해진다. 따라서 교육행정의 성격을 일반적 성격과 교육행정만이 가지고 있는 독자적 성격으로 구분하여 볼 수 있다.

### (1) 일반적 성격

가) 봉사적 성격

교육행정이 교육목적을 달성하기 위하여 필요한 물적·인적 조건을 정비·확립하는 봉사활동이라는 조건정비론 입장에서 보면 교육행정은 목적달성을 위한 하나의 수단으로서 봉사적 성격을 지니고 있다. 하지만 산업사회의 발달로 인한 관(官)주도·행정 우위의 관료적 행정풍토로 인한 봉사의 성격이 일부 약화되는 경향도 보여지고 있다.

### 나) 정치적 성격

교육행정이 수단적·기술적 성격을 가지고 있다는 것은 교육행정의 내용이 다양하고, 시대 환경적 상황에 역동적으로 변화하는 성격을 가지고 있다. 교육 행정가는 교육문제를 예속하고 이에 대한 대응책을 강구하며, 교육발전을 위해 중·장기 계획을 수립·실천하기 위하여 행정적 수완과 정치적 예견과 무엇보다 지혜를 필요로 한다. 그러므로 교육 행정가들이 그들의 과업 수행에 있어서 효과적으로 활용할 수 있는 생각과 지식 및 기술을 개발하기 위한 노력이 필요하다.

### 다) 민주적 성격

우리나라의 기본 이념은 자유민주주의이므로 교육행정에서도 민주적 성격이 필수적으로 요구된다. 교육행정에서 민주화되어야 할 대상은 교육행정 조직, 학교경영, 교육과정 구성·운영, 교육시설 및 교직원 관리, 평생교육, 교육재정 등 여러 가지가 있다. 특히 교육내용과 교육운영의 민주화를 위해서는 입에 맞는 다양성, 자율성, 창의적인 교육활동이 이루어질 수 있도록 주제별 책임경영제 등의 제도 적용도 필요할 것으로 판단된다.

## (2) 독자적 성격

교육행정의 독자적 성격은 교육행정이 교육을 위한 행정이어야 한다는 것이다. 교육행정의 특수성이라기보다는 교육의 특수성이라고 말할 수 있고, 교육은 미래지향적·장기적인 관점에서 보아야 되므로 교육행정도 그 지향하는 목표가 장기적이어야 한다. 즉 오랫동안 지속적으로 투자하고 계속적인 관심을 가져야 한다는 것을 의미하기 때문이다. 실제로 교육은 개인적, 국가적으로 중요하며 최우선적인 과제 중 하나라고 볼 수 있다.

## 3) 교육행정의 영역과 원리

교육행정 영역이란 교육행정 활동의 범위를 한정하여 말하는 것이고, 그 영역을 법규적 측면과 업무내용의 측면으로 나눌 수 있다. 법규적 측면으로 보면 교육행정의 영역은 중앙정부의 행정관청 중 교육과학기술부 장관의 관할 하에 있는 행정활동의 영역을 말한다. 학교교육행정은 물론 사회교육행정도 포함한다. 업무 내용의 측면에서 볼 때, 교육행정의 영역은 기획, 조직행, 교육내용, 장학, 학생, 교직원 인사, 재무, 시설, 사무관리와 연구평가 및 홍보에 관한 행정 등으로 구분된다(표 7-1).

**표 7-1 교육행정 영역 구분**

| 교육대상 | 특수교육 | 사학교육 | 사회교육 | 고등교육 | 중등교육 | 초등교육 | 유아교육 |
|---|---|---|---|---|---|---|---|
| 행정기능 | 연구·평가 | 사무관리 | 시설,재정 | 인사 | 학생 | 교육내용·장학 | 조직,기획 |
| 행정단위 | 중앙교육행정 | 지방교육행정 | 학교교육행정 | | | | |

교육행정의 원리는 다음과 같이 나눠 볼 수 있다.

민주성, 효율성, 합법성, 기회균등, 지방분권, 자주성, 안정성, 전문성 보장원리 등

이러한 원리는 시대와 상황의 변화에 따라 달라지게 마련되고, 각각의 원리가 단순히 하나의 원리로 작용하기보다는 전체적 유기적으로 작용하여 교육행정의 실천과 평가에 유용하고도 의미 있는 규정의 역할을 수행한다. 따라서 교육행정에서는 위의 원리들을 언제나 중요하게 고려하고, 일의 경중과 우선순위에 따라 조정하고 균형적인 판단을 통해 적절하게 조화시키는 능력과 노력이 필요하다.

## 2. 교육행정의 중요성 및 본질

교육행정의 기능은 크게 교육활동을 지원하는 소극적인 측면과 교육활동을 이끄는 측면으로 구분할 수 있다. 전자는 인적·물적 조건을 정비·확충하는 활동과 관련된 것이며, 후자는 교육활동의 방향과 계획을 수립하여 그것을 실현해 가는 활동이라 볼 수 있다. 오늘날 교육의 규모가 넓어지고 그 활동의 내용이 복잡해지면서 교육행정의 적극적인 측면에 대한 관심이 더욱 크게 높아지고 있다. 교육활동을 이끄는 교육행정의 적극적인 기능은 교육기획과 정책에서 찾을 수 있다. 교육기획은 교육의 합리성과 효율성을 극대화하기 위한 합리적인 사전준비 과정으로써 교육이 추구하는 비

전과 활동의 방향을 제시한다.

## 1) 교육기획 수립

기획은 모든 조직활동에 있어서 매우 중요한 기능 중의 하나로 생각되고 있다. 교육의 영역에서도 오래전부터 기획의 개념이 도입되어 미래의 교육을 위한 사전준비를 통해 교육활동을 보다 더 체계적이고 합리적으로 계획·수행하고 있다. 교육기획은 국가수준에서부터 일선학교에 이르는 다양한 교육단계와 활동 영역에서 장래의 잠재적인 불확실성을 가능한 제거하고 교육의 합리성과 효율성을 극대화하기 위한 준비과정으로 이루어지고 있다.

교육기획은 일반적으로 목표수립, 현황파악, 기획전체의 설정, 대안의 탐색과 비교, 최종안의 선택, 부수적 파생 계획의 수립 등의 과정을 거쳐 만들어 진다. 좀 더 구체적으로 기획 단계를 구분하면 다음과 같다.

### (1) 기획 이전 단계
일반적으로 다음과 같은 과정을 거쳐 교육계획을 준비해야 한다.
- 합리적인 기획체제의 구성
- 기획의 절차 설정
- 계획의 형성과 이행에 참여하는 교육행정 조직 구성
- 기획에 요구되는 통계나 자료의 수집 분석을 위한 조직 절차의 설정

### (2) 기획 단계
교육계획을 기획하는 단계는 아래와 같은 수순으로 진행된다.
- 현황 진단
- 정책수렴
- 중·장기 운영비용의 추정
- 실행 우선순위와 목표설정
- 실현 가능성의 검토

### (3) 계획 형성 단계

계획안을 작성하는 과정에서는 다음과 같은 사항들이 강조되어야 한다.

•다양한 부문과 광범위한 국민의 참여

•계획 시행을 위한 법의 제정·개정

•계획 시행을 위한 행정·재정 개혁

•광범위한 홍보

### (4) 계획 정교화 단계

교육계획은 명확하고 구체적으로 진술되어야 한다.

— 사업계획의 작성

계획을 특정한 목표를 성취하기 위한 포괄적인 활동 영역으로 세분화하는 것이다. 다각적이며 포괄적으로 세분된 행동 영역을 사업계획이라고 하는데, 사업계획에는 동일한 행정단위에서 관리할 수 있는 모든 활동이 포함된다.

— 프로젝트 확인과 형성

사업계획은 행정적·재정적 목적 달성을 위해 동일한 단위로 통합되어야 할 활동들로 구성되는데, 그러한 하위단위를 프로젝트라고 한다. 프로젝트는 실천이 가능하도록 만들어 져야하고, 프로젝트 수행을 위하여 관련 기관이나 비용, 시간 계획등을 체계화하는 과정이다.

### (5) 계획 실천 단계

이 단계는 인적·물적 자원에 대한 관리를 포함하고, 연간 예산이나 추진계획을 수립 및 사용하여 다양한 프로젝트를 수행하기 위한 구조적 설계를 개발·실천하는 단계다.

### (6) 평가와 수정 및 재계획 단계

교육계획이 실천되고 있을 때, 성취도를 평가하고 편차를 측정하기 위한 평가체제가 작용한다. 계획의 결함이 발견되면 수정안을 포함한다.

## 2) 교육정책 특성

한국교육행정학회는 교육정책기능의 특수성은 기본적으로 정책의 존립기반이 되는 교육활동의 특수성에서 비롯된 것이라고 보고 있는데,이러한 견해를 기초로 교육적정책의 특수성을 다음과 같이 정리한다.

첫째, 교육활동은 추구하는 목표와 성과가 그 특성상 장기적이고 계량적으로 측정하기 어렵다는 특성을 가진다. 따라서 이러한 특성을 감안하지 않고 교육정책을 수립하거나 평가할 때 눈에 보이는 단기적 성과만을 염두에 둔다면, 비록 단기적으로는 해당 정책이 성공했다는 착시현상이 생길지 모르지만 장기적인 측면에서 발생할 수 도 있는 여러 가지 부작용들을 놓칠 가능성이 크다. 이러한 측면에서 교육정책은 단기적·계량적 성과를 비교적 예상할 수 있는 다른 분야의 정책들과는 구분되는 특성이 있다.

둘째, 교육활동에 참여하는 참여자들의 성격이 다른 분야와는 매우 다르다. 교육활동의 가장 핵심적 주체인 교원들은 전문적 성향을 지니고 있으며, 교육정책의 기본방향은 이에 따라 이들이 자율적으로 자신들의 업무를 수행할 수 있도록 조장하는 것이 되어야 한다. 자칫 지시와 통제 일변도로 간다면 자율성을 핵심으로 하는 교육활동이 제대로 이루어질 수 없다. 아울러 또 다른 교육활동의 주체인 학생은 미성숙한 상태에서 좀 더 성숙한 상태로의 발전가능성을 가지며 특별한 보호와 배려를 필요로 하는 특수집단이다. 독자적 책임을 가지고 자신의 판단에 따라 행동하고 그 책임도 자신이 져야하는 일반 성인을 대상으로 하는 다른 분야의 정책과는 다른 접근이 필요로 한다.

셋째, 공통의 교육목적을 달성하기 위해 밀접하게 상호 연관되어 있으면서도 느슨하게 결합되어 독자적인 자율성이 보장되어 있는 조직적 특성을 지니고 있다는 측면에서 교육정책의 또 다른 특수성이 요청된다. 이러한 조직의 생산성을 올리기 위해 교육정책의 접근방식이 관료제적 특성을 보다 강하게 가지고 있는 일반 행정기관과 달라야 한다는 것은 당연하다고 여겨진다.

넷째, 교육은 선생(교수) - 학습활동과 진로·생활지도 활동이라는 두가지 핵심적 과제를 그 본질적 과업으로 삼고 있는데, 이 본질적 과업 내용은 다른 분야에서 요구되는 소양과는 매우 다른 특수한 전문적 소양을 통해서만 이해될 수 있다. 따라서 이러한 전문적 소양 없이 교육정책을 결정하고 집행한다면 교육활동의 본질이 크게 왜곡될 수 있다. '탁상공론적 교육정책'이라는 말이 시사하듯이, 교육정책이 교육활동의 전문성·현장성에 배제한 채 시행된다면 현실과 동떨어지는 정책이 될 수밖에 없겠다.

## 3) 교육재정 특성

국가경제는 민간부문과 공공부문이 병존하는 혼합경제 체제를 이루고 있다. 정부의 공공부문에 대한 경제활동은 민간부문의 그것과 구별된다. 민간부문의 시장경제활동에서는 반드시 급부와 반대급부가 있으며, 그들 간에는 개별적인 인과 관계가 존재한다. 그러나 정부의 경제활동에는 수입과 지출간에 직접적인 인과 관계가 존재하지 않는다. 교육재정은 국가 및 공공단체가 교육의 목적을 달성하기 위해 교육서비스를 생산·공급하는데 필요한 공적인 재정을 확보·배분·평가하는 일련의 경제활동을 의미한다. 이러한 교육재정의 확보, 배분의 과정이 공공 절차를 통해 이루어지고, 나아가 교육재정은 학교교육의 운영방식이나 교육 생산성에 영향을 주며, 학교 교육의 질적 수준을 결정해 주는 핵심적인 요인으로 작용한다.

우리나라 교육재정은 재원에 따라 크게 국가 부담, 지방자치단체 부담, 학부모 부담, 학교법인 부담 등으로 구분할 수 있고, 교육재정의 구조는 중앙정부 지원구조와 지방정부 지원 구조로 이원화되어 있다. 우선 교육재정을 재원별로 살펴보면, 교육재정 중에서 가장 큰 비중을 차지하는 것은 국가 부담이고, 이는 기본적으로 조세수입을 바탕으로 하고 있다. 국고 부담인 중앙정부의 주요 재원은 매년 내국세 수입액의 20.7% 와 국세분 교육세 수입액 전액으로 확보되는 지방교육재정교부금, 국가예산편성을 통해 조세수입액을 통해 확보되는 교육과학기술부 본부 경비(인건비, 운영비, 사업비 등), 국립학교교육비, 교육지원기관 등이다.

학부모 부담금은 등록금(입학금, 수업료, 학교운영지원비), 학교발전기금, 수익자부담경비, 사용료 및 수수료 등이고, 학교법인 부담은 학교법인 수익용 기본 재산을 운용하여 생긴 수익에서 학교법인이 자체 운영경비와 제세공과금, 감가상각비를 제외한 후 법정부담경비, 교육시설비, 학교운영비 등을 사립학교 교비회계로 전입하는 학교법인 전입금이다.

현재 우리나라의 교육재정구조와 배분경로를 제시하면 그림 7-1과 같다.

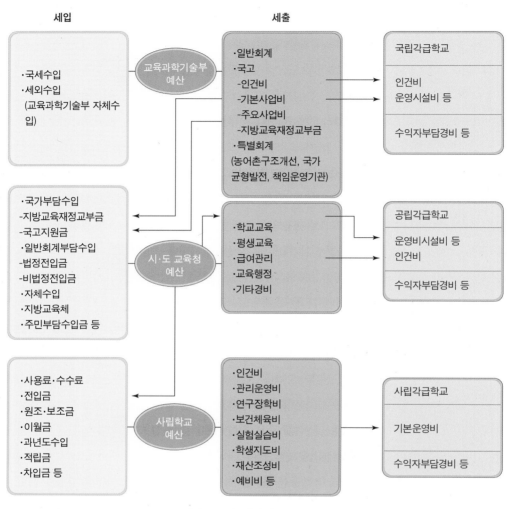

세입 | | 세출

그림 7-1 교육재정의 구조와 배분

# 3. 교육법규 및 학교제도

## 1) 교육법규의 개념

교육법규는 교육영역에서 지켜야하는 기본적인 법규범으로, 교육행정 및 학교경영활동의 기초가 된다. 교육주체인 학생과 교원의 역할 등에 관한 교육외적 사항을 규제의 대상으로 한다. 교육 목표를 달성하기 위한 교육행위의 준칙이며, 국가권력에 의하여 강행되는 규범이다.

— 헌법의 교육 규정

헌법은 국가의 근본법(根本法)으로 가장 상위의 효력을 갖는 교육법의 원천이다. 헌법의 교육에 관한 직접적인 규정은 제31조의 제1항에서 제6항까지다.

㉮ 교육을 받을 권리 및 교육기회균등의 보장 : "모든 국민은 능력에 따라 균등하게 교육을 받을 권리를 가진다"(제31조 제1항)고 규정하고 있다.

㉯ 의무교육 무상실시 및 보호자의 의무 : "모든 국민은 그 보호하는 자녀에게 적어도 초등교육과 법률이 정하는 교육을 받게 할 의무를 진다"(제31조 제2항), 그리고 "의무교육은 무상으로 한다"(제31조 제3항)고 규정하고 교육을 받을 권리를 최저한도에서 실효성 있게 보장하도록 하고 있다.

㉰ 교육의 자주성, 전문성, 정치적 중립성 및 대학의 자율성 보장 : "교육의 자주성·전문성·정치적 중립성 및 학교(대학)의 자율성은 법률이 정하는 바에 의하여 보장된다."(제31조 제4항)고 규정하고 있다.

㉱ 평생교육의 진흥 : "국가는 평생교육을 진흥하여야 한다."(제31조 제5항 규정하고 있다.

㉲ 교육제도의 법정주의 : "학교교육 및 평생교육을 포함한 교육제도와 그 운영, 교육재정 및 교원의 지위에 관한 기본적인 사항은 법률로 정한다."(제31조 제6항)고 규정하고 있다.

㉳ 기타 교육에 관련된 간접 조항 : 국제조약과 국제법규(제6조), 공무원의 지위와 책임(제7조), 기본적 인권보장(제10조), 법 앞의 평등(제11조), 양심의 자유(제19조), 종교의 자유(제20조), 학문과 예술의 자유(제22조), 인간다운 생활을 할 권리(제34조), 자유와 권리의 보호(제37조), 지방자치단체(제117,118조) 등이 있다.

## 2) 학교교육에 관한 법

학교교육은 교육행정의 중심 영역이다. 학교교육에 관한 대표적인 법률로는 교육기본법 제9조(학교교육)에 근거하여 제정된 유아교육법, 초·중등 교육법과 고등교육법을 들 수 있다.

— 초·중등교육법

- 중등교육법은 초·중등 교육에 관한 기본적인 사항을 규정한 법률로 5장, 68조로 구성되어 있다.
- 교육을 받을 권리를 보장할 수 있도록 의무교육에 관한 사항(제2조)를 규정
- 학생자치활동을 보장하고 학교운영위원회에 관한 사항을 규정
- 학생 징계 시 최소한의 변론기회를 부여하는 적법절차를 규정
- 교원의 임무 중 교장의 명을 받아 학생을 지도한다는 규정을 법령이 정하는 바에 따르도록 하여 부당한 명령을 지양하도록 규정
- 초·중·고 통합운영, 산학겸임교사, 현장실습교사제 등 도입, 최근 상담교사의 도입, 교육정보시스템의 운영과 학생정보의 보호 등도 규정

— 고등교육법

고등교육제도와 운영에 관한 기본 사항을 규정하고 있는 고등교육법은 제4장 64조로 구성되어 있다. 고등교육법은 고등교육 기회를 확대하고, (학교)대학의 자율성 신장과 질 향상을 위하여 종전의 교육법과 다른 내용을 담고 있다.

- 산업 현장과의 연계를 강화하기 위해 현장실습수업 및 실습학기제 도입, 고등교육 기회를 확대하기 위해 국내외 타 학교에서 취득한 학점을 당해 학교 학점으로 인정할 수 있도록 규정
- 대학의 자율성을 높이기 위하여 학칙을 승인제에서 보고제로 바꿈
- 학생의 자치활동을 보장하고, 학생 징계 시 의견진술 기회를 부여하는 등 적법 절차 원리 도입
- 고등교육기관 상호간의 교원 교류와 연구 활성화를 위한 국가의 지원과 대학의 대표자로 구성된 학교협의체 운영근거 조항 마련

— 유아교육법

- 유아교육법은 헌법 제31조(교육을 받을 권리)와 교육기본법 제9조(학교교육)에 근거하고 있다.

## 3) 평생교육에 관한 법

지식의 생성·소멸 주기가 짧아진 지식기반 사회에서 국민은 평생 동안 자유롭게 학습활동을 할

수 있도록 제도적으로 지원받아야 한다. 이러한 평생교육의 중요성 때문에 헌법에서는 국가로 하여금 평생교육을 진흥하도록 하고, 그 제도와 운영에 관한 기본적인 사항을 법률로 정하도록 규정하고 있다(제31조 제5항 및 제6항). 교육기본법에서도 평생교육을 위한 모든 형태의 사회교육을 장려하고, 사회교육의 이수 사항은 법령이 지정하는 바에 따라 학교교육의 이수로 인정될 수 있도록 규정하고 있다(제10조).평생교육에 관한 주요 법으로는 평생교육법, 학점인정 등에 관한법률, 독학에 의한 학위취득에 관한 법률이 있다.

## 4) 학교제도의 구조

교육제도란 국민교육을 가장 유효적절하게 실시하기 위하여 마련된 교육행정 및 교육실시상의 기제, 즉 기구제도의 일체라고 할 수 있다. 국민교육이란 국가적인 수준에 입각하여 국민을 형성하는 주된 목적으로 하는 교육을 뜻하며, 기구제도의 일체란 국민교육과 관련된 조직·기관·작용 등의 법적 체제는 물론이고, 교육이념을 실현하기위한 수단과 사회저 전통·관습과 연관되는 총체를 의미한다(김운상,2005:369-370).

학교는 교육목표를 달성하기 위하여 의도적이고 체계적인 교육활동을 하는 기관이다. 사회가 발달하고 복잡해지면서 학교제도를 사회구성원들의 합의를 통하여 만들고 실천하는 것은 매우 중요한 것이 되었으며, 한편으로는 교육의 정치적 중립성 확보라는 차원과도 연결된다(윤정일 외, 2002:398). 학교제도의 개념은 각종의 학교를 고립적으로 보는 것이 아니라 각 학교 간에 존재하는 수직적 관계와 수평적 관계를 교육목표로 아래 제도화시켜 놓은 것이라고 할 수 있다.

학교교육제도를 줄여서 학제라고도 한다. 학제는 한 나라의 교육목표를 달성하기 위하여 구성된 제도다. 이는 학교를 단계별로 구분하고, 각 단계의 교육목적, 교육기간, 교육내용을 설정하여 국민교육을 제도적으로 규정한다. 우리나라의 6-3-3-4 제라는 학제는 초등하교, 중학교, 고등학교, 대학교 등 4단계가 하나의 계통도를 이루고 있다(김진환,2005:388).

각급 학교는 학제를 구성하는 하나의 단위라 할 수 있는데, 수직적인 계통성과 수평적인 단계성을 구성하여 하나의 학제를 형성하게 된다. 계통성은 어떠한 교육을 하고 있는가, 또는 어떤 계층(혹은 성별이나 능력)의 취학자를 대상으로 하고 있는가를 나타내며, 간계성은 어떠한 연령층을 대상으로 하는가, 혹은 어느 정도의 교육관계인가를 나타낸다. 기본적으로 단선형인 6-3-3-4제는 횡적으로 구분된 초등하교, 중학교, 고등학교, 대학교라는 4가지 단계가 하나의 계통을 이루고 있다(그림7-2).

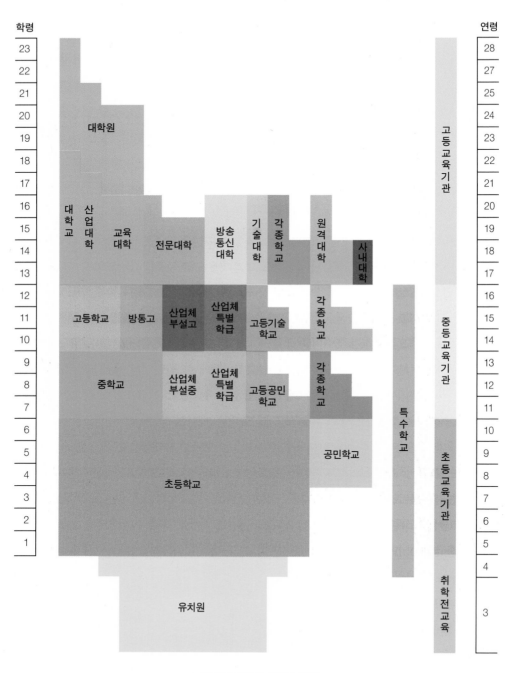

학령

연령

그림 7-2 우리나라의 학제

## 4. 학교경영 및 사무의 관리

사무의 관리는 학교경영의 기초가 되고 밀접한 관계가 있는 업무라고 할 수 있다. 학교경영이란 학교장을 중심으로 하는 정규의 조직체 내지 단위교육기관으로서의 학교를 운영·관리하며, 변화하는 환경 여건 속에서 이를 유지·발전시켜 나가기 위한 활동이다. 학교경영이란 단위학교의 경영이요, 행정이며, 그것은 학교라는 단위교육기관을 기점으로 교육활동을 전개함으로써 그 목표를 성취하도록 조성하는 것을 위주로 하는 봉사활동인 것이다. 따라서 학교경영은 어떤 학교가 그 목적을 수립하고, 수립된 목적을 달성하기 위하여 인적·교육적·재정적 자원을 확보하고, 이를 배분하여 효율적으로 활용하고, 목표달성을 극대화하기 위하여 계획·운영·평가하는 일련의 활동이라고 할 수 있다.

### 1) 학교경영 계획수립

학교경영계획은 학교가 단기·중기·장기 운영할 교육활동을 담고 있는 청사진이라고 할 수 있으며, 이것은 동시에 학교교육이 년간 나아갈 이정표가 된다(정태범, 학교경영계획 수립의 이론적 기저와 실제). 학교경영계획은 학교교육활동 전 부문을 포함하는 종합적 교육기획, 미래지향적이고 발전적인 학교경영을 가능하게 할 뿐만 아니라 성과측정을 가능하게 수립되어야 한다. 따라서 이러한 목적을 달성하기 위해서 다음과 같은 몇 가지 원리를 토대로 수립되어야 한다(김명한 외 신간 교육행정 및 경영). 학교경영계획 수립 절차는 그림 7-3과 같다.

─ 연계성의 원리

학교경영 계획은 국가교육계획이나 지역교육계획과 종적인 연계성을 유지하면서 수립되어야 한다. 따라서 계획의 기본 방향과 목표를 설정하는 데 있어 상위계획의 테두리를 벗어나거나 서로 상충되어서는 안된다.

─ 합리성의 원리

학교경영계획의 수립은 합리적인 의사결정을 요구한다. 문제를 파악하고 대안을 선정·결정하며, 해결방안을 추출·선정하고, 효과를 비교·분석하는 과정에서 합리적인 절차가 요구된다.

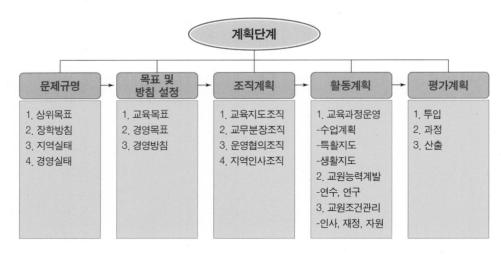

그림 7-3 학교경영계획 수립 모형

　　— 종합성의 원리

　학교경영계획의 내용은 학교교육 목표달성을 위해 관련된 모든 요소가 포함되어야 한다. 필요한 요소가 통합적으로 모두 포함되지 않을 경우 목표달성을 제약하는 역기능적 요소가 작용할 수도 있다.

　　— 참여의 원리

　학교경영계획은 학교의 관리층만이 참여하여 수립하지 않고 모든 교직원이 참여하여 의견을 제시하고 조정하며 학부모, 동창들까지도 참여할 기회를 주는 것이 바람직하다.

　　— 현실성의 원리

　학교경영은 인적·물적·재정적·교육적 자원의 한계 내에서 목표를 달성하여야 한다. 따라서 수립된 계획안은 여러 가지 제약조건을 감안하여 실현 가능한 내용들로 구성되어야 한다.

## 2) 학교경영 목표관리

　학교경영에 있어서 목표관리는 목표에 의한 교육(Education of Objectives : EBO)의 측면이 된다. 즉, 그것은 학교 구성원이 참여와 협의를 통해 목표를 세우고 이를 달성하기 위한 전략을 공유하며, 질적으로 보다 나은 결과를 위해 의사소통하는 과정을 나타낸다. 학교경영을 위한 목표관리

기법의 활용은 학교관리의 두가지 핵심적인 활동체제, 즉 교육목표를 세우고 교수·학습법을 통해 실현하는 수업체제와 인사, 재무, 사무, 시설·설비, 학생, 연구, 환경 등을 관리하는 관리체제에 중점적으로 적용할 수 있다. 학교경영에 있어서 목표관리의 적용은 다른 조직과는 달리 수업이라는 독특한 측면에 영향을 받는, 다소간 변형된 형태를 띨 수밖에 없다.

그리고 교직원 각자의 자기통제를 통한 목표 달성이라는 순환적 과정을 거치는 학교경영기법으로 활용할 수 있다. 좀 더 구체적인 과정은 일반적인 목표관리 절차에 따라 다음과 같은 절차를 거치게 될 것이다. 또한 이러한 학교경영에서 목표관리절차를 순환적 과정으로 도표화하면 그림 7-4과 같이 나타낼 수 있다.

· 학교경영 목표와 경영방침의 설정
· 조직의 정비, 과업과 책임분담
· 교직원의 구체적인 자기목표 설정
· 세부목표의 점검 및 목표달성을 위한 자기통제
· 교육성과의 정리 및 평가

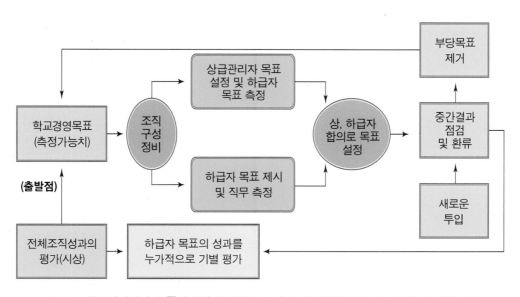

그림 7-4 학교경영에서 목표관리의 절차(자료 : 한국교육행정학연구회, 현대교육행정이론)

· 성과 및 문제에 대한 자기반성 및 보고

· 종합정리 및 평가, 환류

· 목표 달성에 따른 시상과 격려

## 3) 인사관리

학교 교직원의 인사권은 원칙적으로 설립자(국가, 지방자치단체,학교법인)에게 있으나 학교경영의 원활화와 효율화를 위하여 상당 부분이 학교장에게 위임되어 있다. 학교장에게 주어진 인사상의 권한은 인사 내신권, 위임된 인사권, 고유의 내부인사권 등으로 구분된다(한국중등교육협의회, 중등학교 경영편람).

인사내신권이란 전직, 전보, 면직, 휴직, 복직, 직위해제, 징계, 급여호봉 재회정, 표창대상자 추천, 연수대상자 추천 등의 권한을 말하고, 학교장에게 위임된 인사권이란 보직교사 임면, 교원 및 일반직 공무원의 정기 승급, 기간제 교사의 임면, 기능직 공무원의 임면, 비정규 직원의 임면 등의 권한을 말하며, 학교장 고유의 내부 인사권이란 교과담당명령, 학급담당 명령, 교무분장업무 담당명령, 근무성적의 평정 등의 권한을 말한다.

근무성적평정 시에는 자기실적평가서를 참작하여 평가하되, 근무성적평정과 다면평가 시 다음 기준을 따라야 한다.

· 직위 직급별로 규정된 타당한 요소의 기준에 의하여 평정할 것

· 평정자의 주관을 배제하고 객관적 근거에 의하여 평정할 것

· 신뢰성과 타당성을 보장하도록 할 것

· 평정 대상자의 근무성적 등 다양한 부분으로 종합적 분석·평가할 것

표 7-2 교사 근무성적평정 요소 및 내용

| 평정사항 | 평정요소 | 평정내용 |
|---|---|---|
| 업무능력 및 태도 | 교육자로서의 자질(10점) | 교원의 사명과 직무에 관한 책임과 긍지를 지니고 있는가 |
| | | 교원으로서의 청렴한 생활태도와 예의를 갖추었는가 |
| | | 학생에 대한 이해와 사랑을 바탕으로 교육에 헌신하는가 |
| | | 학부모·학생으로부터 신뢰와 존경을 받고 있는가 |
| | 공직자로서의 기본자세(10점) | 교육에 대한 올바른 신념을 가지고 있는가 |
| | | 근면하고 직무에 충실하며 솔선수범하는가 |
| | | 교직원 간에 협조적이며 학생에 대한 포용력이 있는가 |
| | | 자발적·적극적으로 직무를 수행하는가 |
| 근무실적·및 수행 능력 | 학습지도 능력(40점) | 수업연구 및 준비에 최선을 다하는가 |
| | | 수업방법의 개선 노력과 학습지도에 열의가 있는가 |
| | | 교육과정을 창의적으로 구성하며 교재를 효율적으로 활용하는가 |
| | | 평가계획이 적절하고, 평가의 결과를 효율적으로 활용하는가 |
| | 생활지도 능력(20점) | 학생의 인성교육 및 진로지도에 열의가 있는가 |
| | | 학교행사 및 교내 외 생활지도에 최선을 다하는가 |
| | | 학생의 심리, 고민 등을 이해하기 위하여 노력하고 적절히 지도하는가 |
| | | 교육활동에 있어 학생 개개인의 건강·안전지도 등에 충분한 배려를 하는가 |
| | 교육연구 추진 및 담당업무능력 (20점) | 전문성 신장을 위한 연구·연수활동에 적극적인가 |
| | | 담당업무를 정확하고 합리적으로 처리하는가 |
| | | 학교교육 목표의 달성을 위한 업무수행에 적극적인가 |
| | | 담당업무를 창의적으로 개선하고 조정하는가 |

## 4) 문서작성 및 시행

공문서의 작성 및 관리, 각종 보고사무, 자료관리, 사무자동화 등에 관한 사항은 '사무관리규정' (대통령령)과 '사무관리규정 시행규칙'(행정자치부령)에 규정되어 있다. 이하에서는 '사무관리규정'과 동 시행규칙을 바탕으로 교직생활에 기본적으로 필요한 사무관리 내용을 개관한다. 공문서의 종류는 크게 법규문서(법령, 조례, 규칙 등), 지시문서(훈령, 지시, 예규 등), 공고문서(고시, 공고 등), 비치문서(비치대장, 비치카드 등), 민원문서, 일반문서 등으로 구분하며, 흔히 공문서라고 할 때는 일반문서를 지칭한다.

　문서는 해당문서에 대한 서명(전자문자 서명·전자이미지 서명 및 행정전자 서명을 포함)에 의한 결재가 있으므로써 성립하며, 문서는 수신자에게 도달(전자문서는 수신자의 컴퓨터 파일에 기록되는 것을 말함)됨으로써 그 효력을 발휘한다. 다만, 공고문서의 경우에는 공고문서에서 특별한 규정이 있는 경우를 제외하고는 그 고시 또는 공고가 있는 후 5일이 경과한 날부터 효력을 발생한다. 민원문서를 정보통신망을 이용하여 접수·처리한 경우에는 당해 민원사항을 규정한 법령에서 정한 절차에 따라 접수·처리된 것으로 본다. 기안문 및 시행문은 두문·본문 및 질문으로 구성한다. 다만, 전자문서인 경우에는 두문·본문·질문 및 붙임으로 구성하거나 표제부와 본문부로 구성할 수 있으며, 표제부와 본문부로 구성하는 경우에는 표제부는 두문, 본문의 제목 및 질문으로, 본문부는 제목·내용 및 붙임으로 구성한다. 두문은 행정기관명 및 수신자로 하며, 본문은 제목·내용 및 붙임으로 한다. 다만, 전자문서인 경우에는 제목 및 내용으로 할 수 있다. 결문은 발신명의, 기안자·검토자·협조자·결재권자의 직위 또는 직급 및 서명(전자문자 서명·전자이미지 서명 및 행정전자 서명 포함), 생산등록번호와 시행일자, 접수등록번호와 접수일자, 행정기관의 우편번호·주소·홈페이지 주소·전화번호·모사전송번호·공무원의 공식 전자우편 주소 및 공개 구분으로 한다.

　기안의 종류에는 일반기안, 수정기안, 일괄기안, 공동기안 등이 있다. 일괄기안은 내용이 서로 관련성이 있는 경우에는 각 안을 동시에 일괄하여 기안하는 것이며, 이 경우 특별한 사유가 있는 경우를 제외하고는 각각 다른 생산등록번호를 사용하여 같은 일시에 시행하여야 한다. 공동기안은 둘 이상의 행정기관의 장의 결재를 요하는 문서의 기안을 말하며, 그 문서의 처리를 주관하는 기관에서 기안하고, 당해 행정기관의 장의 결재를 받은 후 관계행정기관의 장의 결재를 받아 공동명의로 시행한다. 이 경우 생산등록번호는 당해 문서의 처리를 주관하는 행정기관의 생산등록번호를 사용한다(그림 7-5).

그림 7-5 기안문·시행문 서식

<h1 style="text-align:center">행정기관명</h1>

수신자 ○○○○○ (○○○○)

(경유)

제 목 _____

    1. _____
      _____

     가. _____
      1) _____
       가) _____
        (1) _____
        (가) _____
         ①
         ㉮
        2.

붙임 ○○○○ 1부. 끝.

발신명의 (인)

기안자(직위/직급)서명    검토자(직위/직급)서명    결재권자(직위/직급)서명

협조자(직위/직급)서명

시행처리과명-일련번호(시행일자)    접수    처리과명-일련번호(접수일자)

우    주소               / 홈페이지 주소

전화(   ) 전송(   ) 공무원의 공직 전자우편주소   /공개구분

## 5) 글로벌화와 교육행정

### (1) 글로벌화

오늘날 세계는 지구촌이라 할 정도로 급속도로 가까워지고 있다. 이러한 원인으로 교통 및 정보통신기술의 발달을 우선 들 수 있겠지만 무역 교류에 의한 경제적인 측면에서의 국가 간 빈번한 접촉을 빼놓을 수 없다. 실물상품, 생산요소, 서비스의 국제이동으로 국가 간 경제통합이 심화되면서 경제 성장을 이끌어 가는 세계경제의 구조변화가 숨 가쁘게 이루어지고 있다. 글로벌화(Globalization)란 국경을 가로지르며 인구, 문화, 아이디어, 가치, 지식, 기술, 경제의 유동이 증가함으로써 세계가 더욱 서로 연결되고 상호의존적인 상태가 되는 과정을 말한다.(Knight,2006). 글로벌화는 각 나라에 다양한 영향을 미친다. 각 나라가 소유하고 있는 고유한 역사, 전통, 문화, 영토, 자원에 따라 긍정적이면서도 부정적인 결과를 동시에 초래할 수 있다. 교육은 글로벌화에 의해 영향을 받는 하나의 영역이다.

단일산업의 경쟁력 한계를 극복하기 위하여 산업간의 융 복합 활동으로 새로운 가치의 상품을 창조하는 것이 무엇보다 절실하다. 예로 뷰티산업에 있어서도 관광산업과 접목하여 뷰티관광 상품을 만들어 글로벌화 시켜나가는 전략도 필요하다고 볼 수 있다.

### (2) 교육행정의 과제

글로벌화에 따라 교육에 나타나는 현상은 다음 네 가지로 나타낼 수 있다.

가) 교육인구의 국가 간 이동 심화

나) 다문화 교육 요구

다) 외국어 교육의 강화 필요

라) 교육의 국제화 현상

글로벌화의 진전에 의한 교육활동의 변화는 종래의 교육행정에도 많은 영향을 미친다. 이에 따른 교육행정의 과제는 다음과 같다.

가) 교육제도의 국제적 표준도입에 따른 학제 정비 필요성 대두

나) 국가간 이동에 따른 교육 규제 완화

다) 외국인·다문화 학생들을 위한 별도의 관리 및 행정서비스 제공

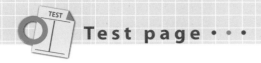

**01.** 교육이 지향하는 목표를 원활히 달성할 수 있도록 하는 교육행정의 주요 활동이 아닌 것은
다음 중 어느 것인가?

① 관리활동          ② 조정활동          ③ 지도활동          ④ 권한활동


**02.** 교육행정을 일반적인 관점에서 정의를 분류하여 가장 합당한 것은 어느 것인가?

① 국가통치론, 협동행위론, 권한대행론

② 행정과정론, 국가통치론, 교육지도성론

③ 국가통치론, 교육지도성론, 조직행동론

④ 조건정비론, 국가통치론, 의식변화론


**03.** 교육자치제도의 근거가 되는 교육행정 원리는?

① 법치행정의 원리          ② 기회균등의 원리          ③ 적도집권의 원리

④ 자주성 존중의 원리


**04.** 〈보기〉의 교육정책들이 공통적으로 추구하고자 하는 원리는?

| ·무상교육의 실시 | ·단선형 학교체제의 확립 |
|---|---|
| ·학교종별의 지역간 균형배치 | ·고교 평준화 정책 |

① 교육의 전문성          ② 교육의 중립성          ③ 교육기회 균등

④ 교육의 자주성


**05.** 교육행정에서의 교육의 특수성을 살리기 위해 '교육을 위한 행정'이 강조되고 있다. 교육활
동의 특수성과 거리가 먼 것은?

① 평가의 용이성          ② 장기효과성          ③ 높은 공공성

④ 비긴급성

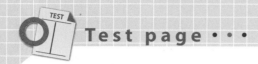
**06. 관료제의 특성과 특성별 역기능적 결과가 가장 올바르게 짝지어진 것은?**

　① 경력지향성의 측면 - 싫증

　② 규정과 규칙의 측면 - 목표전도

　③ 비정성의 측면 - 의사소통 봉쇄

　④ 권위와 계층 측면 - 사기저하

**07. 교육조직의 목표달성을 극대화하기 위해 구조, 조직구성원, 환경의 역동적인 상호작용을 강조하는 교육행정이론은 어느 것인가?**

　① 인간관계론　　　　② 행정관리론　　　　③ 개방체제론　　　　④ 과학적 관리론

**08. 민주적 교육행정의 가치를 가장 중시하는 이론은?**

　① 체제이론　　　　② 인간관계론　　　　③ 행동과학이론　　　　④ 과학적 관리론

**09. 우리나라 교육발전을 위해 추진해야할 개혁의 방향으로서 적절하지 않은 것은?**

　① 교육의 책무성 증진

　② 평생교육 이념의 구현

　③ 교육비의 전면적 수익자 부담

　④ 교육의 수월성과 경쟁력 향상

　⑤ 학생의 개성존중과 인간교육의 실현

**10. 다음 〈보기〉의 신교육 체제 확립을 위한 교육 개혁방안 중 초·중등교육의 자율적 운영을 위한 방안으로 제시된 것을 모두 고른 것은?**

| ㉠ 종합 생활기록부제 실시 | ㉡ 학교장 초빙제 실시 |
|---|---|
| ㉢ 학교운영위원회 설치 | ㉣ 교육과정 평가원 설치 |

　① ㉠, ㉡　　　　② ㉡, ㉢　　　　③ ㉢, ㉣　　　　④ ㉠, ㉣

**11.** 정부가 추진하는 교육개혁의 방향이 아닌 것은?

① 교육의 국가 경쟁력 강화

② 공급자 중심 교육 체제

③ 교육에 대한 관료적 규제 완화

④ 교육의 다양화와 특성화 추구


**12.** 우리나라 교육 개혁정책의 특징으로 보기 어려운 것은?

① 국가경쟁력 강화를 위해 중앙집권적 교육체제를 지향한다.

② 학생과 학부모의 요구를 반영하는 수요자 중심 교육 체제를 지향한다.

③ 교육 투자효과의 향상을 위해 저비용 고효율 교육체제를 지향한다.

④ 학교교육과 사회교육을 연계하는 평생교육 체제를 지향한다.


**13.** 정부의 교육개혁 추진을 위한 정책들 중 수요자 중심 교육정책이라고 볼 수 없는 것은?

① 학점수에 따른 등록금 차등제

② 학점은행제

③ 강의평가제

④ 자격연수제


**14.** 현행 교육 관련 법령에 관하여 옳은 설명은?

① 교육법은 정부수립과 동시에 제정·공포되어 있다.

② 지방교육 자치에 관해서는 별도로 규정된 법률이 없다.

③ 교육공무원 보수규정은 교육공무원의 봉급관련 사항을 규정하고 있다.

④ 교육공무원법은 교사를 포함하는 교육공무원의 인사 관련사항을 규정하고 있다.

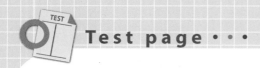

**Test page · · ·**

**15. '헌법 제31조'에서 교육에 관하여 직접 규정하고 있는 내용은?**

① 학생자치활동          ② 무상 의무교육제도          ③ 교원의 지위와 신분

④ 각급 교육기관의 설립

**16. 현행 초·중등교육법에 규정된 교직원의 업무에 관한 사항으로서 틀린 것은?**

① 교사 - 교장의 명을 받아 학생을 교육한다.

② 직원 - 교장의 명을 받아 행정사무를 담당한다.

③ 교장 - 교무를 통할하고 소속 직원을 지도·감독하며 학생을 감독한다.

④ 교감 - 교무를 관리하고 학생을 교육하며 장의 부재시 직무를 대리한다.

**17. 학생에 대한 체벌금지를 정당화할 수 있는 준거로서 가장 타당한 것은?**

① 학습효율성 신장          ② 학생의 인권존중          ③ 교사의 권리보호

④ 교육관계법규 준수

**18. 우리나라에서 초·중등학교 교육과정을 고시할 수 있는 권한은 누구에게 있는가?**

① 대통령          ② 국무총리          ③ 법제처장          ④ 교육부장관

**19. 교육기본법에서 규정하고 있는 교육당사자에 관한 내용 중 적절하지 않는 것은 어느 것인가?**

① 교원은 교직에 전념하기 위하여 다른 공직에 취임할 수 없다.

② 학생을 포함한 학습자의 기본적 인권은 학교교육 또는 사회교육의 과정에서 존중되고 보호된다.

③ 학교교육에서 교원의 전문성은 존중되며 교원의 경제적·사회적 지위는 우대되고 그 신분은 보장된다.

④ 부모 등 보호자는 그 보호하는 자녀 또는 아동이 바른 인성을 가지고 건강하게 성장하도록 교육할 권리와 책임을 가진다.

**20.** 우리나라의 교육기본에 관한 내용을 규정하는 이른바 '교육3법'에 해당하는 것은?

　① 학교시설사업촉진법, 교육공무원법, 교육세법

　② 사립학교법, 평생교육법, 지방교육재정교부금법

　③ 교육기본법, 초·중등교육법, 고등교육법

　④ 과학교육진흥법, 도서 벽지교육진흥법

**21.** 지방교육재정 재원 중 가장 퍼센트가 높은 것은?

　① 지방교육재정 교부금

　② 특별부과금

　③ 재산수입과 사용료 및 수수료

　④ 지방자치단체로부터의 전입금

**22.** 단위학교의 재정 및 회계에 대한 설명으로 옳은 것은?

　① 교감은 학교회계에 대한 실질적인 책임과 의무를 가진다.

　② 교사는 자신이 구입을 요구한 물품에 대한 검사공무원으로 지정받을 수 없다.

　③ 교과운영 등에 소요되는 예산은 관계 교사와 사전협의를 거쳐 품의 집행하도록 되어 있다.

　④ 육성회 예산은 단위학교에서 예산을 편성하여 집행하며 그 결과를 감독청에 보고할 필요는 없다.

**23.** 초·중등교육을 위한 재원 중 지방자치단체에 교부하는 지방교육재정 교부금에 대한 설명 중 맞는 것은?

　① 보통교부금, 특별교부금 및 전도 자금으로 구성된다.

　② 증액교부금은 부득이한 경우 교육부장관이 교부 비율을 결정한다.

　③ 봉급 교부금은 당해 연도 초·중등교육가관 교원봉급 전액을 교부한다.

　④ 내국세 총액에서 지방교육을 위하여 교부해 주는 일정비율의 금액이다.

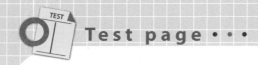

**24. 학교경영계획 수립 절차의 원리에 적합하지 않는 것은?**

① 연계성 원리          ② 합리성 원리          ③ 조건적 원리          ④ 종합성의 원리

**25. 교직원의 평가에 대한 요소로서 적절치 않는 것은?**

① 교육자로서의 자질          ② 개인적인 소질          ③ 학습지도 능력

④ 교육연구 추진 및 담당업무 능력

---

문제 답안

1. 4    2. 2    3. 4    4. 3    5. 1    6. 1    7. 3    8. 2    9. 3    10. 2

11. 2   12. 1   13. 4   14. 4   15. 2   16. 1   17. 2   18. 4   19. 1   20. 3

21. 1   22. 3   23. 4   24. 3   25. 2